Jonasch, Knochenbruchbehandlung bei Kindern

Erich Jonasch

Knochenbruchbehandlung bei Kindern

Walter de Gruyter
Berlin · New York 1982

Univ. Doz. Dr. sc. med. Erich Jonasch

Mit 149 Abbildungen

CIP-Kurztitelaufnahme der Deutschen Bibliothek

Jonasch, Erich:
Knochenbruchbehandlung bei Kindern / Erich Jonasch. – Berlin ; New York : de Gruyter, 1982.
ISBN 3-11-008683-2

Satz und Druck: Georg Appl oHG, Wemding
Bindearbeiten: Lüderitz & Bauer Buchgewerbe GmbH, Berlin

Vorwort

Unter der irrigen Annahme, beim Kind korrigieren sich Fehlstellungen bei Knochenbrüchen im Laufe des weiteren Wachstums von selbst, wurde der Behandlung kindlicher Knochenbrüche bis vor wenigen Jahren keine besondere Aufmerksamkeit geschenkt. Einig waren sich alle Autoren nur in einem Punkt, nämlich, daß Rotationsfehlstellungen im Verlauf des weiteren Wachstums nicht ausgeglichen werden, da „die Wachstumsfuge auf Torsionsreize nicht reagiert".

Die Behandlung kindlicher Knochenbrüche muß genauso exakt wie bei den Erwachsenen erfolgen. Sind Wachstumsfugen verletzt, so ist die Behandlung oft schwierig.

In der heutigen Zeit besteht auch bei Kindern ein Trend zur operativen Knochenbruchbehandlung. Die Behandlung soll jedoch weitgehend konservativ sein. Denn jede Operation birgt auch in der heutigen Zeit die Gefahr einer Infektion. Diese Kinder sind meistens für ihr ganzes weiteres Leben als Krüppel gekennzeichnet. Außerdem kommt es durch operative Eingriffe oft zur Schädigung von Wachstumsfugen.

Trotzdem gibt es Fälle, die nur operativ einer Heilung mit gutem Ergebnis zugeführt werden können.

Dieses Buch ist als Leitfaden für eine ausgewogene konservative und operative Knochenbruchbehandlung bei Kindern gedacht.

Die im Buch verwendeten statistischen Angaben beziehen sich auf Untersuchungen, gemeinsam mit Dr. med. E. Bertel, chefärztliche Station der Allgemeinen Unfallversicherungsanstalt Österreichs (Ärztl. Dir. OMR Dr. W. Krösl) an über 260000 Fällen.

Wien, August 1981 — Erich Jonasch

Inhalt

I. Allgemeiner Teil

II. Spezieller Teil

I. Allgemeiner Teil

Statistik

Häufigkeit der Verletzungen
In den Unfallkrankenhäusern Österreichs wurden von 1966-1976 1999921 Verletzte stationär und ambulant behandelt. Auf die Altersgruppe von 0-14 Jahren entfielen 263 166 Fälle oder 13,16%. Die Unfallhäufigkeit nimmt konstant mit den Lebensjahren zu, um ihr Maximum in der Altersgruppe 20-29 Jahre zu erreichen.

Geschlechtsverteilung
Von den 263 166 verletzten Kindern waren 164077 Knaben (62,35%) und 99089 Mädchen (37,65%). Bei den Erwachsenen betrug im gleichen Zeitraum der Anteil der Männer 70,46% und der der Frauen 29,54%. Aus diesen Zahlen ersieht man, daß im Kindesalter das weibliche Geschlecht häufiger von Verletzungen betroffen ist, als im Erwachsenenalter.

Stationäre und ambulante Behandlung
Von den Kindern bedurften nur 6,0% einer stationären Behandlung, während 94,0% ambulant behandelt wurden. Im gleichen Zeitraum mußten von den Erwachsenen 13,2% stationär aufgenommen werden.

Unfallursachen (Tab. 1. u. 2)
Die Unfallursachen sind in Straßenverkehr, Skifahren, Fußball, sonstiger Sport und in „andere Ursachen" aufgegliedert. Unter dem Begriff „andere Ursachen" sind alle die Unfälle zusammengefaßt, die nicht durch die vorher genannten Unfallursachen erfaßt sind, z. B. Spielunfälle, Unfälle im Heim usw.

Aus Tabelle 2 ersieht man, daß die 6-8 jährigen am meisten im Straßenverkehr gefährdet sind und daß die Unfälle beim Sport mit zunehmendem Lebensalter stetig ansteigen.

Monatliche Frequenz (Tab. 3)
Die meisten Unfälle ereignen sich im Monat Mai (+ 19,4%) gefolgt von den Monaten Juni und April. Die wenigsten Unfälle bei Kindern kommen in den Monaten November und Dezember vor.

Lokalisation der Verletzungen
Die meisten Verletzungen finden sich an den Extremitäten (207 125 = 78,7%), wo-

Tab. 1. Unfallursachen in den einzelnen Lebensjahren

Alter in Jahren	Anzahl	%	Straßen-verkehr	Ski	Fußball	Sonstiger Sport	Andere Ursachen
1	4838	1,9	62	–	–	–	4776
2	10969	4,2	128	–	–	–	10841
3	12739	4,8	222	40	3	62	12412
4	13261	5,0	295	207	14	118	12627
5	14823	5,4	289	602	18	212	13202
6	15808	6,0	401	1214	55	402	13736
7	17076	6,5	453	1603	106	696	14218
8	18438	7,0	452	1875	279	1183	14649
9	19760	7,5	467	2080	414	1729	15070
10	22168	8,4	425	2149	671	2869	16054
11	25601	9,7	396	2299	1181	4342	17383
12	27818	10,6	473	2733	1552	5228	17833
13	29908	11,4	500	3374	2211	5901	17922
14	30458	11,6	589	3305	2788	6130	17646
Gesamt	263166	100,0	5152	21481	9292	28872	198369
%			2,0	8,2	3,5	11,0	75,3
					22,7		

Tab. 2. Unfallursachen in den einzelnen Lebensjahren in Prozenten

Alter in Jahren	Straßen-verkehr	Ski	Fußball	Sonstiger Sport	Sport gesamt	Andere Ursachen
1	1,28	–	–	–	–	98,72
2	1,16	–	–	–	–	98,84
3	1,74	0,31	0,02	0,48	0,81	97,45
4	2,22	1,56	0,10	0,88	2,54	95,24
5	2,01	4,20	0,12	1,48	5,80	92,19
6	2,53	7,67	0,34	2,54	10,55	86,92
7	2,65	9,38	0,62	4,07	14,07	83,28
8	2,45	10,16	1,51	6,41	18,08	79,47
9	2,36	10,52	2,09	8,75	21,36	76,28
10	1,91	9,69	3,02	12,94	25,65	72,44
11	1,54	8,98	4,61	16,96	33,55	64,91
12	1,70	9,82	5,57	18,79	34,18	64,12
13	1,67	11,28	7,39	19,73	38,40	59,93
14	1,93	10,85	9,15	20,12	40,12	57,95
Gesamt Ø in %	2,0	8,2	3,5	11,0	22,7	75,3

bei die oberen Extremitäten häufiger betroffen sind (115389 = 55,71%), als die unteren (91736 = 44,29%).

Tab. 3. Durchschnittliche Frequenz von Kinderunfällen (stationär und ambulant) in 11 Jahren nach Monaten

Monat	± über dem Durchschnitt
Januar	+ 0,6
Februar	− 11,4
März	+ 1,0
April	+ 16,1
Mai	+ 19,1
Juni	+ 17,9
Juli	− 6,7
August	− 11,9
September	+ 3,0
Oktober	− 0,5
November	− 14,0
Dezember	− 13,4

Tab. 4. Verletzungsarten bei Kindern und ihre Häufigkeit

Art der Verletzung	Häufigkeit in %
Zufallswunden	25,62
Knochenbrüche und Epiphysenverletzungen	23,69
Prellungen	18,91
Zerrungen der Gelenke	13,32
Verschiedene Verletzungen	10,50
Hautabschürfungen	2,39
Hämatome	1,71
Band- und Sehnenverletzungen	1,33
Bißverletzungen	0,93
Verletzungen des ZNS und peripherer Nerven	0,89
Verrenkungen	0,39
Verrenkungsbrüche	0,13
Traumatische Amputationen	0,12
Verletzungen des Bauch- und Urogenitaltraktes	0,04
Todesfälle nach Polytrauma	0,03
Gesamt	100,00

Bei den Verletzungen an den unteren Extremitäten ist der Skisport als Unfallursache mit 20,5% beteiligt. Von Interesse erscheint, daß beim Fußballspiel mehr Verletzungen an den oberen Extremitäten entstehen als an den unteren (52,3% : 47,7%).

Häufigkeit der einzelnen Verletzungsarten (Tab. 4)
Die am häufigsten vorkommende Verletzungsart ist die Zufallswunde mit 25,62% gefolgt von den Knochenbrüchen und Epiphysenverletzungen mit 23,69%. An 3.

und 4. Stelle stehen die Prellungen mit 18,91% und die Zerrungen der Gelenke mit 13,32%.

Während bei den Knochenbrüchen der isolierte Schienbeinschaftbruch als häufigster Bruch aufscheint (Tab. 5), sind dies bei den Epiphysenverletzungen die Epiphysen des Daumens und der 3gliedrigen Finger (Tab. 6).

Behandlungskosten der Kinderunfälle (Tab. 7)
Einen Hinweis über die Schwere der Verletzungen nach den einzelnen Unfallursachen ergeben die stationären und ambulanten Behandlungskosten. Obwohl der Straßenverkehr mit nur 2% als Unfallursache ausgewiesen ist, hat er die höchsten Behandlungskosten, d. h. diese 2% der Kinder hatten die schwersten Verletzungen und dadurch bedingt den längsten stationären Aufenthalt und die längste ambulante Behandlung.

Von Interesse ist, daß bei den Behandlungskosten das Skifahren bereits an 2. Stelle steht, während die Verletzungen beim Fußball wegen der geringen Behandlungskosten die leichtesten sind.

Tab. 5. Die häufigsten Knochenbrüche bei Kindern

Lokalisation	Prozent von allen Knochenverletzungen
1. Isolierter Schienbeinschaft	13,39
2. Distaler Unterarmschaft	12,30
3. Unterarmschaft	9,19
4. Schlüsselbein	8,88
5. 3gliedrige Finger	5,65
6. Isolierter Speichenschaft	5,20
7. Suprakondylärer Oberarm	4,21
8. 1.-5. Mittelhandknochen	3,67
9. Unterschenkelschaft	3,60
10. Zehen	3,42
11. Supramalleolärer Unterschenkel	3,12
12. Schädel	2,83
13. Speiche an typischer Stelle	2,69
14. 1-5. Mittelfußknochen	2,68

Tab. 6. Die häufigsten Epiphysenverletzungen

Lokalisation	Prozent von allen Knochenverletzugen
1. Daumen u. 3-gliedrige Finger	9,15
2. Unteres Speichenende	8,71
3. Äußerer Knöchel	3,97
4. Unteres Schienbeinende	2,76

Tab. 7. Kosten der ambulanten und stationären Behandlung pro Fall im Durchschnitt

Unfallursache	Behandlungskosten pro Fall im Durchschnitt in ö. Sch.
Straßenverkehr	6821,24
Ski	3290,50
Sport gesamt	1920,86
Andere Ursachen	1653,15
Sonstiger Sport	1268,24
Fußball	1203,85
Gesamtdurchschnitt	1653,15

Die Kosten sind in österreichischen Schillingen angegeben. Der Kurswert zur DM ist 1980 mit 7 : 1 anzusetzen.

Knochenbrüche und Epiphysenverletzungen

Knochenbrüche

Bei den Knochenbrüchen kann man wie bei den Erwachsenen Knochenbrüche und Verrenkungsbrüche unterscheiden. Knochenbrüche sind bei Kindern häufiger als bei den Erwachsenen, die Verrenkungsbrüche hingegen seltener, genau so wie die reinen Gelenksverrenkungen (Tab. 8).

Tab. 8. Verhältnis von Knochenbruch, Verrenkungsbruch und Gelenksverrenkung

Alter in Jahren	Knochenbruch in %	Verrenkungsbruch in %	Gelenksverrenkung in %
0-14	23,7	0,1	0,4
15-99	21,1	4,5	1,1

Bei den Kindern gibt es sämtliche Formen von Knochenbrüchen des Erwachsenenalters. Für Kinder spezifisch finden sich noch Wulst- und Grünholzbrüche.

Die Wulstbrüche werden auch als subperiostale Brüche bezeichnet (Abb. 1 a). Ihre Kennzeichen sind

1. Verwerfung einer oder beider Kortikales
2. Verdichtung der Spongiosa in diesem Bereich und
3. der Periostschlauch ist intakt.

Zum Unterschied zu den Brüchen ist bei den Grünholzfrakturen (Abb. 1 b)

1. Nur eine Kortikalis gebrochen
2. Das dazugehörige Periost ist mit eingerissen und
3. die gegenüberliegende Kortikalis mit dem Periost bleibt intakt.

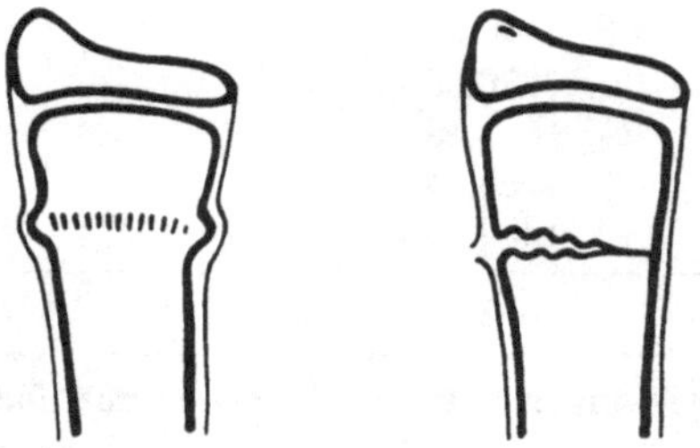

Abb. 1 a u. b: Schematische Darstellung eines Wulstbruches (Abb. 1 a) und eines Grünholzbruches (Abb. 1 b).

Epiphysenverletzungen

Eines der wesentlichen Unterschiede zwischen der Knochenbruchbehandlung der Erwachsenen und der im Kindesalter liegt in dem Vorhandensein der Epiphysen und somit ihrer Verletzungen. Die Epiphysenverletzungen unterscheiden sich wesentlich bezüglich der Behandlung von der der Knochenbrüche. Jede Epiphysenverletzung kann Anlaß zu Wachstumsstörungen geben.

Bei jeder Epiphysenverletzung, bei der das empfindliche Stratum germinativum mitverletzt wird, kommt es im Bereich der Beschädigung des Stratum germinativum zu einem vorzeitigen Epiphysenschluß und abhängig vom Alter des Kindes zu einer mehr oder minder starken Wachstumsstörung. Verletzungen des Stratum germinativum sind vor allem bei den Transepi-metaphysären Brüchen (Abb. 2/5) und bei den Quetschungen (Abb. 2/6) zu erwarten.

Genauso, wie es ganz typische Bruchformen gibt, zeigen die Verletzungen im Epiphysenbereich ebenfalls ganz typische Formen. Ihre erste Einteilung stammt von Aitken (1935) mit 3 Typen, Salter und Harris erweiterten das Schema 1963 auf 5 und Müller und Ganz 1974 auf 6 Formen.

Auf Grund dieser Einteilung kann man sich über die zu erwartenden, sehr unterschiedlichen Traumafolgen ein annäherndes Bild machen und die Behandlung darauf abstimmen. Die später auftretenden Wachstumsstörungen hängen zum größten Teil von der beim Unfall erfolgten Schädigung der Wachstumsfuge ab, eine Schädigung, die primär meist weder klinisch noch röntgenologisch nachweisbar ist. Die möglichen Verletzungen im Bereich der Epiphyse sind

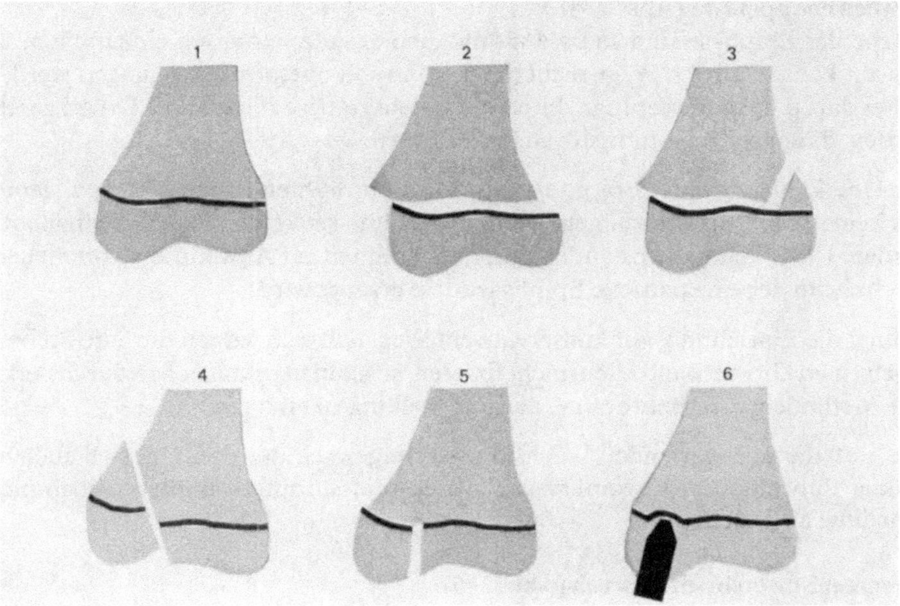

Abb. 2: Die verschiedenen Formen der Epiphysenverletzungen.

1. Epiphysenlockerung (Abb. 2/1)
Bei der Epiphysenlockerung bestehen klinisch Schmerzen und eine Schwellung wie bei einer Epiphysenverletzung, jedoch keine Fehlstellung. Im Röntgenbild ist keine Verschiebung nachweisbar, die Epiphyse befindet sich an richtiger Stelle. Die Prognose der Epiphysenlockerung ist gut.

2. Epiphysenlösung (Abb. 2/2)

3. Epiphysenlösung mit Ausbruch eines metaphysären Keiles (Abb. 2/3)
Besteht bei den Epiphysenlösungen mit oder ohne Ausbruch eines Keiles von der Metaphyse eine stärkere Verschiebung, so kann die Diagnose bereits klinisch gestellt werden. Bei geringen Verschiebungen sind zur Erleichterung der Diagnosestellung Vergleichsaufnahmen der nicht verletzten Seite notwendig.

Je schneller die Einrichtung der Epiphysenlösung nach dem Unfall erfolgt, desto leichter und schonender ist sie durchzuführen. Ein operatives Vorgehen ist nicht angezeigt.

Wenn Epiphysenlösungen mit oder ohne Ausbruch eines Keiles von der Metaphyse konservativ exakt anatomisch eingerichtet werden, so ist mit keinen Wachstumsstörungen zu rechnen.

4. Bruch der Epiphyse (Abb. 2/4)
Brüche der Epiphyse sind so bald als möglich exakt anatomisch einzurichten. Ist dies auf konservativem Wege nicht möglich, so soll operativ vorgegangen werden. Dabei darf die Epiphysenfuge durch die Osteosynthese nicht unter Druck gesetzt werden, da sonst Wachstumsstörungen auftreten.

Die Überkreuzung einer Epiphysenfuge mit Bohrdrähten verursacht im allgemeinen keine Wachstumsstörungen, wenn die Dräthe senkrecht zur Fuge eingebohrt werden. Unter keinen Umständen dürfen Schrauben zur Anwendung kommen, da durch sie immer eine partielle Epiphyseodese erzeugt wird.

Gelingt die Einrichtung auf konservativem Weg, läßt sich jedoch die gute Stellung durch einen Gipsverband allein nicht fixieren, so kann man versuchen durch perkutane Methoden, z. B. Bohrdrähte, die gute Stellung zu erhalten.

Wie groß die zu erwartenden Wachstumsstörungen sein werden, läßt sich auch bei exakter Reposition nicht voraussagen. Wachstumsstörungen müßen jedoch nicht unbedingt auftreten.

5. Transepi-metaphysärer Bruch (Abb. 2/5)
Die Behandlung der transepi-metaphysären Brüche ist die gleiche wie bei den Epiphysenbrüchen.

Als Folge von diesen Brüchen kommt es in der Regel zu einer partiellen Epiphyseodese und damit zur Wachstumsstörung, die sich um so stärker auswirkt, je jünger das Kind ist.

6. Quetschung der Wachstumsfuge (Abb. 2/6)
Reine Quetschungen der Wachstumsfuge gehören zu den seltenen Verletzungen. Sie haben eine schlechte Prognose, da es auf einem mehr oder minder großem Gebiet zu einem vorzeitigen Schluß der Wachstumsfuge und damit zu Wachstumsstörungen kommt.

Aitken, A.: End results of the fractured distal radial epiphysis. J. Bone Jt. Surg. **17**, 302-308 (1935)
Müller, M.: in Rehn J., Unfallverletzungen bei Kindern. Berlin, Heidelberg, New York: Springer 1974
Salter, R.: Injuries involving the epiphyseal plate. J. Bone Jt. Surg. **45 A**, 587-622 (1963)
Walter, E.: Szintigraphische Diagnostik und Verlaufskontrolle bei Epiphysenfugenverletzungen. Fortschr. Röntgenstr. **132**, 309-315 (1980)

Unterschiede in der Diagnostik bei Kindern und Erwachsenen

Schwierigkeiten bei der Diagnosestellung bei Kindern können vor allem die Verletzungen im Bereich der Epiphysen bereiten. Es sind daher grundsätzlich entsprechende Röntgenaufnahmen der nicht verletzten Seite zu fordern, um eine entsprechende Vergleichsmöglichkeit zu haben, da die Epiphysen in ihrer Form variieren. Akzessorische Knochen können leicht mit Abbrüchen verwechselt werden, z. B. das Os tibiale externum. Eine gute Kenntnis der möglichen akzessorischen Knochen ist Voraussetzung für eine einwandfreie Diagnosestellung bei Kindern. Es besteht z. B die Gefahr, daß eine Distorsion im Bereich eines akzessorischen Knochen als Abbruch diagnostiziert wird und dementsprechend eine nicht adäquate Behandlung erfolgt.

Weiter ist die Kenntnis von angeborenen Anomalien von Bedeutung. Es darf z. B. ein angeborener Keilwirbel der Brustwirbelsäule nicht mit einem Kompressionsbruch verwechselt werden.

Auf diese diagnostischen Fehlermöglickeiten wird bei den einzelnen Kapiteln im speziellen Teil hingewiesen, um die Diagnosestellung zu erleichtern.

Unterschiede in der Knochenbruchbehandlung bei Kindern und Erwachsenen

Die hauptsächlichsten Unterschiede, die in der Knochenbruchbehandlung zwischen Kindern und Erwachsenen bestehen, sind:

1. Bei Kindern erfolgt die Knochenbruchheilung zeitlich wesentlich schneller als bei den Erwachsenen. Die Heilungszeit ist um so kürzer, je jünger das Kind ist (Abb. 3a-d). Daher ist bei den hier angegebenen Fixationszeiten im Gips- oder Streckverband das Alter des Kindes zu berücksichtigen. Die Dauer der Ruhigstellung differiert je nach Alter des Kindes zwischen 2-4 Wochen.

2. Pseudarthrosen oder verzögerte Kallusbildung sind selten. Selbst bei Distraktion der Bruchstücke im Streckverband muß es zu keiner Pseudarthrose kommen (Abb. 4).

Wie beim Erwachsenen kann man beim Kind atrophe bzw. hypertrophe Pseudarthrosen und Defektpseudarthrosen unterscheiden. Pseudarthrosen können auftreten

- durch häufige Repositionsmanöver
- durch mangelnde Ruhigstellung
- durch Osteosynthesen und
- durch eine Osteomyelitis.

Die Defektpseudarthrosen sind meist das Ergebnis einer Osteomyelitis oder der traumatischen Aussprengung eines Knochenfragmentes oder dessen operative Entfernung.

Unfall 26 Tage 71 Tage 104 Tage

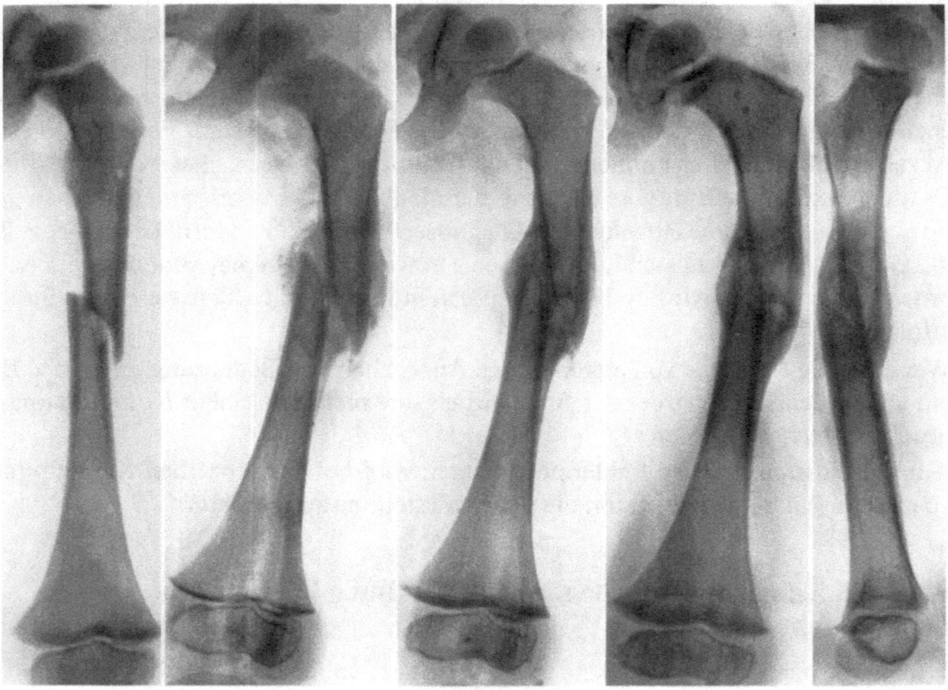

a b c d

Abb. 3a-d: Knochenbruchheilung beim Kleinkind. Bruch des Oberschenkelschaftes bei einem 2jährigen Knaben durch Sturz aus dem Kinderwagen (Abb. 3a). Die Ruhigstellung erfolgte mit einer Schiene für 26 Tage. Deutliche periostale Kallusbildung. Der Bruch ist belastungsfähig (Abb. 3b). Der knöcherne Durchbau ist bereits am 71. Tag nach der Verletzung erreicht (Abb. 3c). Nach 104 Tagen ist der beginnende Ausgleich der Seitenverschiebung sichtbar, nicht jedoch der Achsenfehlstellung (Abb. 3d).

Unfall 14 Tage 23 Tage 47 Tage 55 Tage

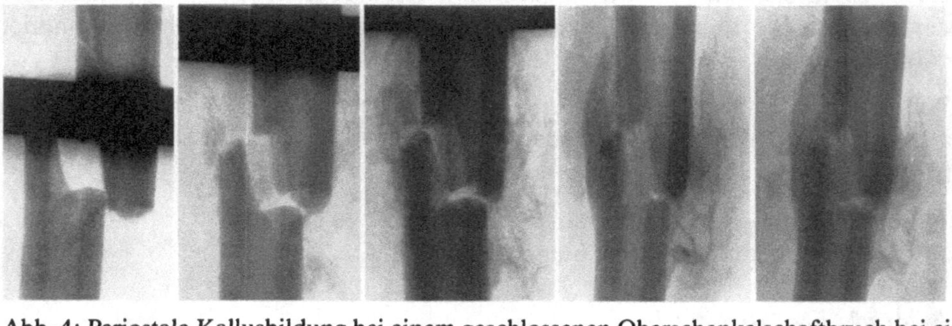

Abb. 4: Periostale Kallusbildung bei einem geschlossenen Oberschenkelschaftbruch bei einem 14jährigen Knaben, der im Streckverband behandelt wurde. Primär besteht eine Verschiebung um mehr als eine halbe Schaftbreite nach medial und eine Verkürzung von 9 mm. Nach 23 Tagen ist trotz Distraktion bereits eine deutliche periostale Kallusbildung zu sehen. Nach 47 Tagen ist der Bruch klinisch fest und belastbar.

3. Seitenverschiebungen um volle Schaftbreite gleichen sich im Verlauf des weiteren Wachstums aus, nicht jedoch Torsionsfehlstellungen. Fehlstellungen im Sinne von Varus und Valgus (Abweichungen in der Frontalebene) und Ante- und Rekurvation (Abweichungen in der Sagittalebene) erfahren durch das weitere Wachstum nur im mäßigem Ausmaß eine Korrektur. Ist eine Fehlstellung in beiden Ebenen (Frontal- und Sagittalebene) vorhanden, so ist ein Ausgleich durch das weitere Wachstum schon fraglicher.

Der Ausgleich einer Varus- und Valgusstellung bzw. Ante- und Rekurvationsstellung kann um so eher erfolgen, je jünger das Kind ist und je näher die Fraktur zur Wachstumsfuge liegt, ohne daß diese verletzt ist. Als Altersgrenze für mögliche Korrekturen durch das weitere Wachstum ist das 10.–12. Lebensjahr anzusehen. Auf Grund dieser Erkenntnisse ist bei der Frakturenbehandlung der Kinder immer eine möglichst achsengerechte Stellung des Bruches anzustreben. Die Auffassung, daß sich Fehlstellungen im Verlauf des weiteren Wachstums von selbst ausgleichen, entspricht nicht den Tatsachen.

4. Nach Frakturen im Kindesalter kann ein relatives Mehrwachstum oder ein relatives Minderwachstum vorkommen. Auf diese Tatsache ist bei der Behandlung zu achten.

5. Verletzungen der Wachstumsfuge können zu einem vorzeitigen Schluß der Wachstumsfuge führen. Dadurch können in der Folgezeit Fehlstellungen und Verkürzungen auftreten. Die Korrektur einer Fehlstellung soll, wennn möglich, erst nach Abschluß des Wachstums erfolgen.

6. Auch bei längerer Ruhigstellung kommt es bei Kindern zu keiner wesentlichen Bewegungseinschränkung der Gelenke. Eine physio-therapeutische Nachbehandlung ist daher bei Kindern nicht erforderlich.

7. Eine Sudecksche Erkrankung ist bei den Kindern praktisch unbekannt. Die gefürchtete Volkmannsche Kontraktur nach Brüchen im Ellenbogenbereich ist durch die verbesserten Behandlungsmethoden in der heutigen Zeit selten geworden.

Konservative oder operative Knochenbruchbehandlung bei Kindern?

Diese Fragestellung hat eine große Bedeutung, da der Trend zur operativen Knochenbruchbehandlung auch bei Kindern immer größer wird. Heute wird oft nur dann von einem guten Resultat gesprochen, wenn der Knochenbruch anatomisch rekonstruiert und mit Schrauben, Platten oder Drähten fixiert wurde.

Die Knochenbruchbehandlung bei Kindern soll jedoch weitgehend konservativ geführt werden.

Ein operatives Vorgehen ist nur dann indiziert, wenn man auf konservativem Wege kein gutes Behandlungsergebnis erzielen kann, z. B. bei isolierten instabilen Speichenschaftbrüchen, bei Kniescheibenbrüchen mit Diastase usw. Voraussetzung für gute Ergebnisse bei der konservativen Behandlung ist jedoch die Beherrschung derselben. Nur bei ungefähr 7% der kindlichen Knochenverletzungen ist ein operatives Vorgehen notwendig.

Zur operativen Behandlung schreibt Kuner „Wer an seiner Abteilung oder Klinik mehr als 10-12% der kindlichen Frakturen operativ behandeln muß, sollte seine konservativen Behandlungsmethoden neu überdenken". Ein notwendiges operatives Vorgehen bei einzelnen Knochenbrüchen ist im speziellen Teil beschrieben. Zusätzlich kann noch ein operatives Vorgehen notwendig werden bei

- Polytraumatisierten Kindern,
- schweren traumatischen Schädel-Hirnverletzungen mit starker motorischer Unruhe,
- Schaftbrüchen, wenn gleichzeitig Gefäß- und/oder Nervenverletzungen bestehen,
- offenen Brüchen mit Knochendefekt und
- pathologischen Brüchen zur Stabilisierung.

Ist ein operatives Vorgehen notwendig, ist bei Kindern meist eine Minimal- oder Adaptationsosteosynthese ausreichend. Diese Osteosynthesen sind weder belastungs- noch übungsstabil und erfordern daher bis zur Konsolidierung des Bruches eine zusätzliche Ruhigstellung im Gipsverband.

Von Bedeutung erscheint nach Heilung des Bruches die möglichst frühzeitige Entfernung des Osteosynthesematerials.

Böhler, J.: Die Operationsindikation bei kindlichen Frakturen. Die Medizinische **35**, 1207-1209 (1957)

Boettcher, I.: Beitrag zur Behandlung kindlicher Frakturen. Zbl. Chir. **97**, 1385-1391 (1972)

Brinkmann, W.: Grundsätzliches zur Behandlung von Knochenbrüchen im Wachstumsalter Bruns Beitr. **220**, 186-193 (1973)

Brückl, R.: Minimalosteosynthesen bei Jugendlichen. Arch. orthop. Unfallchir. **90**, 113-138 (1977)

Büttner, A.: Zur Knochenbruchbehandlung im Kindesalter. H. Unfallheilk. **52**, 64-71 (1956)

Cotta, H.: Probleme zur Osteosynthese am wachsenden Skelett. Verh. Dtsch. Orthop. Ges. **46**. Kongr. 494-498 (1958)

Debrunner, A.: Frakturen im Kindesalter. Konservative oder operative Therapie? Zbl. Chir. **99**, 641-650 (1974)

Ehalt, W.: Wie unterscheiden sich die Knochenbrüche bei Kindern von denen der Erwachsenen? Langenbecks Arch. **289**, 391-394 (1958)

Franke, K.: Epiphysenverletzungen bei Sportlern. Med. u. Sport **17**, 285-290 (1977)

Jonasch, E.: Wann sind Osteosynthesen bei Kindern gerechtfertigt? Zbl. Chir. **100**, 453-454 (1975)

Kehr, H.: Technik der Osteosynthese bei kindlichen Frakturen. Mschr. Unfallheilk. **78**, 199-205 (1975)

Kuner, E.: Indikation zur operativen Behandlung kindlicher Frakturen. Aktuelle Traumatol. **2**, 63-67 (1971)
ders.: Die Indikation zur Osteosynthese beim kindlichen Knochenbruch. Chirurg **46**, 164-169 (1975)
Krenn, R.: Spezielle Gesichtspunkte bei kindlichen Fakturen, Österr. Ärzteztg. **31**, 981-984 (1976)
Magerl, F.: Indikationen und Gegenindikationen zur operativen Frakturbehandlung beim Kind. Zbl. Chir. **99**, 1068-1069 (1974)
Mayr, S.: Frakturenbehandlung im Kindesalter Mschr. Unfallheilk. **57**, 82-90 (1954)
Müller, M.: Zur Einteilung und Reposition der Kinderfrakturen. Unfallheilk. **80**, 187-190 (1977)
Rettig, H.: Behandlung von veralteten kindlichen Frakturen. Aktuelle Traumatol. **5**, 153-156 (1975)
Seyfarth, H.: Zur Therapie der Frakturen im Kindesalter. Zbl. Chir. **83**, 72-82 (1958)
Vecsei, V.: Die Frühosteosynthese als komplikationsverhütende Maßnahme in der Versorgung kindlicher Polytraumatisierter. Beitr. Orthop. u. Traumatol. **27**, 433-438 (1980)
Verbrugge, J.: Remarques et redites a propos du traitement conservateur et du traitement chirurgical des fractures chez l'entfant, Lyon chir. **54**, 503-515 (1958)
Vinz, H.: Operative Behandlung von Knochenbrüchen bei Kindern. Zbl. Chir. **97**, 1377-1384 (1972)
ders.: Osteosynthese im Kindesalter – biomechanische Aspekte und altersphysiologische Osteosyntheseverfahren. Zbl. Chir. **100**, 455-465 (1975)
Weber, B.: Indikationen zur operativen Frakturbehandlung bei Kinder. Chirurg **38**, 441-444 (1967)
ders.: Das Besondere bei der Behandlung der Frakturen im Kindesalter. Mschr. Unfallheilk. **78**, 193-198 (1975)

Nachbehandlung nach Verletzungen bei Kindern

Eine physio-therapeutische Nachbehandlung nach Verletzungen ist bei Kindern in der Regel nicht notwendig, sondern mitunter sogar schädlich (Blount, Böhler). Die Kinder lernen von selbst wieder ihre verletzte Extremität zu gebrauchen.

Massage und passive Bewegungen nach Knochenbrüchen und Gelenksverrenkungen können Ursache sein für Kapsel- und Bandverknöcherungen, als auch für eine Myositis ossificans. Von allen Gelenken ist hier das Ellenbogengelenk am meisten gefährdet.

Kindesmißhandlungen

In den letzten Jahren kam es zu einer deutlichen Zunahme von Kindesmißhandlungen. Sicher ist ihre Anzahl ein Mehrfaches dessen, was die Statistiken ausweisen. Die Dunkelziffer ist groß.

Besteht der Verdacht auf eine Kindesmißhandlung, so sollen für spätere Ermittlungen und Gerichtsverfahren ärztlicherseits wenn möglich folgende Unterlagen geschaffen werden:

1. Bei der Aufnahme des Kindes sollen am besten Farbfotos angefertigt werden.
2. Bei Verdacht auf eine Fraktur sind die entsprechenden Röntgenbilder zu machen.
3. Erstellung eines Blutgerinnungsstatus, um bei multiplen Hämatomen eine Systemerkrankung ausschließen zu können.
4. Kontaktaufnahme mit der Polizei und der entsprechenden Sozialfürsorgeeinrichtung.
5. Im weiteren Verlauf der Behandlung sind Röntgenaufnahmen des ganzen Skelettes anzufertigen, um alte Knochenbrüche zu erfassen und
6. bei stationär behandelten Kindern ist eine Verlaufsbeobachtung über das Verhalten des Kindes zu seinen Eltern, evtl. Geschwistern, Pflegepersonal und Mitpatienten schriftlich zu dokumentieren.

Diese unter Punkt 1-6 angeführten Angaben sind für spätere Gerichtsverfahren von Bedeutung.

Griffiths, D.: Multiple epiphysial injuries in babies. Brit. med. J. 1558-1561 (1963)

Leake, H.: Preparing and festifying in a child abuse hearing. Clinic. Paediatrics **16**, 1057-1063 (1977)

Marti, J.: Multiple traumatische Knochenläsionen beim Säugling. Dtsch. med. Wschr. **84**, 984-992 (1959)

Mc Henry, T.: Unsuspected trauma with multiple skeletal injuries during infancy and childhood. Pediatrics **31**, 903-908 (1963)

Allgemeines Schrifttum

Übersicht über Bücher der Unfallchirurgie, die bei den einzelnen Kapiteln im Literaturverzeichnis nicht angeführt wurden:

Blount, W.: Knochenbrüche bei Kindern. Stuttgart: Thieme 1957

Böhler, L.: Die Technik der Knochenbruchbehandlung. 12. u. 13. Aufl., Wien: Maudrich 1951

Chigot, P. u. P. Estève: Traumatologie infantile. 2. Aufl., Paris: Expansion scientifique française 1967

Ehalt, W.: Verletzungen bei Kindern und Jugendlichen. Stuttgart: Enke 1960

Jonasch, E. u. E. Bertel: Verletzungen bei Kindern bis zum 14. Lebensjahr. Medizin. statistische Studie über 263 166 Fälle. Hefte zur Unfallheilkunde **150**, 1–146 (1981)

Nigst, H.: Spezielle Frakturen- und Luxationslehre. Stuttgart: Thieme 1972

Rehn, J.: Unfallverletzungen bei Kindern. Prophylaxe, Diagnostik, Therapie, Rehabilitation. Berlin, Heidelberg, New York: Springer 1974

Rettig, H.: Frakturen im Kindesalter. München: Bergmann 1957

Salter, R.: Textbook of disorders and injuries of the musculo-skeletal system. Baltimore: Williams and Wilkins 1970

Watson-Jones, R.: Fractures and joint injuries. 5. Aufl., Edinburgh, London, New York: Churchill Livingstone 1976

Weber B., C. Brunner u. F. Freuler: Die Frakturenbehandlung bei Kindern und Jugendlichen. Berlin, Heidelberg, New York: Springer 1978

II. Spezieller Teil

Schädel

Bei 85% der Kinder, die nach einem Unfall versterben, ist die Todesursache ein Schädel-Hirn-Trauma. 70% davon entstehen durch den motorisierten Straßenverkehr.

Commotio und Contusio cerebri

Während bei der Commotio cerebri der Straßenverkehr in 36,5% Unfallursache ist, ist er es bei der Contusio cerebri in 76%. Von den Kindern mit einer Contusio cerebri verstarben 26,9%.

Schädelbrüche

Unter allen kindlichen Brüchen stehen die des Schädels mit 2,8% an 12. Stelle. Dabei ist aber zu berücksichtigen, daß von den Brüchen im Schädelbereich 49% auf Nasenbeinfrakturen entfallen, gefolgt von den Scheitelbeinbrüchen mit 20% und Brüchen des Stirnbeins mit 12%. Die Basisbrüche machen 6% der Schädelfrakturen aus (Tab. 9).

Tab. 9. Unfallursachen bei Brüchen im Schädelbereich in Prozenten

Region	Unfallursache		
	Straßenverkehr	Sport	Andere Ursachen
Stirnbein	36,0	8,0	56,0
Nasenbein	4,3	19,5	76,2
Oberkiefer u. Jochbein	44,8	7,5	47,7
Unterkiefer	40,9	9,1	50,0
Scheitelbein	29,0	2,6	68,4
Hinterhaupt	33,0	2,5	64,5
Schädelbasis	41,5	4,0	54,5

Die Schädelbrüche der Kinder unterscheiden sich nicht wesentlich von denen der Erwachsenen außer mit einer Art von Impressionsfrakturen, den sogenannten Tischtennisballbrüchen.

Impressionsfrakturen des Schädels

7% der Schädelbrüche sind bei Kindern Impressionsfrakturen. Die meisten finden sich im Bereich der Scheitelbeine mit 3,5%, gefolgt von denen des Stirnbeins mit 3,2%. Die Hinterhauptimpressionsbrüche machen nur 0,7% der Schädelfrakturen aus. Bei Kindern bis ungefähr zum 4. Lebensjahr kommt es durch die entsprechende Gewalteinwirkung oft nicht zu einer Impressionsfraktur des Schädels, sondern nur zu einer Eindellung nach Art einer Grünholzfraktur (Abb. 5), da die Schädelknochen in diesem Alter relativ elastisch sind.

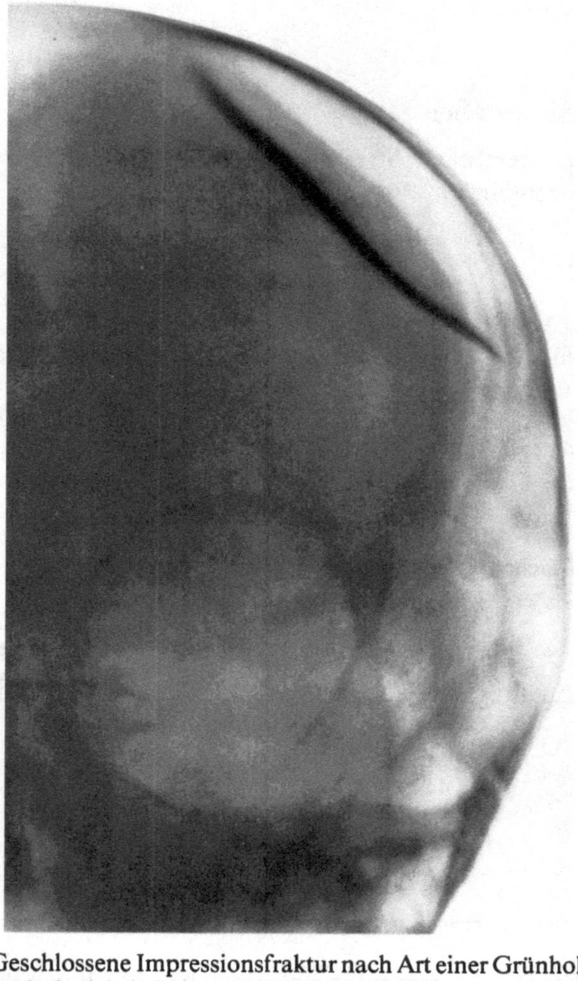

Abb. 5: Geschlossene Impressionsfraktur nach Art einer Grünholzfraktur im Bereich des linken Parietalschädels bei einem 8½ Monate alten Säugling, entstanden durch Sturz auf der Treppe. Operative Hebung der Impression. Es lag keine Duraverletzung vor. Komplikationsloser Verlauf. Die Nachuntersuchung nach 6 Monaten ergab keine Auffälligkeiten.

Bei diesen sogenannten Eindellungen bleibt die Tabula externa in ihrer Kontinuität erhalten. Sie wird durch die einwirkende Gewalt aus ihrer Konvexität in eine Gerade gebogen und kehrt manchmal nach dem Aufhören der Gewalteinwirkung in ihre ursprüngliche Lage zurück. Die Tabula interna jedoch wird überdehnt und kann dabei splittern. Die Knochensplitter können die Dura verletzen und in das Gehirn eindringen.

Von einigen Autoren wird angegeben, daß auch tiefe Eindellungen im Bereich des Schädels bei Kindern bis zu einem Alter von 4 Jahren nicht gehoben werden müssen, da sie sich durch das Wachstum wieder zurückbilden. Diese Auffassung erscheint nicht richtig, da man nicht weiß, wie weit es durch die Splitter der Tabula interna zu einer Verletzung der Dura oder des Gehirns gekommen ist. Es kann nach Jahren infolge Narbenzug an den Hirnhäuten und am Gehirn zu schweren klinischen Erscheinungen kommen.

Die Eindellungen, auch wenn sie geschlossen sind, müssen operativ gehoben werden und dies nicht nur aus kosmetischen Gründen im Frontalbereich.

Operation
Durch ein Bohrloch am Rande der Impression wird ein gebogenes Elevatorium zwischen dem imprimierten Teil und Dura eingeführt und der eingedellte Knochen gehoben. Vom Bohrloch aus ist soweit wie möglich die Dura zu inspizieren und auf Knochensplitter der Tabua interna zu achten.

Entstandene Knochendefekte sind erst nach Abschluß des Wachstums zu decken.

Bei Kindern über 4 Jahren kann man Grünholzfrakturen am Schädel nicht mehr beobachten; es kommt bereits zu richtigen Impressionsbrüchen (Abb. 6. u. 7).

Handelt es sich um einen geschlossenen Impressionsbruch, so ist dieser durch einen entsprechend großen Hautschnitt freizulegen und zu heben. Es soll dabei versucht werden, möglichst nicht osteoklastisch vorzugehen.

Bei offenen Impressionsfrakturen ist zuerst die Wunde auszuschneiden und dann der imprimierte Knochen zu heben. Handelt es sich dabei um kleinere Knochenstücke, so werden diese entfernt. Ein größeres Knochenstück hingegen ist mit dem Luer zu reinigen und wieder zum Verschluß zu verwenden. Ist auch die Dura verletzt, so wird diese ebenfalls gereinigt. Sind Knochensplitter oder Fremdkörper in das Gehirn eingedrungen, so müssen auch diese entfernt und zerstörte Hirnteile abgesaugt werden. Dann werden Dura und Haut genäht.

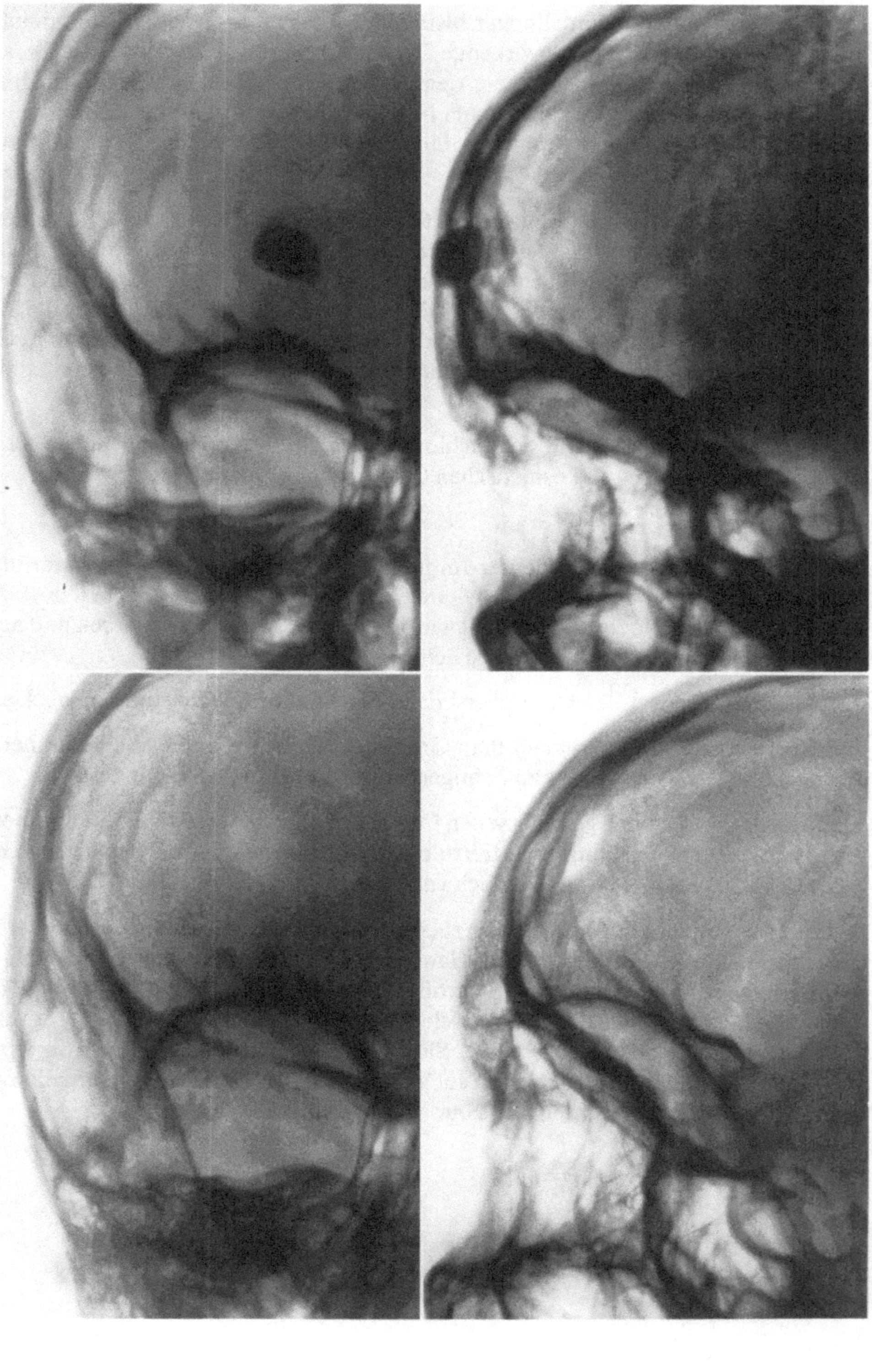
a

b

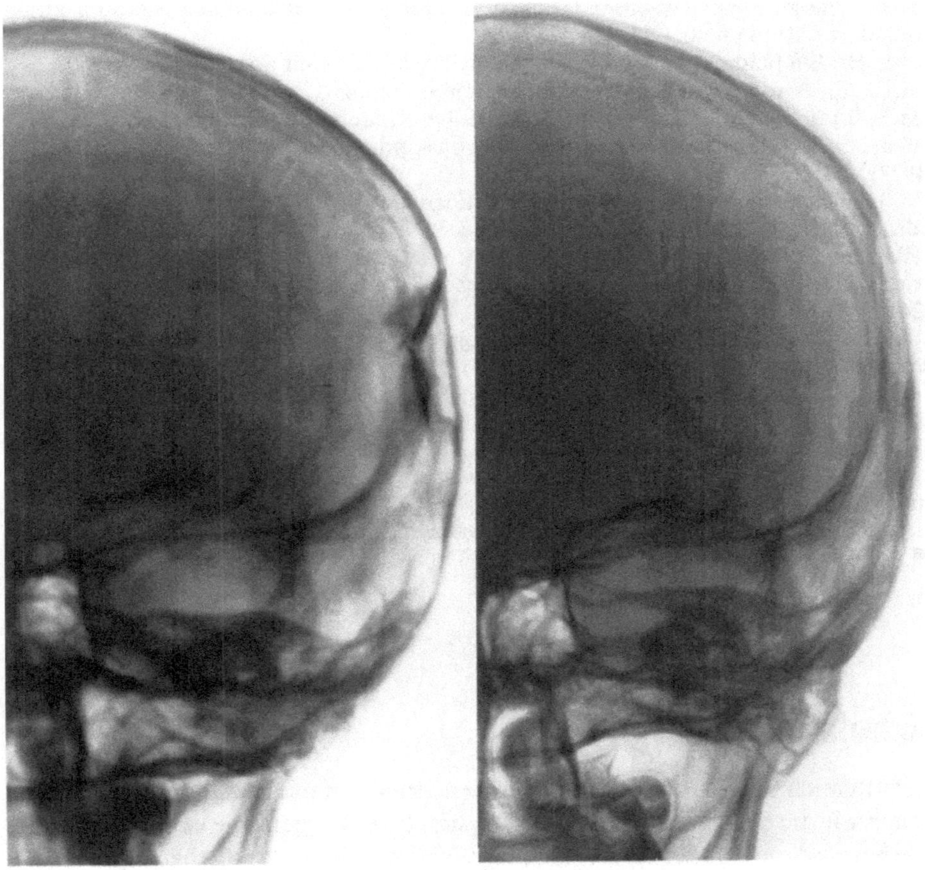

a b

Abb. 7 a u. b: Offene Impressionsfraktur des linken Scheitelbeines bei einem 10jährigen Knaben, entstanden durch Sturz mit dem Fahrrad. Außerdem bestand eine Verletzung der Dura und des Gehirns (Abb. 7 a). Nach Wundausschneidung Entfernung der imprimierten Knochenstücke, Reinigung der Dura und des Gehirns. Naht der Dura und Haut. Komplikationsloser Heilungsverlauf. 5 Jahre später war das Kind unauffällig und beschwerdefrei (Abb. 7 b).

◀ Abb. 6 a u. b: Offene Impressionsfraktur des rechten Stirnbeins bei einem 9jährigen Knaben, entstanden durch Sturz mit dem Fahrrad. In der Impression ist ein Fremdkörper sichtbar (Abb. 6 a). Nach Wundausschneidung und Entfernung eines Steines und stark verschmutzter Knochensplitter Hebung der übrigen Impression. Die Dura war nicht verletzt. 5 Jahre später bei der Nachuntersuchung bestanden keine Auffälligkeiten, der Knabe war beschwerdefrei (Abb. 6 b).

Bucke, B.: Die sogenannte wachsende Schädelfraktur als Komplikation der Vakuumextraktion. Mschr. Kinderheilk. **111**, 424-426 (1963)
Drömer, H.: Ein Beitrag zum kindlichen Schädelbruch. Zbl. Chir. **94**, 1210-1214 (1969)
Hendrick, E.: Post-traumatic epilepsy in children. J. Trauma **8**, 547-556 (1968)
Jonasch, E.: Impressionsfrakturen des Schädels bei Kindern. Chir. Praxis **4**, 227-230 (1960)
Koufen, H.: Zur Diagnose der Contusio cerebri im Kindesalter. Unfallheilkunde **80**, 121-127 (1977)
Krebs, H.: Schädelimpressionsfrakturen bei Kindern. Mschr. Unfallheilk. **67**, 433-440 (1964)
Lende, A.: Growing skull fractures of childhood. J. Neurosurg. **18**, 479-489 (1961)
Schickedanz, H.: Das Schädel-Hirntrauma im Kindesalter. Zbl. Chir. **102**, 757-762 (1977)
Paraicz, E.: Beiträge zum Wachstum der kindlichen Schädelbrüche. Acta Neurochir. **11**, 110-124 (1963)
Pia, H.: Zur Pathogenese und Frühbehandlung der „wachsenden Schädelfraktur des Kindesalters". Dtsch. Z. Nervenheilk. **172**, 1-11 (1954)
Schiefer, W.: Das Schädel-Hirn-Trauma beim Kind. Münch. med. Wschr. **113**, 557-561 (1971)
Schylo, R.: Schädelbrüche im ersten und zweiten Lebensjahr. Chir. Praxis **14**, 479-483 (1970)
Tischer, W.: Zur Therapie der Schädel-Hirnverletzungen im Kindesalter. Zbl. Chir. **98**, 156-161 (1973)
Twerdy, K.: Zur Problematik der kindlichen wachsenden Schädelfraktur. Unfallheilkunde **80**, 101-106 (1977)

Wirbelsäule

Die im Bereich der Wirbelsäule vorkommenden Verletzungen sind im Prinzip die gleichen wie die bei den Erwachsenen. Die kindliche Wirbelsäule ist jedoch viel beweglicher und die Bänder elastischer. Eine Verletzung der kindlichen Wirbelsäule setzt daher eine große Gewalteinwirkung voraus. Es ist verständlich, daß von den kindlichen Knochenbrüchen nur 0,3% auf die Wirbelsäule entfallen.

Bei Kleinkindern kommen vor allem Verletzungen des Dens axis vor, bei älteren Kindern die der Brustwirbelsäule. Nach der Statistik ist die Brustwirbelsäule am häufigsten verletzt (Tab. 10).

Tab. 10. Prozentuelle Verteilung der Wirbelbrüche bei Kindern von 0-14 Jahren

Lokalisation	%
Halswirbel	22,0
Brustwirbel	30,1
Lendenwirbel	24,4
Kreuz- u. Steißbein	18,2
Dorn- u. Querfortsätze	5,3
	100,0

In erster Linie findet man keilförmige Deformierungen der Wirbelkörper mit oder ohne Einbruch der Deckplatte und der vorderen Wirbelkörperwand. Auch Abscherungen der oberen Vorderkante werden beobachtet. Eine Verdichtungszone im Bereich der Spongiosa kann fehlen. Wenn eine vorhanden ist, so liegt sie dicht unter der Deckplatte.

Eine klinische Symptomatik durch Wirbelbrüche ist bei Kindern selten, es sei denn, es besteht eine Mitverletzung des Rückenmarks. Die Behandlung der Wirbelbrüche bei Kindern ist die gleiche wie bei den Erwachsenen. Bei Verrenkungen oder Verrenkungsbrüchen muß die Verrenkung beseitigt und bei Kompressionbrüchen soll versucht werden, den zusammengepreßten Wirbelkörper wieder aufzurichten.

Auch wenn es durch Hyperlordosierung nicht gelingt, einen komprimierten Wirbelkörper wieder zu entfalten, so soll trotzdem in dieser hyperlordosierten Stellung mit Ausnahme bei Brüchen des 1.-11. Brustwirbels ein Gipsverband angelegt werden, um der komprimierten Spongiosa die Möglichkeit zu geben, sich während der Dauer der Ruhigstellung zu erholen.

Bezüglich der Ausheilung unterscheiden sich die Wirbelbrüche der Kinder wesentlich von denen der Erwachsenen. Im Verlauf des weiteren Wachstums kann es sowohl zu einem weitgehendem Ausgleich der Fehlform, als auch zu einer Zunahme derselben kommen. In wenigen Fällen tritt ein vermehrtes Längenwachstum der benachbarten Wirbel ein. Wirbelkörper, deren Deckplatten verletzt sind, richten sich im Verlauf des weiteren Wachstums nicht auf und bleiben im Wachstum zurück.

Bei Wirbelverletzungen von Kleinstkindern mit Paresen bzw. subtotalem oder partiellem Querschnittssyndrom soll man an die Möglichkeit einer Kindermißhandlung denken.

Brüche der Halswirbel

1. Brüche des Dens axis

Im Schrifttum herrscht keine einheitliche Auffassung über die Frage, ob es sich bei den Verletzungen des Dens axis um Brüche oder Apophysenlösungen handelt (Blockley, Hamilton, Willard). Der Denis axis ossifiziert von 2 Kernen, die bald nach ihrem Erscheinen im 5. Lunarmonat miteinander verschmelzen. Von diesem Zentrum aus entwickeln sich sowohl Teile der oberen Gelenkfacetten, als auch der obere Teil des Wirbelkörpers. Die Epiphysenfuge von Dens und Wirbelkörper liegt daher im Wirbelkörper. Die Ossifikationszentren vereinigen sich nach dem 6. Lebensjahr, so daß nach dem 7. Lebensjahr nur mehr ein schmaler knorpeliger Rest vorhanden ist.

Brockley begründet seine Auffassung damit, daß die Brüche des Dens beim Erwachsenen meist in Höhe der Basis desselben erfolgen, bei Kindern hingegen darunter noch im Bereich der subchondralen Synchose.

Behandlung

Wenn keine neurologischen Ausfälle bestehen, so soll bei nicht wesentlich verschobenen Dens Axisbrüchen keine Reposition gemacht werden.

Bei Brüchen mit starker Verschiebung oder mit neurologischen Ausfällen muß reponiert werden. Dazu wird in Allgemeinnarkose eine Chrutchfield-Klammer angelegt, um für die Einrichtung den nötigen Zug ausüben zu können. Die Reposition erfolgt unter Sicht des Röntgenbildverstärkers. Anschließend wird ein Kopf-Brustgipsverband angelegt. Die Dauer der Ruhigstellung beträgt 8-10 Wochen. Durch eine Röntgenkontrolle nach dem Anlegen des Gipsverbandes überzeugt man sich von der guten Stellung des Bruches. Weitere Röntgenkontrollen sind nach 1, 2, 3 und 4 Wochen erforderlich. Bei vollständigen Lähmungen erfolgt die Weiterbehandlung im Dauerzug mittels der Chrutchfield-Klammer im Drehbett.

2. Brüche und Verrenkungen der übrigen Halswirbel

Im Halswirbelsäulenbereich kommen neben den Verletzungen der Wirbelkörper, wenn auch selten, Bogenfrakturen vor. Diese können in differentialdiagnostischer Hinsicht Schwierigkeiten zu den angeborenen Bogenspaltbildungen bereiten.

Behandlung

Die Einrichtung der Verrenkungsbrüche ist die gleiche wie bei den Brüchen der Dens axis. Ist der Bruch nach dem Einrichten instabil, so wird kein Gipsverband angelegt, sondern im Dauerzug mittels der Crutchfield-Klammer weiterbehandelt. Nach 4-6 Wochen kann für die restliche Zeit der Ruhigstellung ein Kopf-Brustgipsverband gegeben werden.

Besteht bei den Wirbelkörperkompressionsbrüchen nur eine geringe Erniedrigung des Wirbelkörpers, soll man diese Stellung belassen (Abb. 8a-c) und einen Kopf-Brustgipsverband anlegen. Bei starker Kompression des Wirbelkörpers ist diese im Dauerzug mittels der Crutchfield-Klammer auszugleichen. Nach 4-6 Wochen kann wie bei den Verrenkungsbrüchen ein Kopf-Brustgipsverband angelegt werden.

Zur Technik des Kopf-Brustgipsverbandes ist zu sagen, daß bei Beugungsbrüchen der Kopfteil in Überstreckung und bei den Überstreckungsbrüchen in leichter Beugung angelegt werden muß.

Die Dauer der Ruhigstellung der Brüche im Bereich der Halswirbelsäule soll 10-14 Wochen betragen.

Die Rotationsfixation der Halswirbelsäule

Dieses Erscheinungsbild wird auch als akuter „Schiefhals" bezeichnet und entsteht spontan durch eine Bewegung. Nur in seltenen Fällen wird ein Bagatelltrauma angegeben.

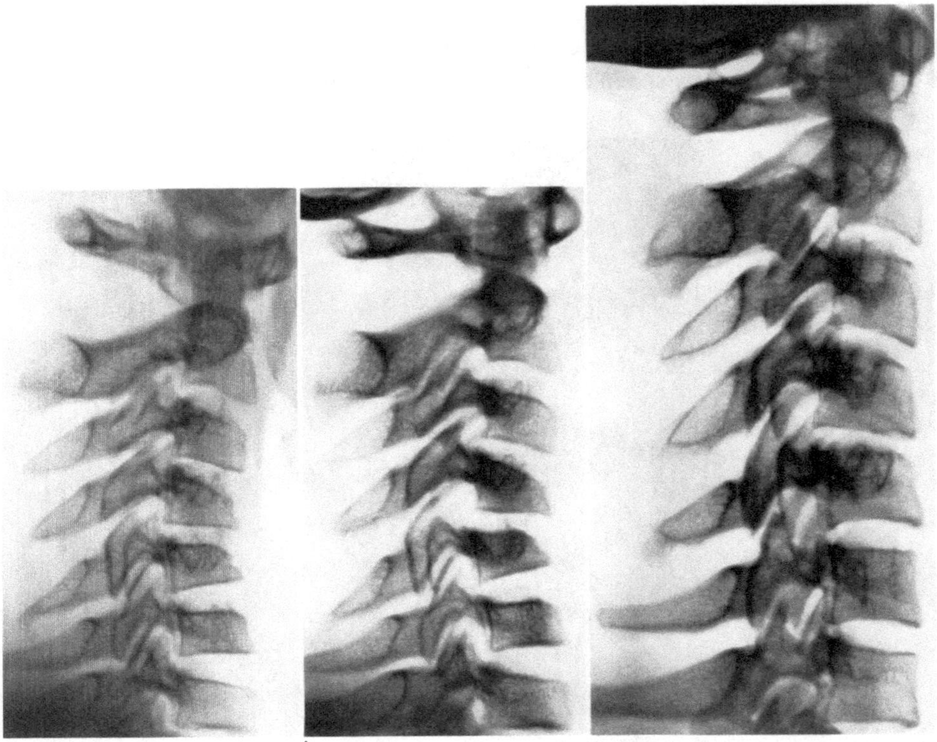

a b c

Abb. 8 a-c: Kompressionsbruch des 4. und 5. Halswirbels bei einem 13jährigen Knaben entstanden durch Kopfsprung in zu seichtes Wasser (Abb. 8 a). Die Wirbelbrüche wurden nicht aufgerichtet, sondern in dieser Stellung ein Kopf-Brust-Gipsverband für 6 Wochen angelegt. Nach der Gipsabnahme kam es zu keiner Verschlechterung der Stellung (Abb. 8 b). 9 Jahre später war der Verletzte beschwerdefrei, die Kopfhaltung unauffällig und die Halswirbelsäule frei beweglich. Das Röntgenbild (Abb. 8 c) zeigt, daß sich die Wirbelkörper C 4 und C 5 weitgehend aufgerichtet haben. Die Vorderkanten zeigen eine Rundung. Verschmälerung des Zwischenwirbelraumes von C 4-C 5. Auffallend ist die Streckhaltung der Halswirbelsäule.

Klinisch besteht eine Zwangshaltung des Kopfes mit Neigung zu einer Seite und gleichzeitiger Drehung zur Gegenseite. Unbedingt sind Röntgenbilder von der Halswirbelsäule in beiden Ebenen anzufertigen, um knöcherne Verletzungen oder entzündliche Knochenerkrankungen ausschließen zu können. Dabei ist auf neurologische Ausfälle zu achten.

Die Ursache dieser Rotationfixation sind unkoordinierte Bewegungen, die im Bereich der Uncovertebralgelenke zur Einklemmung meniskusartiger Gelenkscheiben oder Kapselfalten führen.

Im Röntgenbild sind für die Rotationsfixation der Halswirbelsäule charakteristisch

- der gestreckte Verlauf der Halswirbelsäule
- eine Subluxationsstellung eines Halswirbels und
- der weite Abstand zwischen zwei benachbarten Dornfortsätzen (Abb. 9).

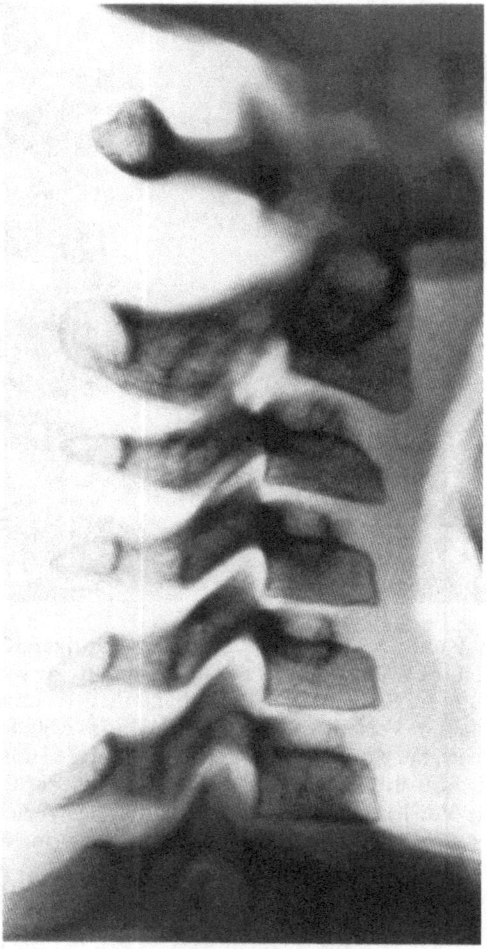

Abb. 9: Subluxationsstellung der Halswirbelsäule bei einem 4jährigen Knaben. Die Lordose der Halswirbelsäule ist aufgehoben. Subluxationsstellung von C 2 auf C 3 nach vorne von 3 mm. Weiter Abstand zwischen den Dornfortsätzen von C 1 und C 2.

Behandlung

Die Technik der Einrichtung ist einfach. In sitzender Stellung des Patienten werden durch einen Assistenten beide Schultern fixiert. Der Kopf des Patienten wird zwischen beide Hände genommen und unter dosiertem Zug die Drehfehlstellung des Kopfes vermehrt. Anschließend wird unter kräftigerem Zug der Kopf gerade gedreht. Damit kann man in der Regel diese Rotationfehlstellung beseitigen. Eine anschließende Ruhigstellung ist nicht notwendig.

Gelingt es nicht in der oben beschriebenen Art und Weise die Fehlstellung zu beseitigen, so legt man in der Fehlstellung einen Schanzschen Verband für 2-3 Wochen an. Meist löst sich dabei die Rotationsfehlstellung in dieser Zeit von selbst.

Brüche des 1.-11. Brustwirbels

2,0% der Brustwirbelbrüche entstehen durch den Straßenverkehr, 40,8% durch den Sport und 57,2% durch andere Ursachen. Bei den Brustwirbelbrüchen kann die Differentialdiagnose mit der Scheuermannschen Erkrankung oder mit angeborenen Keilwirbeln, eventuell auch mit Schmorlschen Knötchen, Schwierigkeiten bereiten. Im Brustwirbelbereich finden sich öfter Serienfrakturen.

Behandlung
Die Brüche des 1.-11. Brustwirbels lassen sich wohl im dorsalem Durchhang aufrichten, die gute Stellung läßt sich jedoch nicht festhalten. Beim 12. Brustwirbel kann die eingerichtete Stellung im Gipsverband erhalten werden. Daher ist ein Kompressionsbruch des 12. Brustwirbels wie ein Lendenwirbelbruch zu behandeln. Die Behandlung der Brüche des 1.-11. Brustwirbels soll konservativ sein (Abb. 10 u. 11). Es genügt das Einhalten von Bettruhe. Die Verletzten können, sobald sie keine Schmerzen mehr haben, aufstehen und herumgehen. Das ist meist nach 1 Woche der Fall. Wenn der Verletzte 2 Tage herumgegangen ist, überzeugt man sich durch eine Röntgenkontrolle, daß es zu keiner weiteren Erniedrigung der Wirbelhöhe gekommen ist. Sonst ist Bettruhe für weitere 3-5 Wochen angezeigt.

Wirbelbruch und Rückenmarksverletzungen

Nach Lange ist im Bereich der Brust- und Lendenwirbelsäule mit Verletzung des Rückenmarkes bei einer Verschiebung des oberen Wirbelkörpers um mehr als ein Drittel und bei bestehender Querschnittslähmung jede Behandlung zwecklos. Wenn aber eine noch so geringe aktive Beweglichkeit an den unteren Extremitäten oder ein partielles Empfindungsvermögen nachweisbar ist, muß reponiert werden, da die Einrichtung eine weitere Besserung der partiellen Querschnittslähmung bringen kann.

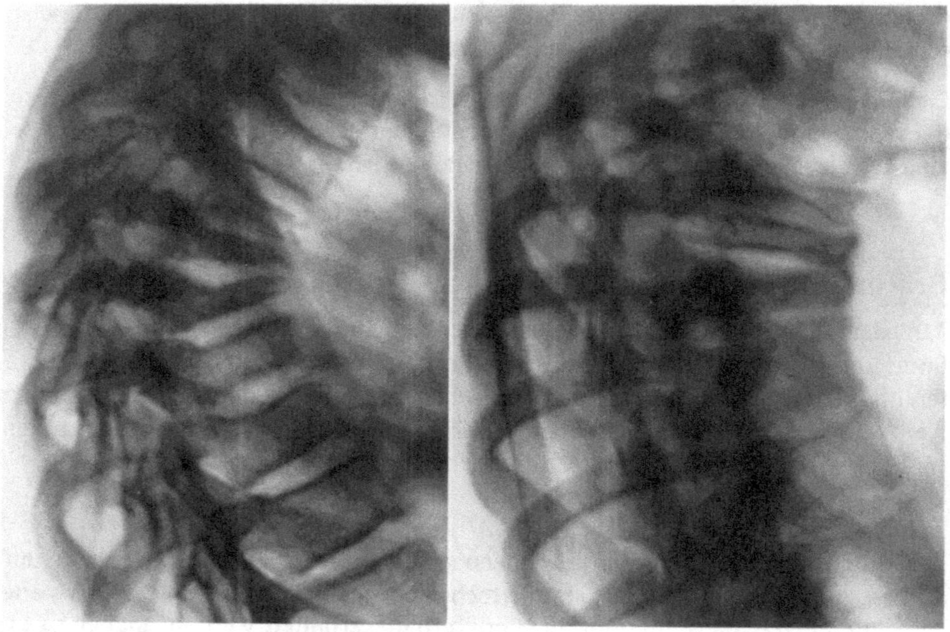

Abb. 10a u. b: Kompressionsbruch des 5.-9. Brustwirbels bei einem 13jährigen Mädchen durch tetanische Anfälle. Es besteht ein Gibbus von 60°. Es erfolgte keine Behandlung der Wirbelbrüche (Abb. 10a) 6 Jahre später ist es zu keiner wesentlichen Änderung der komprimierten Wirbelkörper gekommen. Der Gibbus beträgt 50° (Abb.10b).

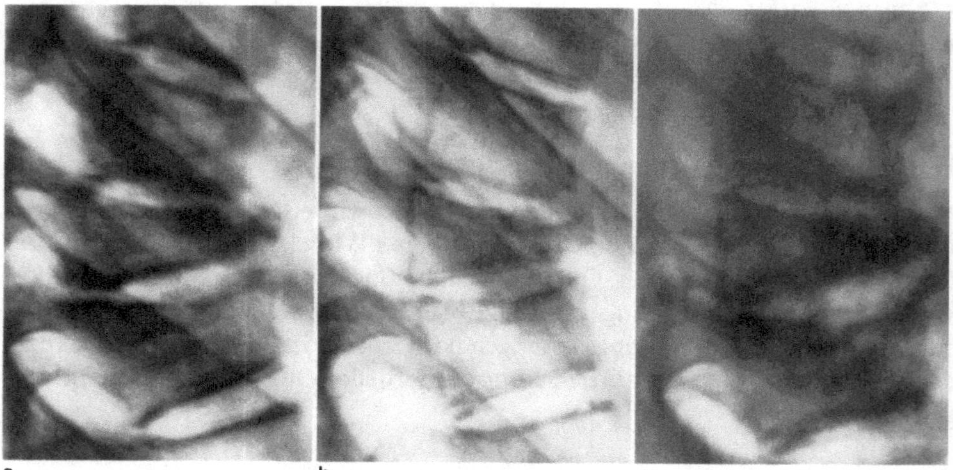

Abb. 11a-c: Kompressionsbruch des 8. und 9. Brustwirbels bei einem 13jährigen Knaben, entstanden durch einen PKW-Auffahrunfall. Vom 8. Brustwirbel ist die vordere obere Kante abgebrochen und nach ventral verlagert (Abb. 11a). Die Behandlung bestand in 10 Tagen Bettruhe. 4 Monate später war die Stellung praktisch unverändert. Kein weiteres Zusammen-

Brüche der Lendenwirbel und des 12. Brustwirbels

Der jüngste mit einem Lendenwirbelbruch zur Beobachtung gekommene Verletzte war 3 Jahre alt. 4,2% der Brüche entstanden bei Verkehrsunfällen, 16,6% durch den Sport und 79,2% durch andere Ursachen.

Behandlung

Die Einrichtung der Brüche der Lendenwirbel und des 12. Brustwirbels erfolgt im dorsalem Durchhang (Abb. 12) und die anschließende Ruhigstellung mit einem gut anmodelliertem Gipsmieder nach dem 3-Punkte-System (Abb. 13). Bei Brüchen des 12. Brustwirbels müssen noch zusätzlich Schulterspangen angelegt werden (Abb. 14).

Bei Vorderkantenabbrüchen ist keine Reposition und auch keine Ruhigstellung erforderlich. Die Verletzten können, sobald sie keine Schmerzen mehr haben, aufstehen. Dies ist gewöhnlich nach einigen Tagen der Fall.

Bei polytraumatisierten Kindern, bei denen gleichzeitig Kompressionsbrüche der unteren Brust- oder der Lendenwirbel bestehen und auf Grund der Nebenverletzungen nicht im dorsalem Durchhang reponiert werden können, sollen in eine Rauchfußsche Schwebe eingehängt werden. Die Rauchfußsche Schwebe ist nur zu verwenden, um ein weiteres Zusammensinken der komprimierten Wirbelkörper zu verhindern. Eine Aufrichtung des verletzten Wirbelkörpers kann bei Kindern durch die Schwebe nicht erreicht werden.

Einrichtung der Lendenwirbelbrüche

Das Kind wird mit dem Rücken auf einem abklappbaren Gipstisch gelagert und sein Kopf auf einem Instrumententischchen. Die Beine werden in Sprunggelenkshöhe mit einem Gurt am Tisch befestigt. Für den dorsalen Durchhang benötigt man einen Gurt, ein genähtes längliches Polster von 1 cm Stärke, das breiter als der Gurt sein muß. Um den Gurt nach dem Anlegen des Gipsmieders leichter entfernen zu können, werden beide mit einer Plastikhülle versehen. Die Verbindung zwischen Gurt und Flaschenzug wird mit 2 achterförmigen Bügeln und einem großen Eisenbügel hergestellt.

Zuerst wird dem Kind am Körper ein Trikotschlauch angezogen, dessen unteres Ende zwischen den Beinen mit einer Sicherheitsnadel zusammengehalten wird. Das obere Ende des Schlauches wird an beiden Seiten der Länge nach bis in Höhe der Achselhöhlen eingeschnitten und die dadurch entstandenen Enden über den Schulteroberseiten zusammengeknüpft.

sinken der Wirbelkörper (Abb. 11 b). Nach 2 Jahren war die Keilform der Wirbel unverändert, jedoch besteht eine beginnende Spangenbildung zwischen dem 8. und 9. Brustwirbel (Abb. 11 c). Äußerlich war keine Gibbusbildung nachweisbar und der Verletzte beschwerdefrei. ◀

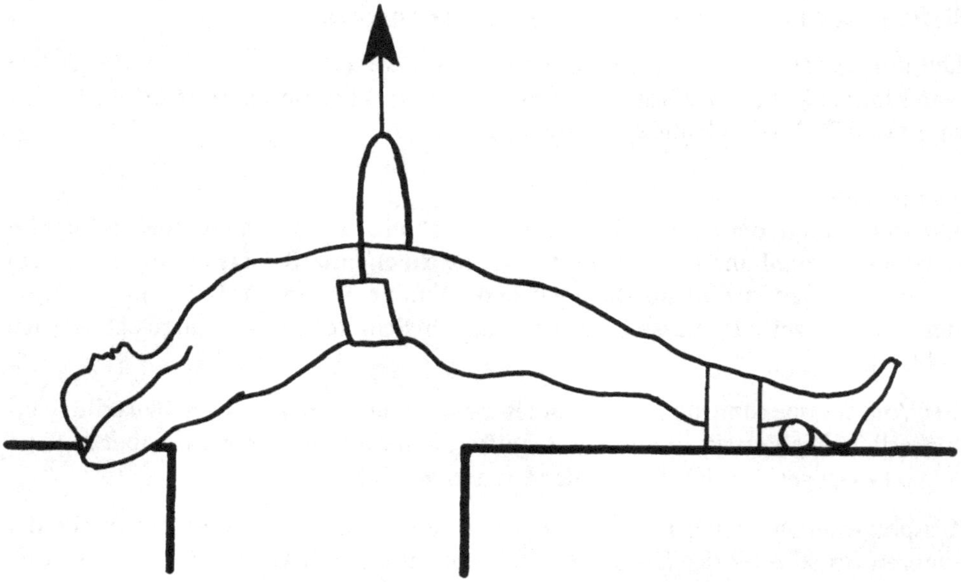

Abb. 12: Einrichtung eines Lendenwirbelbruches im dorsalen Durchhang.

In Höhe der Sterno-Klavikulargelenke wird ein 0,5 cm starkes Filzstück entsprechender Größe quer und je ein weiteres schräg über die beiden oberen Darmbeinstacheln gelegt und an den Trikotschlauch angenäht.

Bei Brüchen des 12. Brustwirbels – hier muß das Gipsmieder mit Schulterspangen versehen werden – dürfen die oberen Enden des Trikotschlauches nicht zusammengeknüpft, sondern müssen vernäht werden, da es sonst durch die Schulterspangen zu Druckstellen kommen kann. Entsprechend der Größe der Schulterspangen werden Filzstücke zurechtgemacht und ebenfalls mit dem Trikotschlauch vernäht.

Die Einrichtung des Bruches soll bei Kindern in Allgemeinnarkose erfolgen. Wegen der großen Elastizität der Bänder können diese im dorsalem Durchhang keinen genügenden Zug auf den komprimierten Wirbel ausüben. Es ist daher notwendig vor dem Aufrichten im dorsalem Durchgang einen Längszug von 60-80 kp auszuüben. Anschließend wird der Gipstisch abgeklappt und der Körper des Kindes durch Anziehen des Flaschenzuges langsam gehoben. so daß eine vermehrte Lordose entsteht. Besteht eine Knickung des Wirbelbruches zur Seite, so wird der Oberkörper anschließend vorsichtig nach der entgegengesetzten Seite abgebogen.

Nach einigen Minuten überzeugt man sich durch eine seitliche Röntgenaufnahme und wenn nötig durch eine zusätzliche a. p.-Aufnahme von der Stellung des Bru-

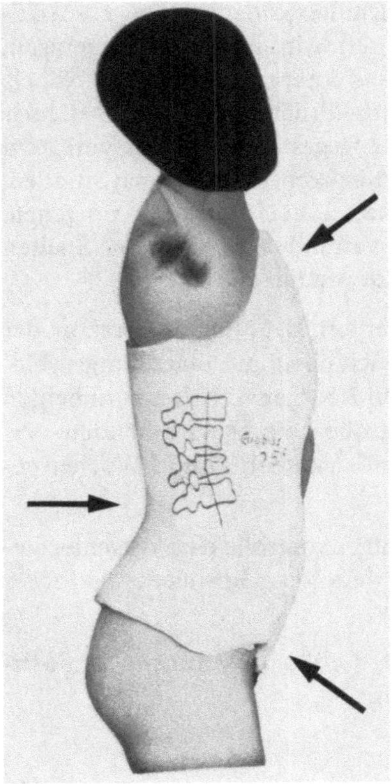

Abb. 13

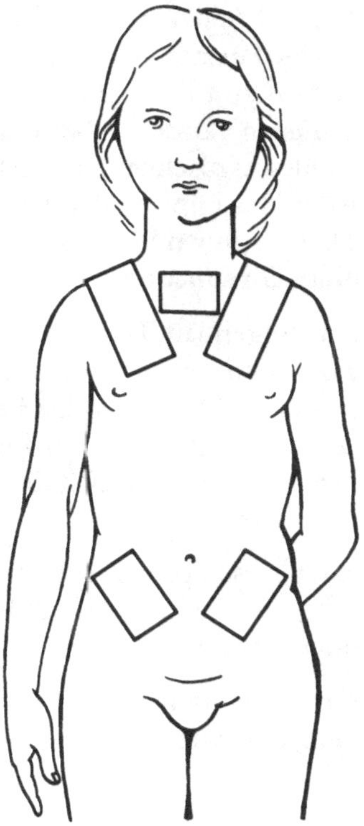

Abb. 14

Abb. 13: Die 3 Stützpunkte des Gipsmieder sind das obere Sternumende, die Symphyse und an der Dorsalseite der dorso-lumbale Übergang.

Abb. 14: Schematische Darstellung der anzulegenden 0,5 cm starken Filzstücke für ein Gipsmieder mit Schulterkappen. Die Filzstücke müssen mit dem den Verletzten angezogenen Trikotschlauch vernäht werden. Die Filzstücke über den Schultern brauchen nur bei Brüchen des 12. Brustwirbels angelegt werden.

ches. Zeigen die Röntgenaufnahmen ein gutes Ergebnis, wird ein gut anmodelliertes Gipsmieder angelegt.

Dieses soll an der Vorderseite oben bis über das Brustbein hinauf und unten bis knapp über die Symphyse reichen. Die Achselhöhlen sollen so weit frei gelassen werden, daß die Arme in allen Richtungen frei bewegt werden können. Das Gipsmieder darf in der Schenkelbeuge nur so weit reichen, daß der Oberschenkel im Hüftgelenk bis auf 90° gebeugt werden kann, um das Sitzen zu ermöglichen.

An der Hinterseite soll das Gipsmieder von den Schulterblattspitzen bis zur Analfalte reichen. Um das Atmen und Essen zu erleichtern wird an der Vorderseite ein ovales Fenster ausgeschnitten, dessen unterer Rand knapp oberhalb des Nabels verlaufen soll. Unabhängig von der Höhe des Wirbelbruches ist an der Stelle der stärksten Lordose über den Dornfortsätzen ein längsgestelltes Fenster von 2 cm Breite auszuschneiden, um Druckgeschwüren vorzubeugen. Nach einigen Stunden, wenn das Gipsmieder erhärtet ist, sollen die Kinder aufstehen und herumgehen. Damit können Störungen von Seiten des Darmes verhindert werden. Das Spalten eines Gipsmieders ist nur in den seltesten Fällen notwendig.

Am folgenden Tag wird das Gipsmieder komplettiert, d. h. nach Korrektur der Form und störender Ränder wird der Trikotschlauch oben und unten umgeschlagen und mit Gipsbinden befestigt. Hierauf werden Röntgenaufnahmen in beiden Ebenen angefertigt, um für spätere Röntgenkontrollen die entsprechenden Vergleichsaufnahmen zu haben. Röntgenkontrollen sollen nach 1, 3 und 5 Wochen gemacht werden.

Ein neues Gipsmieder ist anzulegen, wenn die Röntgenkontrolle eine Verschlechterung der Stellung des Wirbelkörpers ergibt oder wenn das Gipsmieder zu locker oder gebrochen ist.

Die Dauer der Ruhigstellung richtet sich nach der Größe der primären Erniedrigung des Wirbelkörpers und beträgt 10-14 Wochen.

Brüche der Querfortsätze

Die Brüche der Querfortsätze bei Kindern sind selten. In differentialdiagnostischer Hinsicht ist auf Apophysen zu achten (Abb. 15). Eine besondere Behandlung, außer Schonung, ist nicht notwendig.

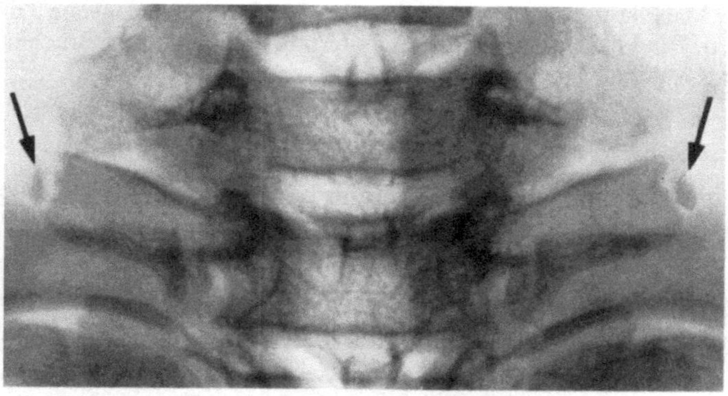

Abb. 15: Apophysen an beiden Querfortsätzen des 7. Halswirbels bei einem 12jährigen Knaben. Keine Frakturen.

Arendt, W.: Luxationsfraktur der unteren Brustwirbelsäule beim Säugling. Arch. orthop. Unfallchir. **50**, 120-123 (1958)
Aufdermaur, M.: Spinal injuries in juveniles. J. Bone Jt. Surg. **56 B**, 513-519 (1974)
Bär, H.: Calcinosis intervertebralis beim Kinde nach Sportunfall. Arch. orthop. Unfallchir. **76**, 124-128 (1973)
Balau, J.: Die Differentialdiagnose von Verletzungen der atlanto-axialen Region im Kindesalter. Arch. orthop. Unfallchir. **78**, 343-355 (1974)
Becker, F.: Luxationsfrakturen zwischen Atlas und Epistropheus im Kleinkindesalter. Arch. orthop. Unfallchir. **55**, 682-688 (1963)
Bensahel, H.: Luxations et fractures du rachis cervical chez l'enfant. Rev. Orthop. **54**, 765-780 (1968)
Bhattacharyya, K.: Fracture and displacement of the odontoid process in a child. J. Bone Jt. Surg. **56 A**, 1071-1072 (1974)
Bierwag, K.: Traumatische Epiphysenlösung des Dens axis beim Kleinkind. Mschr. Unfallheilk. **74**, 504-506 (1971)
Brown, M.: The incidence of acquired and congenital fusions in the cervical spine. Am. J. Roentgenology **17**, 1255-1259 (1964)
Carlioz, H.: Les instabilités entre l'atlas et l'axis chez l'enfants. Rev. Chir. orthop. **59**, 291-307 (1973)
Cattel, H.: Pseudosubluxation and other normal variations in the cervical spine in children. J. Bone Jt. Surg. **47 A**, 1295-1309 (1965)
Dickson, R.: Spinal injuries in child abuse: Case report. J. Trauma **18**, 811-812 (1978)
Erlacher, G.: Wirbelbrüche bei Kindern. Mschr. Unfallheilk. Bei-H. **108**, 124-127 (1971)
Glam, D.: Bandscheibensyndrom mit Verkalkung des Nucleus pulposus bei einem 10jährigen Knaben. Chir. Praxis **9**, 567-568 (1965)
Garber, J.: Abnormalities of the atlas and axis vertebrae- congenital and traumatic. J. Bone Jt. Surg. **46 A**, 1782-1791 (1964)
Gaufin, L.: Cervical spine injuries in infants. J. Neurosurg. **42**, 179-184 (1975)
Gelehrter, G.: Die Wirbelkörperbrüche im Kindes- und Jugendalter. Arch. orthop. Unfallchir. **49**, 253-263 (1957)
Horal, J.: Clinical and radiological long term followup of vertebral fractures in children. Acta orthop. Scand. **43**, 491-503 (1972)
Künkel, H.: Die Rotationsfixation der Halswirbelsäule im Kindesalter. Bruns Beitr. klin. Chir. **219**, 729-734 (1972)
Povacz, F.: Behandlungsergebnisse und Prognose von Wirbelbrüchen bei Kindern. Chirurg **40**, 30-33 (1969)
Ruckstuhl, J.: Behandlung und Prognose von Wirbelfrakturen im Kindes- und Jugendalter. Chirurg **47**, 458-467 (1976)
ders.: Wirbelfrakturen bei Kindern und Jugendlichen. Orthopäde **9**, 69-76 (1980)
Seimon, L.: Fracture of the odontoid process in young children. J. Bone Jt. Surg. **60 A**, 921-924 (1978)
Sherk, H.: Fractures of the odontoid process in young children. J. Bone Jt. Surg. **60 A**, 921-924 (1978)
Tiling, T.: Experimentelle Untersuchungen zur Biomechanik der kindlichen Wirbelkörperfraktur. Langenbecks Arch. Chir. Suppl. 1980, 1-5
Torklus, v. D.: Neue Perspektiven der Entwicklungsstörungen der oberen Halswirbelsäule. Z. Orthop. **106**, 78-84 (1969)
Unger, H.: Zur Diagnostik und Therapie der Adoleszentenkyphose. Arch. orthop. Unfallchir. **58**, 172-180 (1965)
Vinz, H.: Frakturen im Bereich von Brust- und Lendenwirbelsäule bei Kindern. Zbl. Chir. **89**, 817-827 (1964)

ders.: Wirbelkörperbrüche bei Kindern – Ergebnisse einer Nachuntersuchung. Zbl. Chir. **90**, 626-636 (1965)
Werne, S.: Über normale Atlasbewegungen und Atlasfehlstellungen. Z. Orthop. **93**, 205-213 (1960)

Becken

Beim kindlichen Becken kommt es bei gleicher Gewalteinwirkung wie bei den Erwachsenen nie zu so schweren Verletzungen. Die Ursache ist in der großen Elastizität des Beckenringes in diesem Alter zu suchen. Beckenverletzungen entstehen meist durch starke Quetschung und selten durch Stoß.

Hauptunfallursache ist der Straßenverkehr mit 55%; der Sport ist mit 12% beteiligt und andere Ursachen mit 33%.

Apophysenlösungen der Spina iliaca anterior superior und inferior

Die Apophysenlösungen der Spina iliaca anterior superior und inferior entstehen nur selten durch eine direkte Gewalteinwirkung, häufiger durch plötzlichen Muskelzug, besonders beim schnellen Starten oder bei ruckartigen Bremsbewegungen beim Sport. Für die Abrisse von der Spina iliaca anterior inferior ist vorwiegend der M. rectus femoris verantwortlich. Bei den Abrissen der Spina iliaca anterior superior dürfte die antagonistische Kraftwirkung zwischen M. tensor fasciae latae einerseits und M. gluteus med., sowie M. obliquus ext. u. int. andererseits eine wesentliche Rolle spielen.

Behandlung
Wenn keine stärkere Verschiebung der abgerissenen Apophyse besteht, kommen die Abbrüche in der gewöhnlichen Beckenübersichtsaufnahme oft nicht eindeutig zur Darstellung. Eine Beckenschrägaufnahme bringt dann die Klärung.

Selbst bei stärkerer Diskokation soll konservativ vorgegangen werden. Es genügen einige Tage Bettruhe bis keine Schmerzen mehr bestehen. Auch bei einer Ausheilung mit Verschiebung kommt es zu keinem Funktionsausfall.

Lösungen der Apophyse des Sitzbeines

Von dieser Verletzungsart sind vor allem Knaben betroffen und zwar erst ab dem 11. Lebensjahr. Die traumatische Lösung der Apophyse des Os ischii kommt durch eine indirekte Gewalteinwirkung zustande und zwar durch eine plötzliche äußerste

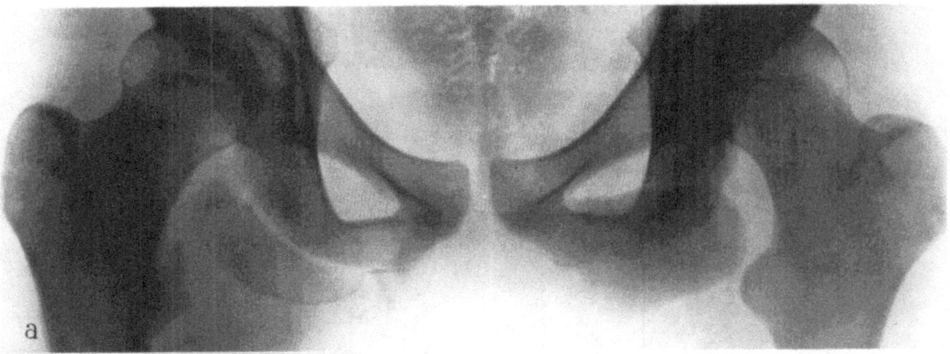

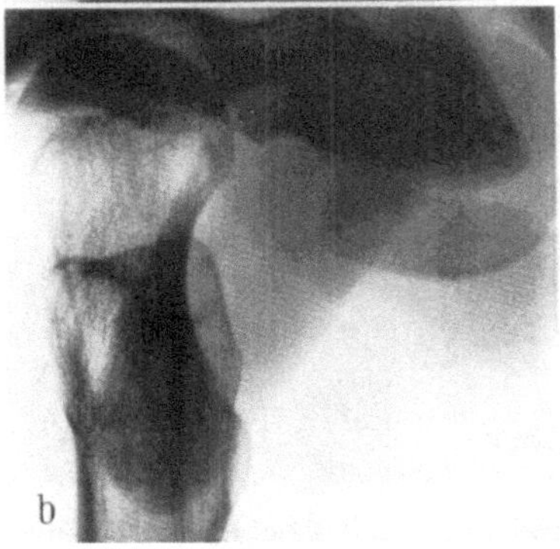

Abb. 16 a u. b: Traumatische Lösung der Apophyse des Tuber ossis ischii bei einem 15jährigen Knaben, entstanden beim 100 Meterlauf. Er verspürte nach dem Start einen starken Schmerz im Oberschenkel und fiel der Länge nach hin. Im Röntgenbild findet sich eine Verschiebung der Apophyse um mehr als Schaftbreite nach kaudal (Abb. 16a). Die Verschiebung ist gut auch im Seitenbild sichtbar (Abb. 16b). Nach 3 Tagen Bettruhe konnte der Verletzte ohne wesentliche Schmerzen herumgehen. Nach 4 Wochen war das Hüftgelenkt aktiv frei beweglich.

Anspannung der am Tuber ischiadicum entspringenden Oberschenkelbeugemuskulatur. Die größte Belastung ist für die Oberschenkelbeuger dann gegeben, wenn das vorgeworfene Bein plötzlich nach hinten gerissen wird. Dies kommt vor allem beim Sprung oder Kurzstreckenlauf vor. Die Verletzten verspüren einen plötzlichen heftigen Schmerz an der Hinterseite des Oberschenkels und stürzen.

Im Röntgenbild ist die Apophyse mehr oder weniger stark durch den Muskelzug immer nach kaudal verschoben (Abb. 16).

Veraltete Apophysenlösungen werden im Schrifttum manchmal als Pseudotumore bezeichnet.

Behandlung

Die Behandlung der Apophysenlösung des Os ischii ist einfach. Es genügen einige wenige Tage Bettruhe bis keine Schmerzen mehr bestehen. Dann kann der Verletzte

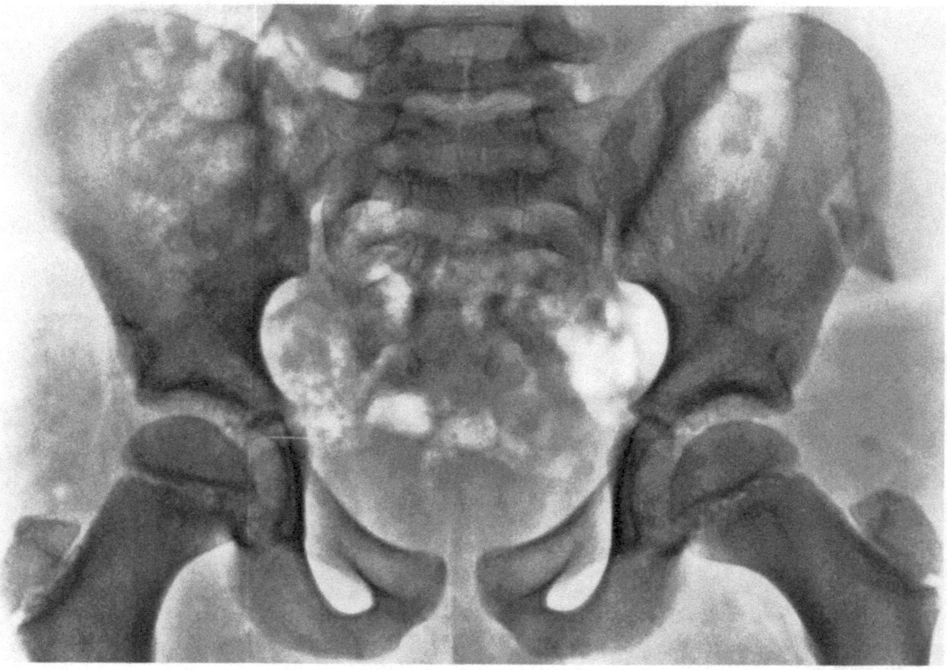

Abb. 17: Beckenschaufelfraktur mit Ausbruch eines rhombischen Keiles bei einem 12jährigen Knaben, der von einem Wagenrad überrollt wurde. Nach 3 Tagen Bettruhe stand der Verletzte ohne wesentliche Beschwerden auf. Keine inneren Verletzungen.

aufstehen und herumgehen. Nach 4-6 Wochen ist das Hüftgelenk ohne jegliche Nachbehandlung schmerzfrei aktiv frei beweglich.

Eine operative Reposition oder Exstirpation der ausgerissenen Apophyse ist nicht notwendig. Bisher sind in der Weltliteratur nur 2 Fälle beobachtet worden (Aderhold, Lapidari), bei denen die ausgerissene Apophyse nicht nur nach unten, sondern auch seitlich verlagert war, so daß ein Druck auf den N. ischiadicus ausgeübt wurde. Bei diesen seltenen Fällen kann eine Exstirpation notwendig werden.

Beckenschaufelbrüche

Während die Apophysenlösungen durch plötzliche Kontraktion der ansetzenden Muskeln auftreten, entstehen die Brüche der Beckenschaufel durch eine direkte Gewalteinwirkung, meistens durch Über- oder Angefahrenwerden (Abb. 17).

Behandlung
Eine stärkere Verschiebung gehört zu den Seltenheiten, so daß konservativ vorgegangen werden kann. Es genügt das Einhalten von Bettruhe bis der Verletzte keine Schmerzen mehr hat. Dies ist gewöhnlich nach 1-2 Wochen der Fall.

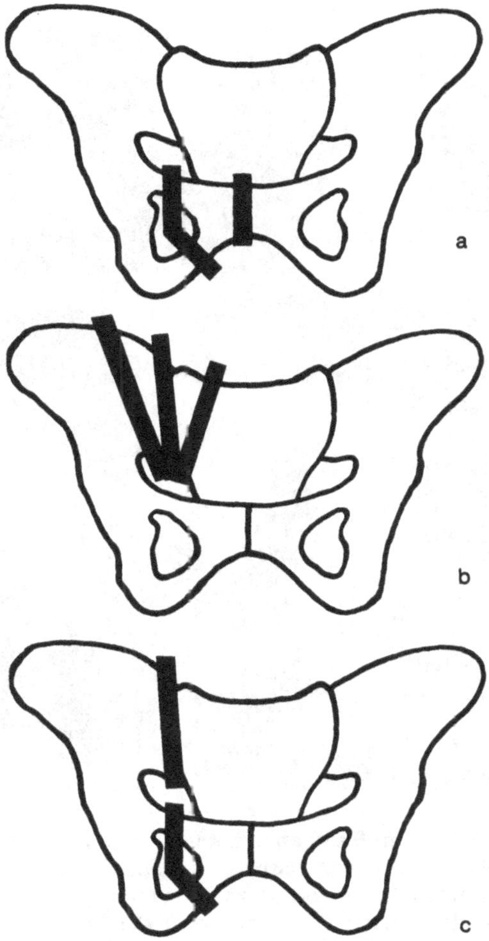

Abb. 18 a-c: Brüche des Beckenringes. Abb. 18 a: Vorderer Beckenringbruch; Abb. 18 b: Hinterer Beckenringbruch; Abb. 18 c: Malgaignescher Bruch.

Brüche des Beckenringes

Die Brüche des Beckenringes entstehen vor allem durch den Straßenverkehr und sind oft mit inneren Verletzungen kombiniert. Man kan 3 Hauptformen unterscheiden (Abb. 18 a-c):

1. Vordere Beckenringsbrüche (Abb. 18 a)
Dazu gehören die Symphysenzerreißungen, die ein- oder beidseitigen Brüche der oberen und unteren Schambeinäste bzw. des unteren Sitzbeinastes.

2. Hintere Beckenringbrüche (Abb. 18 b)
Bei ihnen besteht ein durchgehender Darmbeinlängsbruch oder eine Längsfraktur des Kreuzbeins oder eine Zerreißung der Kreuz-Darmbeinfuge.

a b

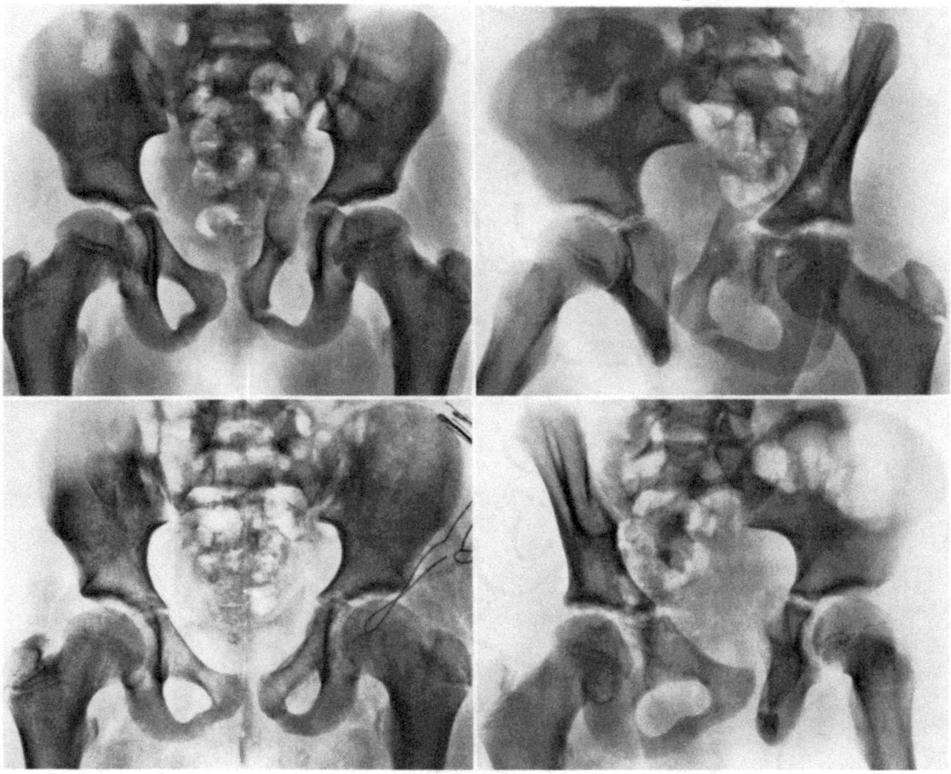

d c

Abb. 19a-d: 10jähriger Knabe, der von einem PKW angefahren wurde. Bruch des oberen und unteren Schambeinastes und Lösung der Kreuz-Darmbeinfuge links (Abb. 19a). In der Foramen-obturatoriumaufnahme kommen die Brüche gut zur Darstellung (Abb. 19b) während dies bei der Ala-Aufnahme nicht der Fall ist (Abb. 19c). Neben den knöchernen Verletzungen bestand noch eine Harnblasenruptur. Bei Versorgung der Harnblasenruptur wurde gleichzeitig das Schambein reponiert. Nach 10 Wochen waren die Brüche in guter Stellung geheilt (Abb. 19d).

3. Malgaignesche Brüche (Abb. 18c)

Diese Frakturform ist eine Kombination von vorderen und hinteren Beckenringbrüchen.

Behandlung

Die Behandlung der Beckenringbrüche soll so weit als möglich konservativ erfolgen. Ein operatives Vorgehen erscheint nur in Ausnahmefällen angezeigt.

Bestehen stärkere Verschiebungen, so sind diese so bald als möglich in Allgemeinnarkose durch entsprechendem Zug und Gegenzug und Druck auszugleichen. Die gute Stellung muß mit einer gekreuzten Beckenschwebe und wenn eine Verschiebung nach kranial bestanden hat, durch einen suprakondylär am Oberschenkel angreifenden Längszug aufrecht erhalten werden. Das Extensionsgewicht der Beckenschwebe beträgt beidseits je 1-3 kp und das des Längszuges ⅐ des Körpergewichtes.

Am nächsten Tag überzeugt man sich durch eine Röntgenkontrolle von der richtigen Dosierung der Extensionsgewichte. Weitere Röntgenkontrollen sind wöchentlich erforderlich. Die Dauer der Ruhigstellung beträgt je nach Alter des Kindes 4-6 Wochen. Von Bedeutung erscheint die möglichst frühzeitige Reposition, zumal sich durch den Dauerzug allein nie ein ideales Repositionsergebnis erzielen läßt.

Bestehen nur geringe Verschiebungen bei Beckenringfrakturen, so daß eine Reposition nicht notwendig ist, so soll trotzdem eine Beckenschwebe angelegt und das Bein der verletzten Beckenhälfte in einem Schaumgummistiefel gelagert werden, um sekundäre Verschiebungen oder Kippungen zu vermeiden.

Als Spätfolge der Zerreißung einer Sakroiliakalfuge tritt im weiteren Verlauf oft eine Verknöcherung derselben auf. Dadurch kommt es zum teilweisen Verlust der Elastizität des Beckenringes und später beim weiblichen Geschlecht zu Gebärschwierigkeiten.

Aderhold, M.: Traumatischer Abriß der Apophyse am Tuber ossis ischii. Zbl. Chir. **96**, 246-251 (1971)

Blatter, R.: Beckenfrakturen beim Kind. Hefte Unfallheilk. **140**, 39-43 (1979)

Cords, H.: Frakturen durch Muskelzug beim Sport. Arch. orthop. Unfallchir. **35**, 563-585 (1935)

Cotta, H.: Verlaufsformen von Apophysenverletzungen am Becken. Hefte Unfallheilk. **140**, 98-104 (1979)

Dreiack, D.: Über Apophysenlösungen und Ossifikationsstörungen der Sitzbeinapophyse. Arch. orthop. Unfallchir. **68**, 370-377 (1970)

Gutschank, A.: Doppelseitige Abrißfraktur des Tuber ossis ischii. Arch. orthop. Unfallchir. **33**, 256-259 (1933)

Heiss, W.: Beckenfrakturen bei Kindern und Jugendlichen. Hefte Unfallheilk. **124**, 283-286 (1975)

Hellmer, H.: Ein Fall von traumatischer Ablösung der Epiphyse des Os ischii. Arch. orthop. Unfallchir. **34**, 45-47 (1934)

Imreh, G.: Sportverletzungen der Hüftgegend bei Jugendlichen. Zbl. Chir. **92**, 1008-1011 (1967)

Janzik, W.: Urologische Komplikationen bei Beckenverletzungen im Kindesalter. Hefte Unfallheilk. **124**, 306-308 (1975)

Jonasch, E.: Traumatische Lösung der Epiphyse des Os ischii. Mschr. Unfallheilk. **68**, 288-290 (1965)

Krahl, H.: Die Apophysiolysis ossis ischii. Z. Orthop. **111**, 210-216 (1973)

ders.: Apophysenverletzungen im Wachstumsalter. Therapiewoche **29**, 3091-3105 (1979)

Luschitz, E.: Die seltene traumatische Epiphysenlösung am Os ischii. Fortschr. Röntgenstr. **105**, 589-590 (1966)

Nabe, R.: Abrißfrakturen der Spina iliaca anterior, inferior und superior. Fortschr. Röntgenstr. **111**, 583-585 (1969)

Ochsenschläger, A.: Beitrag zur Kenntnis der traumatischen Apophysenlösung am Sitzbein. Arch. orthop. Unfallchir. **67**, 50-63 (1969)
Ostermann, V.: Doppelseitige Abrißfraktur der Spina iliaca anterior superior. Chirurg **45**, 288-290 (1974)
Roick, H.: Traumatische Lösung der Tuberapophyse am Os ischii. Arch. orthop. Unfallchir. **64**, 47-51 (1968)
Schell, H.: Über seltene Abrißfrakturen an der Spina iliaca anterior inferior. Zbl. Chir. **79**, 237-239 (1954)
Schmidt, H.: Die Problematik schwerer Beckenfrakturen im Wachstumsalter. Hefte Unfallheilk. **124**, 286-288 (1975)
Stuhlert, T.: Kindliche Beckenfrakturen: Klinik, Spätergebnisse, Biomechanik. Arch. orthop. Unfallchir. **90**, 187-198 (1977)
Thomas, G.: Ossifikationsstörung der Apophyse des Sitzbeinknorrens – aseptische Nekrose oder Osteom? Arch. orthop. Unfallchir. **64**, 313-318 (1968)
Vacirca, M.: Fratture da strappamento a sede rara in adolescenti sportivi. Minerva chir. **9**, 89-97 (1954)
Vostrcil, M.: Seltene Beckenrandbrüche Mschr. Unfallheilk. **60**, 208-210 (1957)

Brustkorb

Der Straßenverkehr ist bei den einzelnen Rippenbrüchen in 27% Unfallursache, bei den Serienrippenbrüchen hingegen in 61%. Bei ungefähr 20% der Rippenbrüche kommt es zur Ausbildung eines Hämato-, Pneumo- oder Hämato-Pneumothorax. Bei 52% der Folgeverletzungen war der Straßenverkehr Unfallursache.

Rippenbrüche

Infolge der großen Elastizität des kindlichen Brustkorbes sind Brüche einzelner Rippen nicht häufig. Sie sind meist Grünholzfrakturen.

Behandlung
Als Behandlung einzelner Rippenbrüche genügt zur Verminderung der Beschwerden eine zirkulär angelegte breite elastische Binde oder das Tragen eines Rippenbruchgürtels. Ein Heftpflaster-Zingulum soll nicht gegeben werden, da es schon nach wenigen Tagen zur Reizung der Haut und zu einer Dermatitis mit Juckreiz, Eiterbläschen und nässenden Stellen kommen kann.

Serienrippenbrüche kommen in der Regel bei polytraumatisierten Kindern vor. Eine operative Stabilisierung der Serienrippenbrüche erscheint nicht angezeigt.

Brustbeinbrüche

Brustbeinbrüche sind selten und kommen erst ab dem 8. Lebensjahr vor.

Behandlung

Die Behandlung besteht in einigen Tagen Bettruhe und Gaben von Analgetika. Selbst bei Verschiebungen ist weder eine konservative noch operative Reposition angezeigt, da es im Verlauf des Wachstums zum Ausgleich der Fehlstellung kommt.

Die von einigen Autoren angegebene Fixation des eingerichteten Bruches mit Bohrdrähten ist gefährlich, da es durch die dauernden Atemexkursionen leicht zu einer Wanderung der Drähte und dadurch zu Lungenverletzungen kommen kann.

Entsteht der Brustbeinbruch durch einen Stauchungsmechanismus, entstehen manchmal gleichzeitig Kompressionsbrüche im Bereich der Brustwirbelsäule. Aus diesem Grund sind bei Brustbeinbrüchen imme auch Röntgenaufnahmen der Brustwirbelsäule anzufertigen, um nicht eine Brustwirbelfraktur zu übersehen.

Fowler, A.: Flexion-compression injury of the sternum. J. Bone Jt. Surg. **39 B**, 487-497 (1957)
Gelehrter, G.: Synchondrolysis sterni superior nach geringfügigem Trauma bei einem 11jährigen Knaben. Arch. orthop. Unfallchir. **49**, 578-580 (1958)
Helal, B.: Fracture of the manubrium sterni. J. Bone Jt. Surg. **46 B**, 602-607 (1964)
Kläber, V.: Sternumfraktur bei einem Zwölfjährigen. Zbl. Chir. **104**, 244-245 (1979)
Köteles, G.: Brustbeinfrakturen im Kindesalter. Chirurg **33**, 373-374 (1962)
Schulte, H.: Synchondrolysen und Frakturen des Brustbeins bei Kindern und Jugendlichen. Mschr. Unfallheilk. **69**, 517-525 (1966)
ders.: Brustbeinkörper-Fraktur bei einem Vierjährigen. Zbl. Chir. **95**, 892 (1970)

Obere Extremitäten

Schlüsselbeinbrüche

Schlüsselbeinbrüche kommen am häufigsten im 4. Lebensjahr vor. Ihre Anzahl sinkt dann konstant bis zum 11. Lebensjahr ab, um mit dem 12. Lebensjahr wieder stetig anzusteigen. Die Grünholzbrüche machen ungefähr 8% von den Brüchen aus und haben ihr Maximum im 3. Lebensjahr. Als Unfallursache sind der Sport mit 14,3%, der Straßenverkehr mit 3,6% und andere Ursachen mit 82,1% beteiligt. Meist enstehen die Brüche durch Sturz auf den abduzierten Arm, auf den Ellenbogen oder auf die Schulteraußenseite. Die Richtung der Gewalteinwirkung, die zu einem Bruch führt, muß in der Regel von unten und außen auf das Schlüsselbein einwirken. Direkte Traumen sind selten.

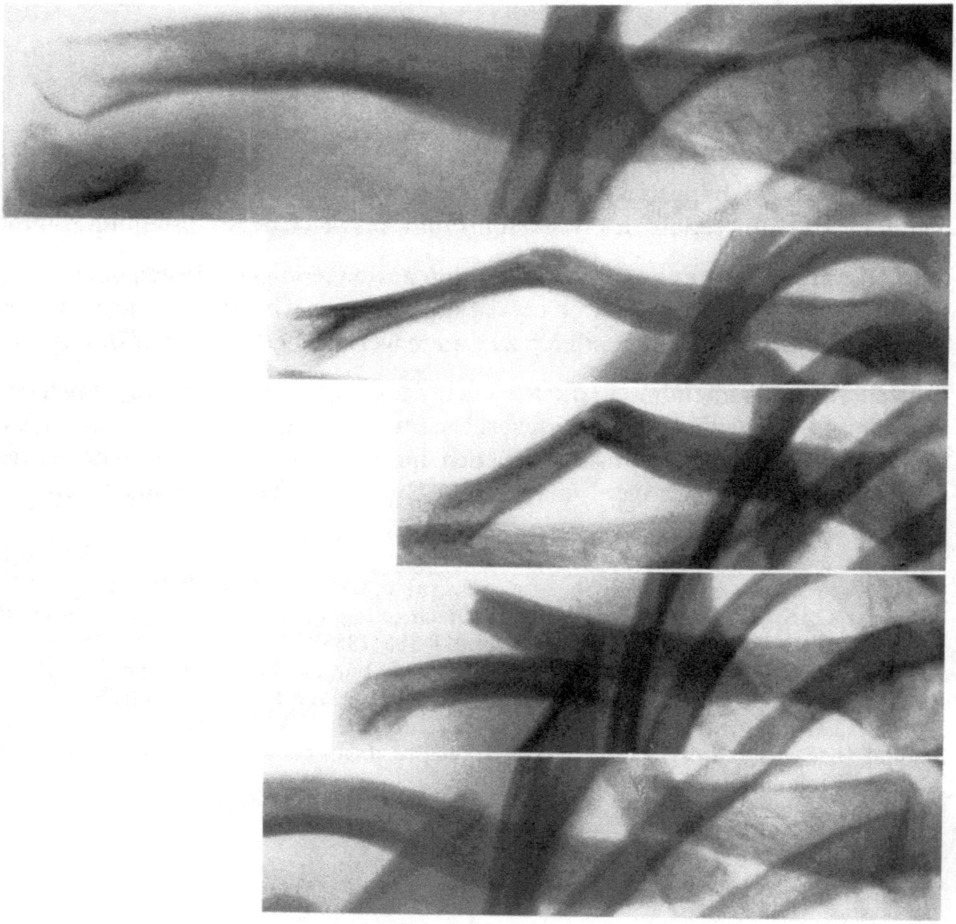

Abb. 20 a-e: Verschiedene Formen von Schlüsselbeinbrüchen.

Bei der Untersuchung ist ein besonderes Augenmerk auf die Durchblutung und Beweglichkeit der Finger zu legen, um nicht Verletzungen des Plexus brachialis oder der Gefäße zu übersehen. Durch die während der Entwicklung recht unterschiedliche Schlüsselbeinform bedingt, ist eine Röntgenaufnahme auch der nicht verletzten Seite erforderlich.

Oft werden die Eltern auf den Schlüsselbeinbruch ihres Kindes erst aufmerksam, wenn sich eine „Vorwölbung“, d. h. ein Kugelkallus gebildet hat. Diesen findet man auch bei nicht erkannten feinen Fissuren. Der Kugelkallus wird ohne Behandlung längstens in einem Zeitraum von 1 Jahr wieder abgebaut. Ein operatives Abmeißeln aus kosmetischen Gründen ist daher vollkommen unnötig.

Beim Schlüsselbein gibt es folgende Bruchformen:

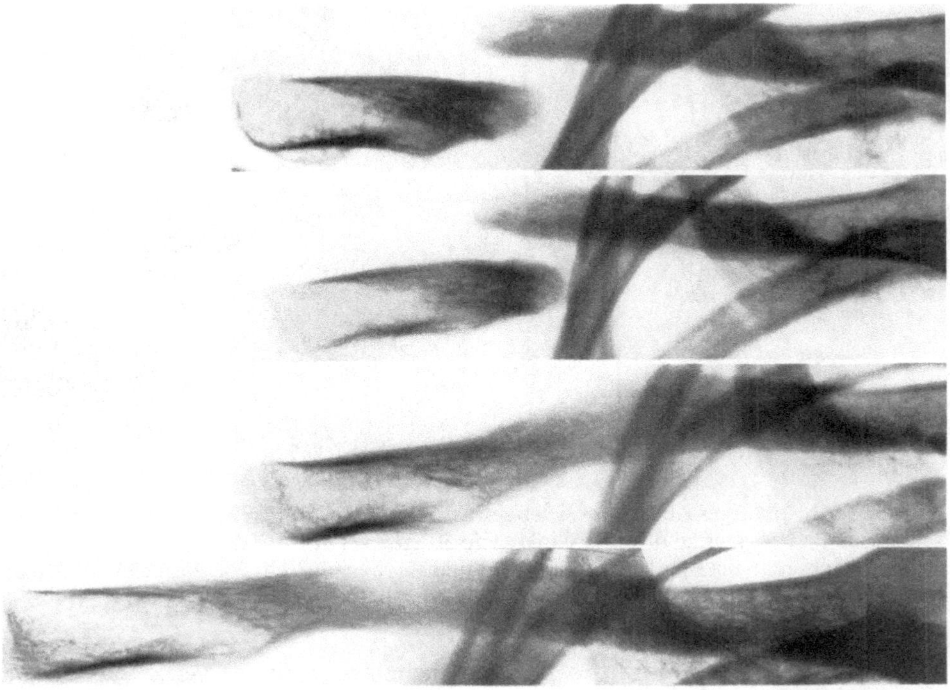

Abb. 21 a-d: 12jähriger Knabe, der bei einem Fahrradsturz einen Bruch des rechten Schlüsselbeins erlitt. Die Verschiebung betrug mehr als volle Schaftbreite und die Verkürzung 9 mm (Abb. 21 a). Der Bruch wurde mit einem Rucksackverband für 4 Wochen ruhiggestellt. Nach Abnahme des Verbandes war der Bruch klinisch nicht fest, jedoch hatte das Kind keine Schmerzen bei der Bewegung. Röntgenologisch war keine Kallusbildung sichtbar (Abb. 21 b). Keine weitere Ruhigstellung.
7 Monate nach dem Unfall war der Bruch knöchern geheilt (Abb. 21 c). Nach 16 Monaten war das rechte Schlüsselbein form- und längenmäßig wie das linke (Abb. 21 d).

1. Im lateralen Drittel sind die Brüche meist so weit lateral, so daß das periphere Fragment meist nur die Form einer schalenförmigen Absprengung hat (Abb. 20 a). Das zentrale Bruchstück kann dabei nach kranial oder nach kaudal zu verschoben sein. Eine gleichzeitige Verrenkung im Akromeo-Klavikulargelenk konnte nicht beobachtet werden.

2. Im mehr lateralen Anteil des mittleren Drittels finden sich meist die Grünholzbrüche mit einem kaudal und in seltenen Fällen mit einem kranial offenen Winkel (Abb. 20 b). Mit der gleichen Lokalisation gibt es echte Brüche (Abb. 20 c), die in der Regel einen kaudal offenen Winkel haben. Nur selten besteht eine Verschiebung der Bruchstücke gegeneinander. Besteht jedoch eine Verschiebung, so ist das periphere Fragment meist um volle Schaftbreite nach kaudal verschoben, da das körpernahe Bruchstück durch den Zug des M. sternocleido-mastoideus nach kranial

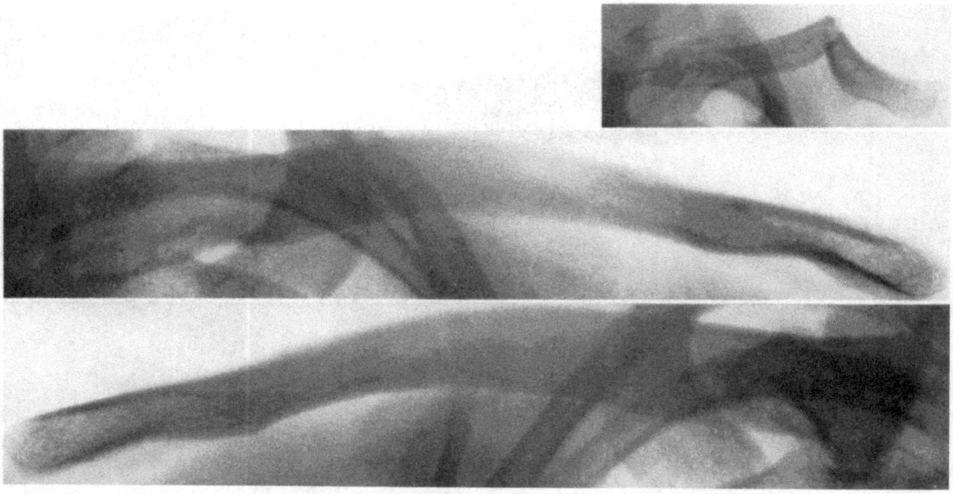

Abb. 22a u. b: 2jähriger Knabe, der sich beim Sturz vom Tisch einen Bruch des linken Schlüsselbeins mit einem kaudal offenen Winkel von 50° zuzog (Abb. 22a). Keine Reposition. Bei der Nachuntersuchung 16 Jahre später hatten beide Schlüsselbeine die gleiche Form und Länge (Abb. 22b).

gezogen wird. Gleichzeitig besteht eine mehr oder minder starke Verkürzung (Abb. 20d).

3. Bei den Brüchen im lateralen Anteil des zentralen Schlüsselbeindrittels bestehen in der Regel keine wesentliche Achsenknickungen, sondern eine Parallelverschiebung des peripheren Bruchstückes um volle Schaftbreite nach kaudal, mit einer mehr oder minder starken Verkürzung (Abb. 20e).

Behandlung

Die Schlüsselbeinbrüche bei Kindern haben bezüglich der Heilung eine gute Prognose. Parallelverschiebungen um mehr als volle Schaftbreite (Abb. 21), Verkürzungen und Achsenknickungen gleichen sich im Laufe des Wachstums von selbst aus (Abb. 22). Auch wenn eine Diastase zwischen den Bruchenden besteht, kommt es trotzdem zur knöchernen Heilung des Bruches (Abb. 23). Im Prinzip muß ein Schlüsselbeinbruch daher bei Kindern nicht eingerichtet werden. Es genügt das Anlegen eines Rucksackverbandes.

Bei großen Fehlstellungen jedoch soll wegen der Gefahr einer Drucknekrose oder sekundärer Durchspießung eines Bruchendes durch die Haut diese Fehlstellung beseitigt werden. In Lokalanästhesie oder Allgemeinnarkose werden durch Zug an beiden Armen bei entsprechendem Gegenhalt im Bereich der oberen Brustwirbelsäule die Schultern nach hinten gebracht, so daß es zu einer Distraktion im Bruchbereich kommt. Die Einrichtung des Bruches gelingt durch entsprechenden Fingerdruck.

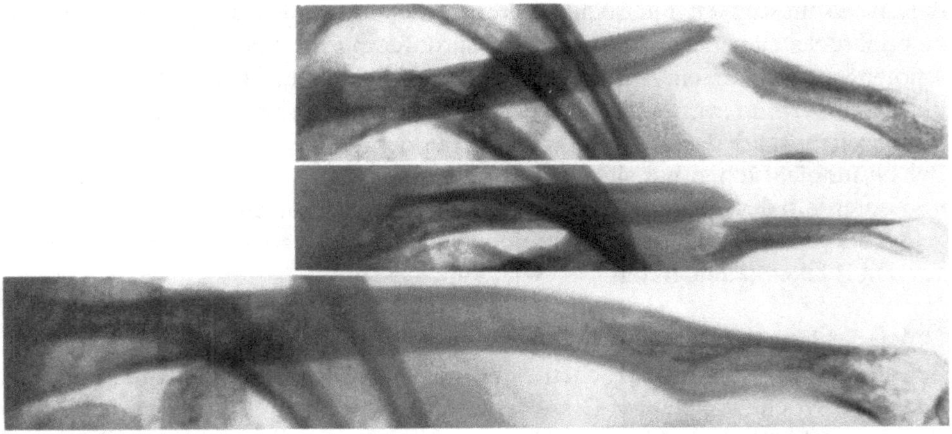

a

b

c

Abb. 23a-c: Bruch des linken Schlüsselbeins bei einem 7jährigen Knaben durch Sturz beim Fußballspielen. Kaudal offener Winkel von 30° (Abb. 23a). In Lokalanästhesie wurde die Abwinkelung beseitigt. Ruhigstellung mit einem Rucksackverband durch 4 Wochen. Bei Abnahme des Verbandes bestand eine Parallelverschiebung der Bruchstücke um volle Schaftbreite und nur eine mäßige Kallusbildung (Abb. 23b).
Nach 16 Jahren ist die Verschiebung nicht mehr sichtbar. Keine Pseudarthrose (Abb. 23c). Beide Schlüsselbeine haben die gleiche Form und Länge.

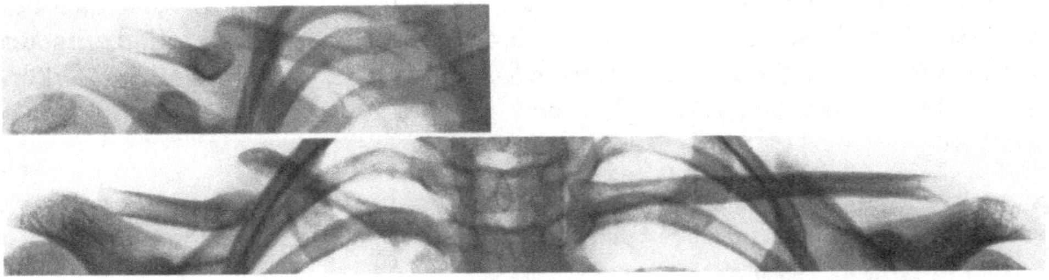

a

b

Abb. 24a u. b: Pseudarthrose des rechten Schlüsselbeins bei einem 4jährigen Knaben, der im Alter von 2 Jahren von einem Tisch fiel (Abb. 24a). Keine Behandlung. 3 Jahre später ist die Pseudarthrose unverändert. Verkürzung des rechten Schlüsselbeins von 1 cm (Abb. 24b). Das Kind ist beschwerdefrei.

Als *Rucksackverband* eignet sich am besten ein Schlauchverband. Er ist leicht herzustellen und schnell anzulegen. Durch seinen runden Durchmesser und seine Weichheit kann es, wenn der Verband nicht extrem stark angezogen wird, zu keinen Stauungen der Achselgefäße kommen. Außerdem erübrigt sich das zusätzliche Anlegen von Gipsbinden. Dieser Verband besteht aus 2 gleichen Teilen, die wie folgt hergestellt werden: Ein 120 cm langer Schlauchgazeverband mit einem Durchmesser von 15-20 mm wird in seiner Mitte auf 30 cm Länge mit Watte ausgestopft und, damit die Watte nicht verrutschen kann, wird der Schlauch an beiden Watteenden abgenäht. Über jedes Schlüsselbein wird so ein Schlauch in Richtung Achsel geführt und

die Enden am Rücken miteinander verknotet. Damit am Rücken unter den Knoten keine Druckstelle entstehen kann, wird darunter ein Filzstück gelegt und mit dem Knoten vernäht. Um ein Abrutschen der beiden Schläuche über die Schultern nach hinten zu verhindern, werden die beiden Schläuche an der Brustseite mit einem 3 cm breiten Band, das angenäht wird, verbunden.
Bei Grünholzbrüchen hat sich eine einfache Verbandanordnung bewährt: Ober- und unterhalb des Schlüsselbeins werden in Bruchhöhe je ein Mullbindenrest eingelegt und diese mit einem 10 cm breiten Heftpflasterstreifen, der von der Brust bis auf den Rücken reicht, fixiert.

Offene Schlüsselbeinbrüche

Bei offenen Schlüsselbeinbrüchen stellt man nach der Wundausschneidung den Arm für 3 Wochen mit einem Gips-Desault-Verband ruhig. Eine Fixation des Bruches mit Bohrdrähten, Schrauben oder Platten ist nicht notwendig, sondern sogar schädlich, da dadurch Pseudarthrosen entstehen können.

Schlüsselbeinpseudarthrosen

Schlüsselbeinpseudarthrosen gehören bei den Kindern zu den Seltenheiten, wobei die Frage bisher ungeklärt ist, ob es angeborene Schlüsselbeinpseudarthrosen gibt (Abb. 24). Eine operative Versorgung soll, wenn nötig, erst nach Abschluß des Wachstums erfolgen. Am besten eignet sich eine Kortikalisspanverpflanzung aus dem Schienbein, da damit gleichzeitig die Möglichkeit besteht, vorhandene Verkürzungen des Schlüsselbeins auszugleichen.

Alldred, A.: Congenital pseudarthrosis of the clavicle. J. Bone Jt. Surg. **45 B**, 312-319 (1963)
Barbieri, E.: Osservationi su 276 casi di frattura delle clavicola nel neonato. Arch. Ortop. (Milano) **74**, 821-834 (1961)
Bauer, U.: Kindliche Schlüsselbeinpseudarthrosen. Münch. med. Wschr. **117**, 981-982 (1975)
Breitenfelder, J.: Gibt es eine Operationsindikation für die kindliche Claviculafraktur? Risiken und Fehler des Rucksackverbandes. Orthop. Praxis **9**, 289-291 (1973)
Carpenter, E.: Congenital pseudarthrosis of the clavicle. J. Bone Jt. Surg. **42 A**, 337-340 (1960)
Cotta, H.: Die kindliche Clavicula-Pseudarthrose. Mschr. Unfallheilk. **62**, 291-296 (1959)
Engert, J.: Schlüsselbeinpseudarthrosen im Kindesalter. Chirurg **50**, 631-653 (1979)
Enzler, A.: Die Claviculafraktur als Geburtsverletzung des Neugeborenen. Schweiz. med. Wschr. **80**, 1280-1283 (1950)
Gibson, D.: Congenital pseudarthrosis of the clavicle. J. Bone Jt. Surg. **52 B**, 629-643 (1970)
Groher, W.: Krankenbestand und Spätergebnisse konservativ behandelter Claviculafrakturen bei Kindern und Jugendlichen. Mschr. Unfallheilk. **74**, 71-81 (1971)
Harnapp, O.: Angeborene Klavikula-Pseudarthrose. Beitr. Orthop. **12**, 672-673 (1965)
Jonasch, E.: Schlüsselbeinbrüche bei Kindern und Jugendlichen bis zu einem Alter von 16 Jahren. Z. Kinderchir. **13**, 459-461 (1973)
Lehmacher, K.: Die Claviculafraktur bei Neugeborenen nach Spontangeburt in Schädellage. Z. Geburtsh. Gynäk. **158**, 134-165 (1962)

Owen, R.: Congenital pseudarthrosis of the clavicle. J. Bone Jt. Surg. **52 B**, 644-652 (1970)
Spies, H.: Spätresultate geburtstraumatischer Klavikulafrakturen. Beitr. Orthop. **21**, 143-145 (1974)
Wall, J.: Congenital pseudarthrosis of the clavicle. J. Bone Jt. Surg. **52 A**, 1003-1009 (1970)
Zardini, V.: Sulla semeiologia della frattura di clavicola nel neonato. Minerva ortop. **13**, 491-493 (1962)

Schulterblattbrüche

Brüche des Schulterblattes sind selten und werden erst ab dem 5. Lebensjahr beobachtet. Sie entstehen meist durch eine direkte Gewalteinwirkung. Als Unfallursache ist der Straßenverkehr zu 17% und der Sport zu 32% beteiligt. In differentialdiagnostischer Hinsicht ist an das Os infrascapulare zu denken, da es Anlaß zu Verwechselungen mit einem Abbruch geben kann.

Behandlung
Die Behandlung soll immer konservativ sein, auch wenn eine stärkere Verschiebung der Bruchstücke bestehen sollte. Im Verlauf des weiteren Wachstums kommt es zum Ausgleich.

Es genügt das Anlegen eines Gilchrist-Verbandes für 2-4 Wochen.

Technik des Gilchrist-Verbandes
Der Gilchrist-Verband wird auch als modifizierter Desault-Verband bezeichnet.

Für den Verband benötigt man einen Tubegauzeschlauch entsprechender Größe in 3-4facher Länge des zu versorgenden Armes und 2 Sicherheitsnadeln.

Zum Anlegen des Verbandes wird der Tubegauzeschlauch nach dem 1. Drittel quer eingeschnitten und der Arm durch diesen Einschnitt in den längeren Teil des Schlauches hindurchgesteckt. Der kürzere Teil des Schlauches wird um den Nakken nach vorne bei rechtwinkelig gebeugtem Ellenbogengelenk um das Handgelenk geführt und das Ende mit einer Sicherheitsnadel befestigt. Der längere Teil des Schlauches wird in Höhe des Handgelenkes quer eingeschnitten und die Hand durch diesen Einschnitt hindurchgesteckt, so daß das Handgelenk und die Finger bewegt werden können. Anschließend wird dieser Teil des Schlauches um den Brustkorb und um den distalen Oberarm herumgeführt und hier sein Ende mit einer Sicherheitsnadel fixiert.

Hope, J.: Scapular lesions in childhood. Amer. J. Roentgenol. **88**, 496-502 (1962)
Pilling, L.: Skapulafrakturen im Kindesalter. Zbl. Chir. **105**, 1302-1304 (1980)

Schulterverrenkungen

Bei Kindern entstehen traumatische Schulterverrenkungen erst ab dem 10. Lebensjahr und sind selten. Mit über 50% ist die Sportausübung die Hauptunfallursache. Wie bei den Erwachsenen gibt es Verrenkungen des Oberarmkopfes nach unten, vorne oder nach hinten. Eine Luxatio erecta ist bisher bei Kindern nicht bekannt geworden. Vor der Reposition ist unbedingt der Radialispuls und die Fingerbeweglichkeit zu prüfen, um keine Nerven- oder/und Gefäßverletzungen zu übersehen, die später dem Einrichtungsmanöver angelastet werden können. Bestehen Lähmungen, so sind die Eltern des Kindes darauf aufmerksam zu machen. Ausfälle von Nerven, bzw. Durchblutungsstörungen sind schriftlich festzuhalten.

Behandlung

Die schonendste Methode der Einrichtung ist die nach Arlt. Sie kann jedoch nur bei älteren Kindern durchgeführt werden. Dazu wird der verrenkte Arm über eine gepolsterte Stuhllehne so gelagert, daß die Polsterung der Lehne in die Axilla zu liegen kommt. Der Arzt zieht mit einer Hand am rechtwinkelig gebeugten Ellenbogen und mit der anderen Hand am Handgelenk des Verletzten vorsichtig und ohne Gewalt in Richtung des abstehenden verrenkten Oberarmes nach unten. Nach einigen Minuten dreht man den Arm leicht nach außen, wobei es dabei meist zur Reposition des Oberarmkopfes kommt.

Wenn beim Versuch der Einrichtung der Schulterverrenkung nach Arlt Schmerzen auftreten oder die Verletzten unruhig sind, ist der Einrichtungsversuch abzubrechen und die Reposition nach Hippokrates anzuschließen:

In Allgemeinnarkose und Rückenlage des Verletzten faßt der Operateur, der neben der verletzten Seite steht, mit beiden Händen den verrenkten Arm am Handgelenk, drückt seine unbeschuhte Ferse in die Achselhöhle und abduziert unter Zug den Arm auf 90°. Dadurch wird der verrenkte Oberarmkopf in die Höhe der Gelenkspfanne gebracht. Durch anschließende Adduktion des Armes über die Ferse des Operateurs als Hypomochlion erfolgt die Einrichtung des Oberarmkopfes in das Schultergelenk. Dabei ist wichtig, daß der Zug langsam und stetig ausgeübt wird. Nach der Einrichtung wird noch in Narkose des Verletzten ein vorderes Röntgenbild gemacht, um zu sehen, ob die Einrichtung gelungen ist.

Ist der Verletzte aus der Narkose erwacht, muß die Prüfung des N. axillaris durchgeführt werden. Diese Nervenverletzung ist bei Schulterverrenkungen nicht selten. Zur Prüfung der Nervenfunktion fordert man das Kind auf, den Arm vorsichtig seitwärts zu heben. Wenn dies nicht möglich ist, so ist der N. axillaris geschädigt. Die isolierte Axillarislähmung bildet sich in der Regel nach einigen Wochen ohne Behandlung wieder zurück.

Zur Ruhigstellung wird nach der Einrichtung ein Gilchrist-Verband für 1 Woche gegeben. Nach neueren Untersuchungen hat die Art und Dauer der Ruhigstellung nach Schulterverrenkungen keinen Einfluß auf die Häufigkeit des Entstehens von rezidivierenden Luxationen.

Rezidivierende Schulterverrenkungen

Wie bei den Erwachsenen, so kann es auch bei Kindern zu rezidivierenden Schulterverrenkungen kommen und zwar ab dem 10. Lebensjahr, die eine Operation notwendig machen (ungefähr in 55% von den Schulterverrenkungen). Am besten eignet sich bei Kindern die Operationsmethode nach Bankart.

Oberarm

Im Bereich des Oberarmes sind die suprakondylären Brüche mit 46% am häufigsten, gefolgt von den Oberarmkondylenbrüchen mit 16% (Abb. 25). Von Bedeutung erscheint, daß am Längenwachstum die proximale Epiphyse mit 80% beteiligt ist, die distale hingegen nur mit 20% (Abb. 26).

Epiphysenlösungen am oberen Oberarmende

Die meisten Oberarmkopfepiphysenlösungen finden sich um das 13. Lebensjahr. 6,7% entstehen durch den Straßenverkehr, 19,5% durch den Sport und die übrigen 73,8% durch andere Ursachen. Sie kommen in der Regel durch Sturz auf den gestreckten Arm oder auf den Ellenbogen und nur selten durch direkte Gewalteinwirkung zustande.

Die Gelenkskapseln und Bänder des Schulter- und Ellenbogengelenkes halten der einwirkenden Gewalt eher stand als die Oberarmkopfepiphysenfuge, so daß es zu keiner Verrenkung, sondern zu einer Oberarmkopfepiphysenlösung oder zu einem subkapitalen Oberarmbruch kommt.

Bei genauer Gewalteinwirkung in der Längsachse des Oberarmes würde eine Stauchung der Epiphyse und unter Umständen ein Bruch derselben erfolgen. Da die Epiphysenfuge nicht ganz senkrecht zur Oberarmlängsachse steht, sondern leicht nach medial geneigt ist, kommt es zur Lösung in der Epiphysenfuge, meist mit Ausbruch eines metaphysären Keiles. Epiphysenlösungen am oberen Oberarmende ohne Ausbruch eines metaphysären Keiles kommen kaum zur Beobachtung. Durch die Form der Epiphysenfuge erfolgt die Achsenknickung in der Regel im Sinne eines Varus und einer Antekurvation. Achsenknickungen im Sinne eines Valgus und einer Rekurvation sind selten.

Brüche der Oberarmkopfepiphyse wurden bisher nicht beobachtet. Die Ursache dürfte in der großen Bewegungsmöglichkeit des Oberarmkopfes im Schultergelenk zu suchen sein.

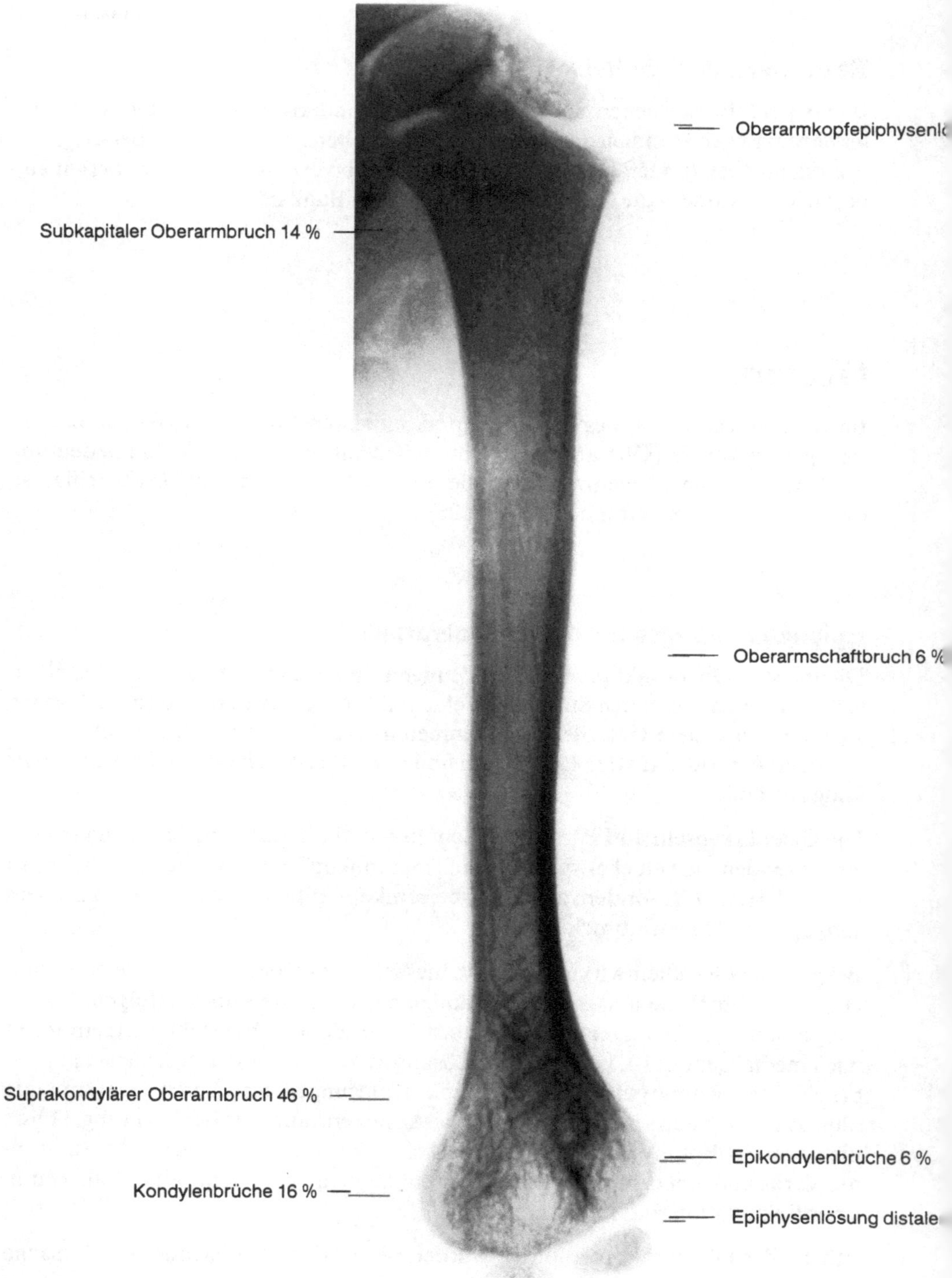

Abb. 25: Häufigkeit der Knochenverletzungen im Bereich des Oberarmes in %.

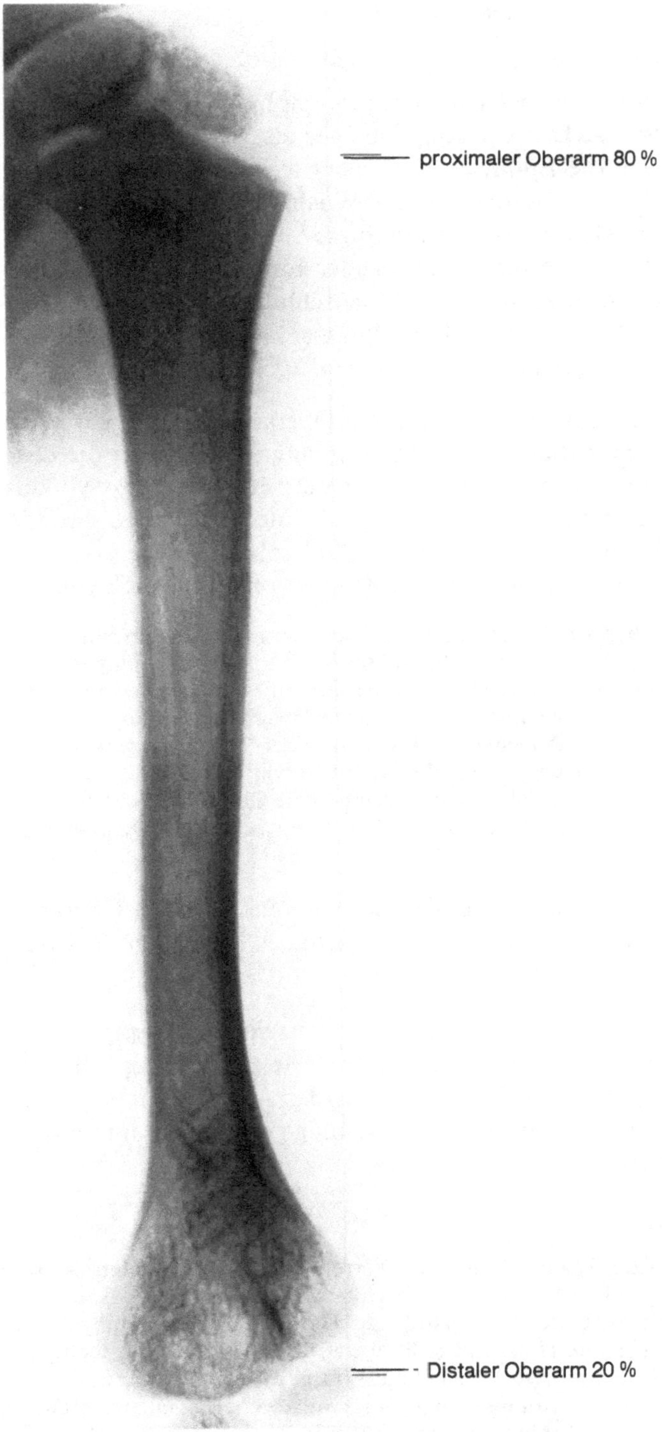

Abb. 26: Längenwachstum ausgehend von den einzelnen Wachstumszonen im Oberarmbereich (nach Blount) in %.

Behandlung

Wenn bei den Oberarmkopfepiphysenlösungen die Seitenverschiebung gering und die Achsenknickung weniger als 10° beträgt, braucht man nicht zu reponieren, um die Epiphysenfuge nicht weiter zu schädigen. Zur Ruhigstellung genügt ein Desault-Verband für 3-4 Wochen. Bestehen größere Verschiebungen und Achsenknickungen, so müssen diese beseitigt werden. Denn je größer die nicht beseitigte Verschiebung ist, um so eher kommt es im Verlauf des weiteren Wachstums zu einem vorzeitigen Epiphysenschluß und damit zu einer Verkürzung des Oberarmes. Stärkere Achsenfehlstellungen hingegen bedingen eine mehr oder minder große Bewegungseinschränkung im Schultergelenk.

Das Längenwachstum des Oberarmes erfolgt vor allem durch die proximale Epiphysenfuge und nur zum geringen Teil durch die distale (Abb. 26). Trotz idealer Einrichtung treten in ungefähr 50% der Fälle Verkürzungen des Oberarmes im Durchschnitt von 15 mm auf, eine Verkürzung, die jedoch nicht störend wirkt. Die bisher im Schrifttum größte beobachtete Verkürzung des Oberarmes nach einer Oberarmkopfepiphysenlösung von 7 cm wurde von Schönbauer beschrieben.

Dieser Fall erscheint bezüglich einer nicht exakten Einrichtung von Interesse. Ein 3jähriges Mädchen zog sich durch Sturz eine Epiphysenlösung des Oberarmkopfes mit Ausbruch eines metaphysären Keiles zu. Primär bestand eine Verschiebung um mehr als Schaftbreite nach vorne und um ½ Schaftbreite nach medial. Antekurvation von 30°. Die Einrichtung erfolgte in Allgemeinnarkose. Nach der Reposition war noch eine Verschiebung um ¾ Schaftbreite nach vorne und eine Antekurvation von 20° vorhanden. In dieser Stellung kam es zur Heilung. 9 Jahre später bestand eine Oberarmverkürzung von 7 cm bei dem nun 12jährigen Mädchen. Im Röntgenbild war die Wachstumsfuge in ihrer vorderen Hälfte nicht mehr vorhanden.

Das Problem bei den stärker verschobenen Oberarmkopfepiphysenlösungen ist nicht die Einrichtung, sondern das Festhalten der Epiphyse in reponierter Stellung mit konservativen Mitteln.

Die Einrichtung einer stark verschobenen Epiphysenlösung im Streckverband allein gelingt nie vollkommen. Die Einrichtung soll so bald als möglich konservativ erfolgen (Abb. 27). Dazu wird in Allgemeinnarkose und Rückenlage des Verletzten der Oberarm bei rechtwinkelig gebeugtem Unterarm senkrecht in die Höhe gezogen.

Abb. 27a-c: Lösung und Verrenkung der proximalen Oberarmepiphyse bei einem 12jährigen Knaben, der aus 4 m Höhe vom Baum stürzte. Es bestanden keine Nervenausfälle und keine Durchblutungsstörung. Die Oberarmkopfepiphyse ist mit einer metaphysären Trümmerzone gelöst und axillarwärts, der Oberarmschaft nach außen und hinten um mehr als volle Schaftbreite verschoben (Abb. 27a). ▶
Die Einrichtung gelang konservativ, wobei der Oberarmschaft um ¼ Schaftbreite nach außen und hinten bei achsengerechter Stellung verschoben blieb.
Nach 1 Jahr ist keine Kopfnekrose nachweisbar, die Epiphysenfuge nicht geschlossen. Der

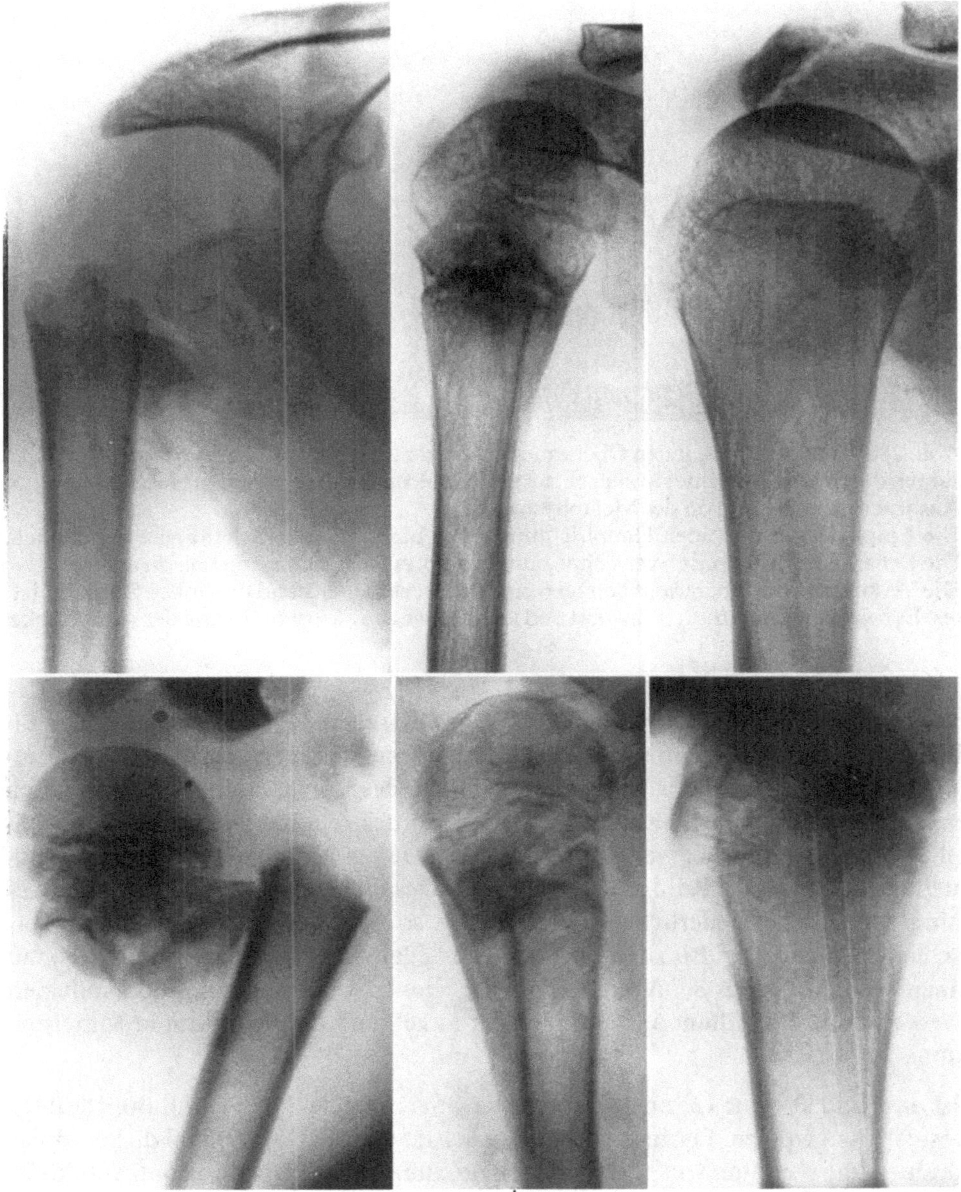

a b c

Ausgleich der Seitenverschiebung Oberarmschaft-Epiphyse ist durch periostale Kallusbildung an der Innen- und Vorderseite erfolgt (Abb. 27b).

4 Jahre nach dem Unfall ist die Epiphysenfuge bei dem nun 16jährigen Knaben noch erkennbar. In der Zwischenzeit fand ein völliger Umbau der periostalen Auflagerungen statt. Keine Nekrose des Oberarmkopfes (Abb. 27c). Klinisch ist das Schultergelenk konzentrisch in den Endlagen behindert. Keine Verkürzung oder Verlängerung des Oberarmes. Der Verletzte ist beschwerdefrei.

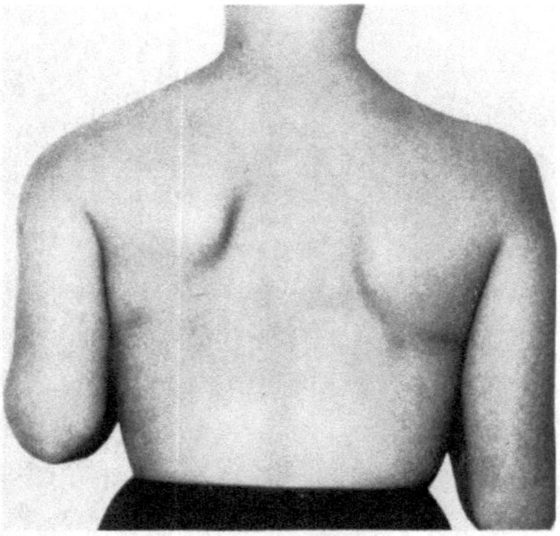

Abb. 28: Verkürzung des linken Oberarmes bei einem 13jährigen Knaben, der im Alter von 4 Jahren durch Sturz von einer Mauer eine Epiphysenlösung am proximalen Oberarmende mit Ausbruch eines Keiles von der Metaphyse hatte.
Die Epiphyse war in beiden Hauptrichtungen um mehr als volle Schaftbreite verschoben.
Die Behandlung war konservativ, ohne dabei ein gutes Repositionsergebnis zu erzielen.
Die Verkürzung des Oberarmes beträgt 6 cm. Deutlicher Hochstand des linken Schulterblattes. Es bestehen kein Muskelschwund und keine Bewegungseinschränkung der Armgelenke.

Dies geschieht am einfachsten mit Hilfe eines Flaschenzuges über einem in der Ellenbeuge eingelegten gepolsterten Gurt. Dabei kommt es meist zu einer idealen Einrichtung. Ist dies nicht der Fall, muß unter Sicht des Röntgenbildverstärkers durch entsprechenden manuellen Druck und Gegendruck reponiert werden. Ist die Epiphysenlösung stabil, bei Adduktion des Oberarmes tritt also keine neuerliche Fehlstellung auf, kann die Ruhigstellung im Gips-Desault-Verband erfolgen. Kommt es hingegen zu einer neuerlichen Verschiebung, so ist je nach Alter des Kindes verschieden vorzugehen. Bis zu einem Alter von 12 Jahren ist ein Brustarmgipsverband anzulegen, wobei das Schultergelenk in der Frontalebene ungefähr 135° abduziert werden muß. Das Ellenbogengelenk steht in 90° und der Unterarm in Mittelstellung.

Ist das Kind älter als 12 Jahre, kann die gut eingerichtete Stellung mit Bohrdrähten festgehalten werden. Dazu werden die Bruchstücke mit zwei 1,8 mm dicken Bohrdrähten, die perkutan von peripher nach proximal unter Sicht des Röntgenbildverstärkers eingebohrt werden, fixiert. Dabei ist darauf zu achten, daß die Spitzen der Bohrdrähte divergierend im Oberarmkopf zu liegen kommen. Konvergieren die Bohrdrähte, geben sie zu wenig Halt. Es kann zu einer neuerlichen Verschiebung kommen. Die Bohrdrähte dürfen auch nicht zu steil, d.h. nicht zu peripher eingeführt werden, da es zu einer Verletzung des N. radialis kommen kann. Liegen die Bohrdrähte richtig, so werden sie abgezwickt und mit einem Nachschlageisen möglichst tief versenkt. Das tiefe Versenken ist notwendig, da es trotz Desault-Verband

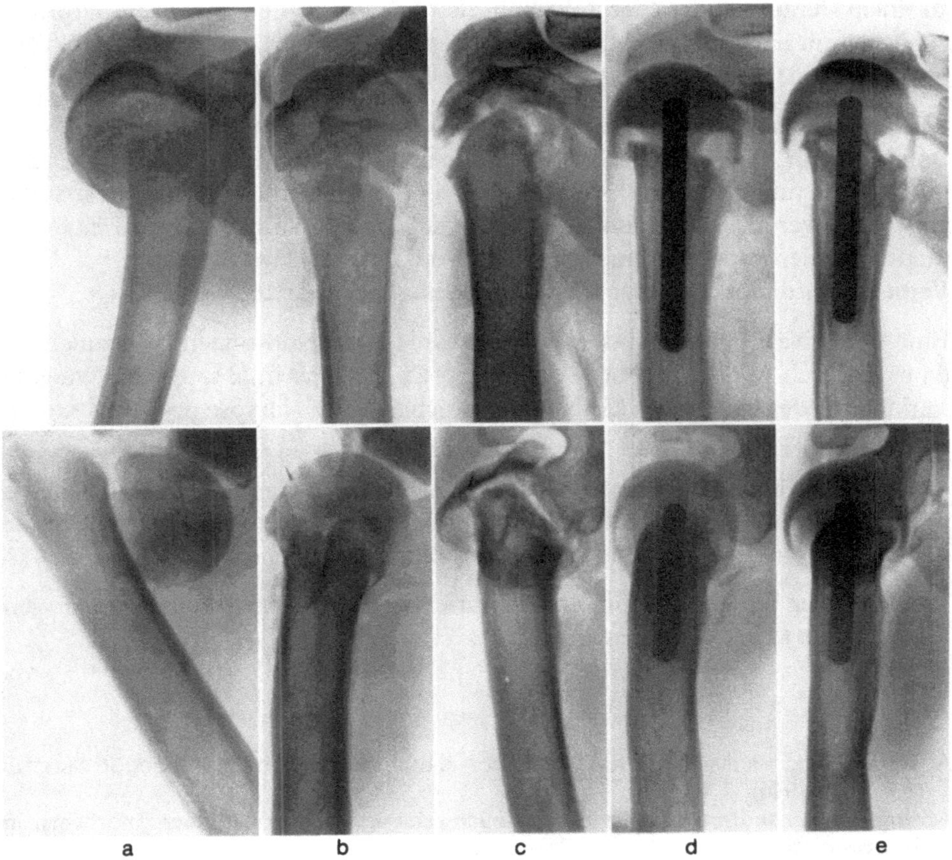

Abb. 29a-e: 14jähriges Mädchen, das durch Sturz vom Pferd eine Epiphysenlösung am oberen Oberarmende erlitt (Abb. 29a). Die Behandlung bestand in der Anlage eines Streckverbandes mittels eines Olekranondrahtes.

Da dadurch keine Einrichtung der Epiphysenlösung erreicht werden konnte, wurde die Epiphysenlösung einige Tage später operativ eingerichtet und mit einem Schienbeinspan gebolzt (Abb. 29b). Es kam zu keiner Infektion. In der Folgezeit bestanden dauernd Schmerzen und eine Bewegungseinschränkung des Schultergelenkes. Die Röntgenkontrolle 2 Jahre nach der Operation zeigt, daß es zu einer Nekrose des Oberarmkopfes gekommen ist (Abb. 29c).

Statt diesen Zustand zu belassen und das Ende des Knochenwachstums abzuwarten, wurde bei dem nun 16jährigen Mädchen der nekrotische Oberarmkopf entfernt und ein Plexiglaskopf eingesetzt (Abb. 29d).

Die Beschwerden und die Bewegungseinschränkung des Schultergelenkes blieben unverändert. 1 Jahr nach dem Einsetzen des Plexiglaskopfes subluxiert dieser bei den kleinsten Bewegungen nach ventral. Röntgenologisch ist es zu einer deutlichen Resorption um den Stift des Plexiglaskopfes gekommen (Abb. 29e).

zu einem Herauswandern der Bohrdrähte kommen kann. Die Ruhigstellung erfolgt zunächst mit einem Dreiecktuch. Am folgenden Tag wird ein Gips-Desault-Verband angelegt. Die Dauer der Ruhigstellung beträgt 4 Wochen.

Einige Tage nach der Gipsabnahme, wenn die Haut in Ordnung ist, werden die Bohrdrähte in Allgemeinnarkose durch Stichinzisionen entfernt. Wenn die Drähte durch die Haut nicht tastbar sind, soll dabei unbedingt ein Röntgenbildverstärker verwendet werden. Bei instabilen Brüchen soll keine Ruhigstellung auf einer Abduktionsschiene oder mit einem Velpeau-Verband versucht werden, da bei diesen Verbandanordnungen immer wieder Fehlstellungen auftreten.

Eine operative Einrichtung der Oberarmkopfepiphysenlösungen ist abzulehnen, da es dadurch sowohl zu einem vorzeitigen Epiphysenschluß und damit zu einer Verkürzung des Oberarmes (Abb. 28), als auch zu einer Nekrose des Oberarmkopfes kommen kann.

Blount und Aitken berichten von dauernden Versteifungen des Schultergelenkes nach operativer Reposition; Rettig hingegen hat mit der Marknagelung vom Humeruskopf her gute Erfolge, ohne jedoch eine Fallzahl zu nennen.

Welche üblen Folgen die operative Einrichtung einer Oberarmkopfepiphysenlösung haben kann, ist am besten aus Abb. 29 ersichtlich.

Aitken, A.: End results of fracture of the proximal humeral epiphysis. J. Bone Jt. Surg. **18**, 1036-1041 (1936)

Ansorg, P.: Behandlung und Ergebnisse nach schultergelenknahen Oberarmbrüchen im Wachstumsalter. Beitr. Orthop. u. Traumatol. **25**, 653-659 (1978)

Beck, E.: Epiphysenlösungen am proximalen Oberarmende. Arch. orthop. Unfallchir. **57**, 26-36 (1965)

Böhler, L.: Konservative und operative Behandlung der kindlichen Oberarmbrüche. Langenbecks Arch. klin. Chir. **304**, 630-637 (1963)

Budig, H.: Endergebnisse bei Epiphysenlösungen und Oberarmbrüchen am proximalen Ende von Kindern und Jugendlichen. Arch. orthop. Unfallchir. **49**, 521-531 (1958)

Dameron, T.: Fractures involving the proximal humeral epiphyseal plate. J. Bone Jt. Surg. **51 A**, 289-297 (1969)

Henssge, J.: Perinatale traumatische Epiphysenablösung am Humerus- und Femurkopf. Arch. orthop. Unfallchir. **66**, 114-126 (1969)

Müller, V.: Traumatische Epiphysenlösung und subkapitale Oberarmbrüche bei Kindern. Chir. Praxis **18**, 715-718 (1974)

Razemon, J.: Fracutures de l'enfant et décollements épiphysaires. Rev. Orthop. **55**, 416-420 (1969)

Reisig, J.: Differenzierte Behandlung der proximalen Humerusfraktur im Kindesalter. Zbl. Chir. **105**, 25-31 (1980)

Schönbauer, H.: Ungewöhnlich starke Armverkürzung nach Epiphysenlösung des Oberarmkopfes. Münch. med. Wschr. **107**, 987-989 (1965)

Valerio, V.: Considerazioni sulle fratture della metafisi prossimale dell'omero nell'eta giovanile. Minerva ortop. **9**, 413-422 (1958)

Subkapitale Oberarmbrüche

3,8% der subkapitalen Oberarmbrüche entstehen durch den Straßenverkehr, 20,2% durch den Sport und 76% durch andere Ursachen. 11% dieser Brüche sind Wulst- oder Grünholzbrüche (Abb. 30 u. 31). Sie kommen vor allem um das 3.-5. Lebensjahr vor.

Behandlung
Die Behandlung der Wulst- oder Grünholzbrüche ist einfach, da in der Regel keine größeren Achsenknickungen bestehen. Zur Ruhigstellung genügt ein Gilchrist-Verband für 2 Wochen, bis keine Schmerzen mehr bestehen.

Sind bei einem subkapitalen Oberarmbruch stärkere Achsenknickungen vorhanden, müssen diese ausgeglichen werden. Die Technik der Reposition und der Behandlung sind die gleichen wie bei der Oberarmkopfepiphysenlösung (s. S. 50).

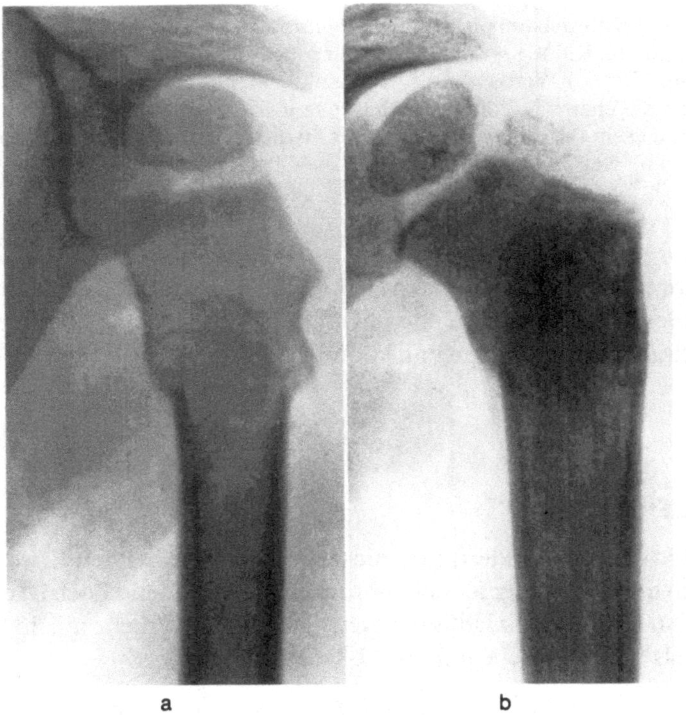

a b

Abb. 30a u. b: Subkapitaler Wulstbruch am Oberarm bei einem 3jährigen Knaben durch Sturz von einer Mauer (Abb. 30a). Nach 38 Tagen (Abb. 30b) ist der Wulst fast verschwunden. Zarte periostale Reaktion an der Oberarminnenseite. Die Behandlung erfolgt mit einem Gilchrist-Verband für 2 Wochen.

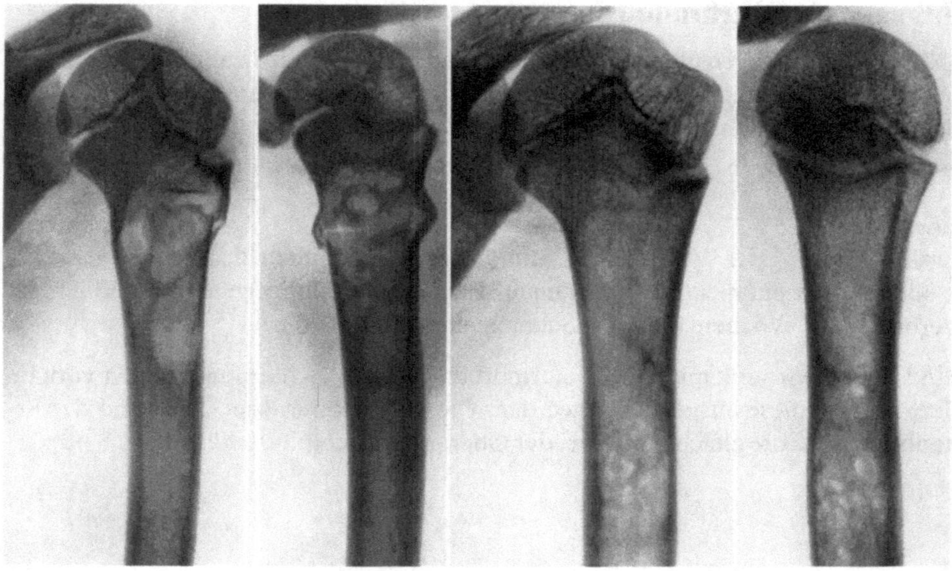

a b

Abb. 31 a u. b: Grünholzbruch am proximalen Oberarmende bei einem 6jährigen Mädchen, das beim Laufen stürzte. Keine Spontanfraktur der juvenilen Knochenzyste (Abb. 31 a). Ruhigstellung im Gips-Desault-Verband für 6 Wochen.
Nach 5 Jahren ist die ehemals große Zyste ausgeheilt, kleine zystische Aufhellungen sind noch zu sehen. In diesem Bereich ist die Kortikalis an der Außen- und Vorderseite noch verschmälert (Abb. 31 b). Keine Beschwerden.

Wachstumsstörungen treten nach einem subkapitalen Oberarmbruch nicht auf. Bei belassenen größeren Achsenknickungen kann es jedoch zu einer störenden Bewegungseinschränkung im Schultergelenk kommen.

Oberarmschaftbrüche

Oberarmschaftbrüche bei Kindern sind nicht so häufig wie bei den Erwachsenen; machen sie doch nur 0,75% aller Knochenbrüche aus. Auffallend hoch ist der Anteil der Knaben mit 62,5% und als Unfallursache der Straßenverkehr mit 13,0%, während der Sport als Unfallursache nur mit 12,3% aufscheint.

Im Bereich des Oberarmschaftes gibt es in 7,0% Wulst- oder Grünholzbrüche und in 14,0% Brüche in juvenilen Knochenzysten.

Im Oberarmschaftbereich entstehen durch direkte Gewalteinwirkung reine Quer- und Trümmerbrüche und durch eine indirekte Gewalteinwirkung, z. B. durch Sturz auf den gestreckten Arm, Biegungs- oder Drehbrüche mit oder ohne Ausbruch eines Knochenkeiles.

Bei der klinischen Untersuchung ist primär der Puls der A. radialis und die Nervenfunktion zu prüfen, obwohl bei Kindern bei geschlossenen Oberarmschaftbrüchen nur selten Nerven- oder Gefäßverletzungen vorkommen.

1. Grünholzbrüche des Oberarmschaftes

Behandlung
Besteht eine Achsenknickung von mehr als 20°, so muß in Allgemeinnarkose die noch intakte Kortikalis über einen gepolsterten Keil bei der Reposition durchgebrochen werden. Macht man dies nicht, treten immer wieder Fehlstellungen auf. Auch nach dem Durchbrechen der vorher unverletzten Kortikalis sind die Brüche als stabil anzusehen, da das Periost bei dieser Manipulation nicht mit einreißt. Es genügt das Anlegen eines Gilchrist-Verbandes für 4-5 Wochen.

Röntgenkontrollen sind nach der 1. und 2. Woche erforderlich. Kommt es in der Folgezeit zu einer Achsenfehlstellung von über 10°, muß die weitere Behandlung wie bei den Brüchen erfolgen.

2. Brüche des Oberarmschaftes

Die Behandlung der Brüche des Oberarmschaftes soll immer konservativ sein. Selbst bei offenen Brüchen ist nach der Wundausschneidung und Hautnaht konservativ vorzugehen.

Die einzige Indikation für eine Osteosynthese ist bei offenen Brüchen gegeben, wenn gleichzeitig eine Gefäß- oder Nervenrekonstruktion erfolgen muß. Dazu eignet sich am besten eine Platte.

Behandlung
Bestehen bei einem Oberarmschaftbruch keine wesentlichen Achsenknickungen oder solche unter 20°, wird ein Gips-Desault-Verband angelegt.

Der Ausgleich von Achsenknickungen von über 20° erfolgt in Lokalanästhesie beim sitzenden Patienten, wobei das Ellenbogengelenk rechtwinkelig gebeugt ist und der Oberarm längs des Oberkörpers herunterhängt. Bei Kleinkindern ist dies ohne Allgemeinnarkose nicht möglich. Daher muß die Anlage des Gips-Desault-Verbandes am liegenden Kind erfolgen.

2 Wochen nach dem Unfall sind noch im Desault-Verband Röntgenbilder in beiden Ebenen anzufertigen. Meist hat sich der Oberarmschaftbruch annähernd achsengerecht eingestellt. Erwünscht ist eine Verschiebung um volle Schaftbreite, die sich im Verlauf des weiteren Wachstums vollständig ausgleicht, sowie eine Verkürzung der

Bruchenden. Verkürzungen bis 2 cm können belassen werden, da es in der Regel nach einem Oberarmschaftbruch zu einer Verlängerung von 5-20 mm kommt.

Unter keinen Umständen soll versucht werden, die Bruchstücke aufeinanderzustellen. Dabei kommt es meist zu einer Distraktion der Bruchenden. Die Distraktion führt wohl bei Kindern zu keiner Pseudarthrose wie bei den Erwachsenen, jedoch zu einer deutlich verzögerten Kallusbildung.

Besteht nach 2 Wochen eine Achsenfehlstellung von mehr als 10°, so ist diese zu korrigieren. Dazu wird in Allgemeinnarkose der Desault-Verband abgenommen und eine U-Gipsschiene nach entsprechender Korrektur der Fehlstellung angelegt. Durch eine Röntgenkontrolle in beiden Ebenen überzeugt man sich von der richtig ausgeführten Korrektur. Ist das Kind aus der Narkose erwacht, wird zusätzlich zur U-Schiene ein Gips-Desault-Verband angelegt.

Nach 1 Woche sind Röntgenkontrollen in beiden Ebenen anzufertigen, um eine neuerliche Fehlstellung erfassen und korrigieren zu können. Die Dauer der Ruhigstellung beträgt insgesamt 4-6 Wochen.

Pseudarthrosen bei Oberarmschaftbrüchen bei konservativer Behandlung treten nicht auf. Die einzige Pseudarthrose, die ich beobachten konnte, war bei einem 13jährigen Knaben, bei dem der geschlossene Oberarmschaftbruch primär operativ mit einer Platte versorgt wurde.

Suprakondyläre Oberarmbrüche

In den letzten 3 Jahrzehnten befaßte sich von den Veröffentlichungen über kindliche Frakturen ein großer Teil mit den suprakondylären Oberarmbrüchen, obwohl diese der Häufigkeit nach bei den Brüchen erst an 7. Stelle stehen. Die Bedeutung und Ursache für das große Interesse an diesen Frakturen dürfte wohl daran liegen, daß es bis vor nicht all zu langer Zeit durch nicht richtige Einschätzung der Verletzung – Gefäß- und Nervenschäden –, zum Teil durch mangelnde Röntgentechnik und durch nicht richtige Behandlungsmethoden zur gefürchteten ischämischen Muskelkontraktur kam, durch die das Kind für sein weiteres Leben zum Krüppel wurde. Diese ischämische Muskelkontraktur, deren Ursache bis heute nicht eindeutig geklärt ist, ist in die Literatur als Volkmannsche Kontraktur eingegangen.

Außerdem kommt es nach diesen Brüchen bei nicht anatomischer Einrichtung im Verlauf des weiteren Wachstums zu kosmetisch und funktionell störenden Fehlstellungen.

Nachdem sich in den letzten Jahren durch die Verwendung des Röntgenbildverstärkers einerseits neue Behandlungsmöglichkeiten ergeben haben und andererseits der Grundsatz Lorenz Böhlers, daß jeder nach einer Reposition angelegte

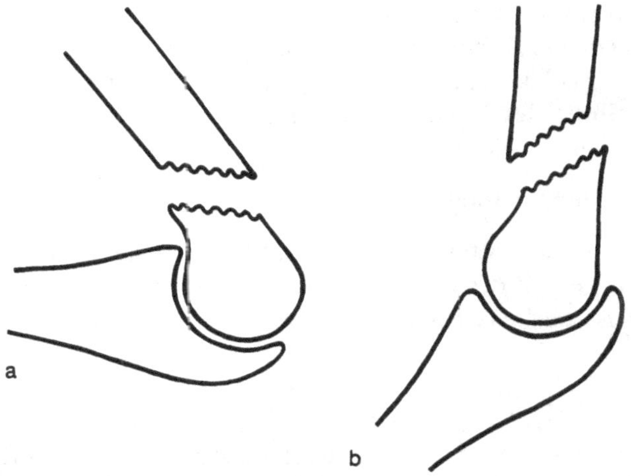

Abb. 32a u. b: Bei den suprakondylären Oberarmbrüchen sind nach ihrem Entstehungsmechanismus 2 Bruchformen zu unterscheiden, nämlich den selteneren Flexionsbruch (Abb. 32a) und den häufigeren Extensionsbruch (Abb. 32b). Beide Bruchformen haben eine unterschiedliche Behandlung.

Gipsverband noch vor Verlassen des Gipszimmers bis auf den letzten Faden gespalten werden muß, durchgesetzt hat, ist die ischämische Muskelkontraktur nach suprakondylären Oberarmbrüchen bei Kindern selten geworden.

0,5% der suprakondylären Oberarmbrüche entstehen durch den Straßenverkehr, 10,8% beim Sport und 88,6% durch andere Ursachen. Die Grünholzbrüche machen bei dieser Bruchart nur 1,2% aus, ebenso sind die offenen Brüche mit 0,7% als selten zu bezeichnen. Die meisten suprakondylären Oberarmbrüche kommen im 6. und 7. Lebensjahr vor, um dann ab dem 11. Lebensjahr deutlich an Anzahl abzunehmen.

Nach dem Entstehungsmechanismus kann man 2 Bruchformen unterscheiden, die für die Behandlung von Bedeutung sind (Abb. 32a u. b):

- Die selteneren Beugungs- oder Flexionsbrüche (Abb. 32a) und
- die häufigeren Überstreckungs- oder Extensionsbrüche (Abb. 32b).

Baumann hat 3 Schweregrade der suprakondylären Oberarmfraktur bei Kindern angegeben:

- Fissuren oder Brüche ohne wesentliche Verschiebung und Achsenknickung oder Verdrehung.
- Brüche mit Verschiebung bis um volle Schaftbreite, mit Achsenknickung, Verdrehung und Verkürzung. Die Bruchstücke haben jedoch noch Kontakt zueinander.
- Brüche mit starker Verschiebung, so daß zwischen den Bruchstücken kein Kontakt mehr besteht.

Suprakondyläre Oberarm-Grünholzbrüche
Die Behandlung ist bei den Grünholzbrüchen ohne Achsenknickung einfach. Man legt je nach Bruchform (s. Abb. 32) einen gespaltenen Oberarmgipsverband in Streck- oder Mittelstellung des Ellenbogengelenkes an, der nach einigen Tagen durch einen geschlossenen zu ersetzen ist.

Die Dauer der Ruhigstellung beträgt 3-4 Wochen.

Besteht jedoch eine Achsenknickung, ist diese zu korrigieren, da sie sich im suprakondylären Bereich im Verlauf des weiteren Wachstums nicht ausgleicht. Die Einrichtung und Fixation ist die gleiche wie bei den Brüchen.

1. Beugungsbrüche
Die Beugungsbrüche sind bei Kindern selten im Gegensatz zu den Erwachsenen, wo die Beugungsbrüche häufig und die Überstreckungsbrüche selten sind. Bei den Beugungsbrüchen (Abb. 32 a) gehen die Bruchflächen von ventral kranial nach dorsal kaudal. Das periphere Bruchstück steht vor dem zentralen.

Der Beugungsbruch entsteht durch Auffallen auf den stark gebeugten Ellenbogen. Zum Unterschied zu den Überstreckungsbrüchen kommt es bei dieser Bruchform zu keinem Druck auf Nerven und Gefäße bzw. zu einer primären Verletzung derselben.

Behandlung
Vor der Einrichtung sind unbedingt die Beweglichkeit der Finger und der Puls der A. radialis zu prüfen.

Die Einrichtung ist einfach. In Allgemeinnarkose wird der Ellenbogen bei supiniertem Unterarm gestreckt, ein Längszug am Handgelenk ausgeübt und verbleibende Verschiebungen durch entsprechenden Fingerdruck ausgeglichen. Dies geschieht am besten unter Sicht eines Röntgenbildverstärkers.

Besteht eine gute Stellung des Bruches, wird ein Oberarmgipsverband von den Zwischenfingerfalten bis zur Schulter reichend bei gestrecktem Ellenbogen und supiniertem Unterarm angelegt.

Zeigt eine Röntgenkontrolle in beiden Ebenen eine gute Stellung, wird der Oberarmgipsverband gespalten. Eine stationäre Aufnahme des Kindes ist notwendig, um die Durchblutung beobachten zu können. Am nächsten Tag wird der gespaltene Oberarmgipsverband geschlossen und das Kind kann, wenn keine stärkere Schwellung besteht, aus der Klinik entlassen werden.

Nach 1 Woche wird der geschlossene Oberarmgipsverband durch einen zirkulären ersetzt. Durch eine Röntgenkontrolle nach einer weiteren Woche überzeugt man sich von der guten Stellung des Bruches.

Die Dauer der Ruhigstellung beträgt 4-5 Wochen.

Trotz dieser wochenlangen Ruhigstellung des Ellenbogens in Streckstellung und in Supination des Unterarmes ist keine Nachbehandlung erforderlich. Das Bewegen des Ellenbogengelenkes soll man den Kindern selbst überlassen. Nach ungefähr 2-3 Monaten sind die Armgelenke wieder aktiv frei beweglich. Massage und passive Bewegungen begünstigen nur das Auftreten von sekundären Verknöcherungen.

2. Überstreckungsbrüche

Die meisten suprakondylären Oberarmbrüche bei Kindern sind Überstreckungsbrüche. Dabei gehen die Bruchflächen von ventral distal nach dorsal proximal (Abb. 32b). Das zentrale Bruchstück steht vor dem peripheren. Durch die scharfe ventrale Kante des zentralen Bruchstückes können Gefäße und Nerven komprimiert und auch geschädigt werden.

Daher ist vor der Einrichtung unbedingt eine exakte klinische Untersuchung notwendig. Besonders ist auf die Beweglichkeit der Finger und auf den Puls der A. radialis zu achten. Wenn kein Radialispuls zu tasten und die Hand blaß oder blau ist und Nervenausfälle bestehen, ist trotzdem keine Indikation für ein operatives Vorgehen gegeben. Wichtig ist die möglichst frühzeitige Reposition und das Festhalten des Bruches in reponierter Stellung.

Behandlung

Besteht ausnahmsweise bei einem suprakondylären Oberarm-Überstreckungsbruch keine Verschiebung, so wird ein gespaltener Oberarmgipsverband in Rechtwinkelstellung des Ellenbogengelenkes und in mittlerer Unterarmdrehstellung angelegt.

Nach 1 Woche überzeugt man sich durch eine Röntgenkontrolle, daß keine sekundäre Verschiebung des Bruches eingetreten ist und ersetzt den gespaltenen Oberarmgipsverband durch einen geschlossenen. Die Dauer der Ruhigstellung beträgt 3-5 Wochen.

Unabhängig davon, ob nur eine geringe oder eine starke Verschiebung, Verdrehung oder Achsenknickung der Bruchstücke besteht, muß eine anatomische Stellung erzielt werden.

In Allgemeinnarkose und unter Sicht des Röntgenbildverstärkers wird das Ellenbogengelenk zuerst gestreckt, der Unterarm maximal supiniert und ein Längszug ausgeübt, um Verdrehungen und Verkürzungen zu beseitigen. Der Längszug erfolgt durch einen Assistenten am Handgelenk und der Gegenzug an der Axilla mit einem zusammengelegten Tuch durch einen 2. Assistenten. Durch entsprechenden Druck und Gegendruck wird die Seitenverschiebung in der radio-ulnar-Ebene ausgeglichen. Hierauf wird unter fortdauerndem Zug und bei supiniertem Unterarm im Ellenbogengelenk maximal gebeugt. Dadurch werden Verschiebungen und Achsenknickungen in der Sagittalebene beseitigt.

Zeigt die Röntgenkontrolle in maximaler Beugung eine anatomische Stellung, so kann man diese mittels einer Binde, die um den distalen Unterarm und proximalen Oberarm gewickelt wird, festhalten. Dadurch braucht man beim Bohren der Drähte nur einen Assistenten und hat genügend Platz.

Das Festhalten der guten reponierten Stellung erfolgt mit 2 perkutan eingeführten Bohrdrähten mit einem Durchmesser von 1,8-2,0 mm. Beim Einbohren der Drähte ist unbedingt auf den N. ulnaris zu achten, d. h. der mediale Bohrdraht muß genau am Epikondylus und nicht im Sulcus N. ulnaris angesetzt werden. Beim Einstechen des Bohrdrahtes, er soll durch die Haut bis zur Knochenberührung gestochen werden, sollen Ring- und Kleinfinger beobachtet werden. Wird durch den Draht der N. ulnaris angestochen, kommt es zu einem Ausschlagen der Beugemuskulatur.

Die Drähte müssen, um eine entsprechende Stabilisierung zu gewährleisten, durch die gegenüberliegende Kortikalis gebohrt werden (Abb. 33).

Zeigt die Röntgenkontrolle eine anatomische Stellung des Bruches und eine gute Lage der Bohrdrähte, werden die Drähte perkutan abgezwickt und mit einem Nachschlageisen versenkt. In einer Stellung des Ellenbogengelenkes von 90° wird ein Zellstoffverband angelegt. Zur Durchblutungskontrolle ist das Kind stationär aufzunehmen. Am folgenden Tag wird ein geschlossener Oberarmgipsverband angelegt und das Kind aus der stationären Behandlung entlassen.

Die Dauer der Ruhigstellung beträgt 4-5 Wochen.

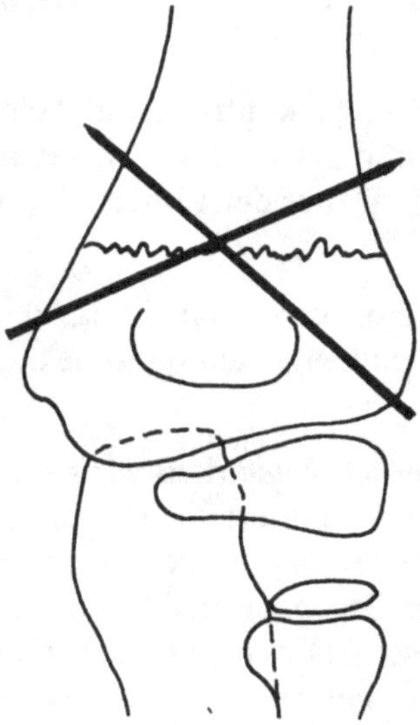

Abb. 33: Lage der Bohrdrähte nach der Einrichtung eines suprakondylären Oberarmbruches. Die Drähte müssen durch die gegenüberliegende Kortikalis gebohrt werden und dürfen nicht im Sulcus N. ulnaris oder in einer Wachstumsfuge zu liegen kommen.

Die Schädigung des N. ulnaris durch den Bohrdraht ist eine ernsthafte Komplikation. Daher soll bei den Kindern nach dem Aufwachen aus der Narkose die Funktion des N. ulnaris geprüft werden. Besteht am folgenden Tag nach der Einrichtung und Bohrdrahtfixation eine Läsion des N. ulnaris, die vor der Einrichtung nicht vorhanden war, so ist der Nerv operativ freizulegen und zu revidieren.

Nach der Gipsabnahme sind die Bohrdrähte, sobald die Haut in Ordnung ist, in Lokalanästhesie durch Stichinzisionen zu entfernen.

Eine primär operative Einrichtung eines suprakondylären Oberarmbruches ist nicht notwendig und begünstigt nur das Auftreten von Wachstumsstörungen. Auch eine Behandlung im Dauerzug erscheint in der heutigen Zeit bei Verwendung des Röntgenbildverstärkers nicht mehr angebracht, denn dies bedeutet eine längere Immobilisierung des Kindes im Bett.

Einer der seltenen Fälle, bei denen ein operatives Vorgehen primär notwendig ist, ist dann gegeben, wenn nach der anatomischen Einrichtung des Bruches der Radialispuls nicht zurückkehrt und die Hand blaß und kühl bleibt. Es kann dann eine Verletzung der A. brachialis vorliegen.

Primäre Nervenausfälle bilden sich fast ausnahmslos ohne Behandlung zurück und sind keine Indikation für ein primär operatives Vorgehen.

Als Annäherungswerte bis zur Wiedererlangung der vollen Funktion der am häufigsten vorkommenden Störungen des N. radialis sind 6-12 Wochen anzunehmen (Hördegen). Sensible Störungen, besonders im Medianusbereich, können bis zu 6 Monaten bestehen bleiben. Eine operative Nervenrevision soll nicht vor Ablauf von 3 Monaten erfolgen.

Eine Nachbehandlung bei suprakondylären Oberarmbrüchen ist nicht erforderlich, sondern sogar schädlich, da es zu Verknöcherungen im Ellenbogengelenksbereich kommen kann.

Offene suprakondyläre Oberarmbrüche sind nach der Wundausschneidung und Revision wie die geschlossenen Brüche weiterzubehandeln.

Die Behandlung von Fehlstellungen nach suprakondylären Oberarmbrüchen

Am häufigsten tritt nach nicht anatomischer Reposition eines suprakondylären Oberarmbruches ein Cubitus varus auf. Ein Cubitus valgus gehört zu den Seltenheiten. Durch den Cubitus varus kommt es nicht nur zu einer häßlichen Entstellung des Armes, sondern auch zu einer Einschränkung der Leistungsfähigkeit.

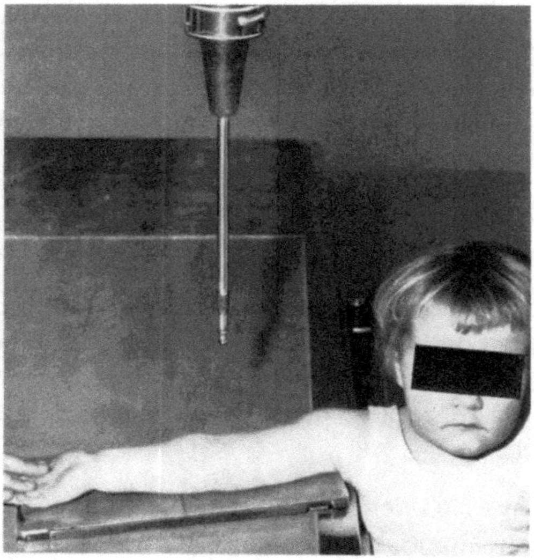

Abb. 34: Röntgentechnik zur einwandfreien Bestimmung der Oberarm-Unterarmschaftachse.

Da ein Cubitus varus im Verlauf des weiteren Wachstums nicht verschwindet, kann er nur operativ korrigiert werden. Bei Kleinkindern soll man mit der Operation bis zur Erreichung des 6. Lebensjahres warten. Die Operation soll auch nicht vor Ablauf eines Jahres nach der Fraktur erfolgen.

Um die Größe der Fehlstellung zu erkennen, müssen vor der Operation Röntgenaufnahmen vom Ober- und Unterarm in Streckstellung des Ellenbogengelenkes angefertigt werden, wobei das Ellenbogengelenk in Filmmitte sein muß (Abb. 34). Bei dieser Röntgenaufnahme liegt der Unterarm voll supiniert flach auf dem Tisch. Die Einstellung des Zentralstrahls erfolgt senkrecht auf das Ellenbogengelenk.

Bei dieser Art von Röntgenaufnahmen kann man einwandfrei die Oberarm-Unterarmachse ausmessen, während dies bei kleineren Filmformaten nicht immer eindeutig möglich ist.

Zur Bestimmung des physiologischen Valgus kann der Winkel α nach Baumann herangezogen werden. Dieser Winkel wird gebildet durch die Humerusschaftachse und die Gerade, die durch die Begrenzungslinie der distalen lateralen Metaphyse gegeben ist. Um die wirkliche Größe der Fehlstellung zu erkennen ist es wichtig, Vergleichsbilder der nicht verletzten Seite zu machen. Der physiologische Valgus des Ellenbogengelenkes beträgt 2-10°. An Hand der Röntgenaufnahmen bestimmt man die Größe der Achsenabweichung.

Operation
In Allgemeinnarkose und Blutsperre wird an der Außenseite des distalen Unterarmes entlang des Margo radialis ein Hautschnitt entsprechender Größe angelegt.

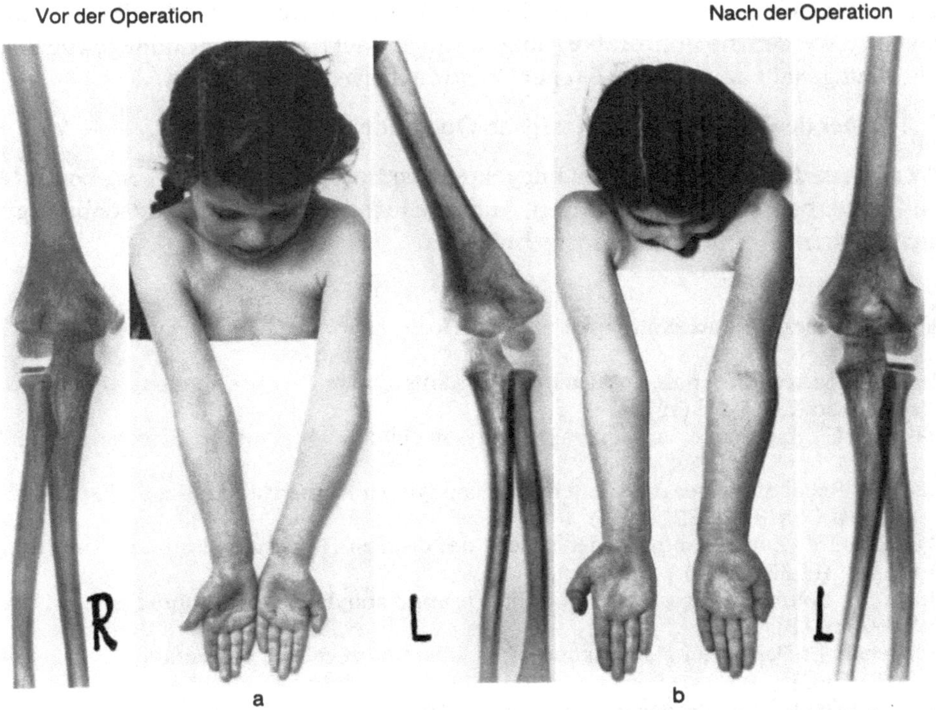

Abb. 35 a u. b: 6jähriges Mädchen, das im Alter von 4 Jahren beim Spielen auf den linken Ellenbogen stürzte. Der verschobene suprakondyläre Oberarmbruch wurde nicht eingerichtet, sondern nur ein Oberarmgipsverband für 6 Wochen angelegt. Nach 2 Jahren bestand eine Varusstellung von 23° und auf der rechten unverletzten Seite ein Valgus von 7° (Abb. 35 a vor der Operation).
Deswegen V-Osteotomie, Korrektur der Varusfehlstellung, Fixation mit gekreuzten Bohrdrähten und Oberarmgipsverband für 5 Wochen. 3 Jahre später waren alle Armgelenke frei beweglich. Normale Valgusstellung in beiden Ellenbogengelenken (Abb. 35 b nach der Operation).

Dabei ist auf den N. radialis zu achten. Der Oberarmknochen wird subperiostal freigelegt. Dann wird er knapp suprakondylär V-förmig von außen nach innen in der Frontalebene durchmeißelt (Abb. 35).

Ist der Oberarmknochen in der oben beschriebenen Art durchmeißelt, drückt man den Unterarm mit dem Ellenbogen nach außen bis die Fehlstellung ausgeglichen ist.

Die gute Stellung wird durch 2 gekreuzte Bohrdrähte festgehalten. Durch eine Röntgenkontrolle überzeugt man sich, daß der Cubitus varus beseitigt und ein Cubitus valgus entsprechend der nicht verletzten Seite besteht und ob die Bohrdrähte richtig liegen. Ist dies nicht der Fall, zieht man die Bohrdrähte und korrigiert so lange, bis eine einwandfreie Stellung besteht. Zeigt die Röntgenkontrolle eine gute Stellung, werden die Bohrdrähte subkutan abgezwickt, eine Saugdrainage angelegt, die Haut genäht und ein gespaltener Oberarmgipsverband angelegt.

Die Dauer der Ruhigstellung beträgt ab Operation 6 Wochen.

Wenn man die Osteotomie nicht mit gekreuzten Bohrdrähten stabilisiert, kommt es im Gipsverband zu Verschiebungen. Auch die Fixation mit einer Drahtschlinge gibt nicht immer ein einwandfreies Ergebnis.

Alonso-Llames, M.: Bilaterotricipital approach to the elbow. Acta orthop. Scand. **43**, 479-490 (1972)

ders.: The correction of post-traumatic cubitus varus by hemi-wedge osteotomy. Internat. Orthopaedics **2**, 215-218 (1978)

Bakalim, G.: Supracondylar humeral fractures in children. Acta orthop. Scand. **43**, 366-374 (1972)

Barz, B.: Behandlung der dislozierten supracondylären Humerusfrakturen im Kindesalter. Aktuelle Chir. **8**, 315-322 (1973)

Baumann, E.: Zur Behandlung der Brüche des distalen Humerusendes beim Kind. Chir. Prax. **4**, 317-324 (1960)

Böhler, J.: Bohrdrahtosteosynthese kindlicher suprakondylärer Oberarmbrüche. Chir. Prax. **3**, 397-400 (1959)

Böettcher, I.: Behandlung suprakondylärer Oberarmbrüche im Kindesalter. Chirurg **40**, 28-30 (1969)

ders.: Ulnarisschädigung nach perkutaner Bohrdrahtosteosynthese der suprakondylären Oberarmbrüche. Zbl. Chir. **90**, 138-139 (1965)

Böhler, L.: Behandlung der suprakondylären Oberarmbrüche bei Kindern und Jugendlichen. Mschr. Unfallheilk. **64**, 1-14 (1961)

Bro-Rasmussen, F.: Treatment of supracondylar fractures of the humerus in children. Acta chir. Scand. **116**, 134-143 (1959)

Broudy, A.: Management of supracondylar fracture with brachial artery thrombosis in a child. Case report and literature review. J. Trauma **19**, 540-543 (1979)

Childress, H.: Transarticular pin fixation in supracondylar fractures at the elbow in children. J. Bone Jt. Surg. **54 A**, 1548-1552 (1972)

Crozzoli, N.: Trattamento delle fratture sopracondiloidee del gomito nell' infanzia. Minerva ortop. **13**, 457-462 (1962)

D'Ambrosia, R.: Supracondylar fractures of the humerus-prevention of cubitus varus. J. Bone Jt. Surg. **54 A**, 60-66 (1972)

Dodge, H.: Displaced supracondylar fractures of the humerus in children. Treatment by Dunlop's traction. J. Bone Jt. Surg. **54 A**, 1408-1418 (1972)

Edelhoff, J.: Die operative Stellung der Frakturen des distalen Humerusendes. Bruns' Beitr. **188**, 301-315 (1954)

Eid, A.: Reduction of displaced supracondylar fracture of the humerus in children by manipulation in flexion. Acta orthop. Scand. **49**, 39-45 (1978)

Ekesparre, v. W.: Die Behandlung der suprakondylären Humerusfraktur im Kindesalter. Dtsch. med. J. **9**, 168-173 (1958)

El-Ahwany, M.: Supracondylar fractures of the humerus in children with a note on the surgical correction of late cubitus varus. Injury **6**, 45-56 (1974)

Flynn, J.: Blind pinning of displaced supracondylar fractures of the humerus in children. J. Bone Jt. Surg. **56 A**, 263-272 (1974)

Fontaine, R.: Les fractures sus-condyliennes de l'humérus chez l'enfant et leur traitement. A propos de 90 observations personnelles suivies. Lyon chir. **57**, 518-530 (1961)

Forgon, M.: Percutane Drahtfixation der suprakondylären Oberarmbrüche bei Kindern. Arch. orthop. Unfallchir. **46**, 338-345 (1954)

Fowles, J.: Displaced supracondylar fractures of the elbow in children. J. Bone Jt. Surg. **56 B**, 490-500 (1974)

Gartland, J.: Management of supracondylar fractures of the humerus in children. Surg. Gynec. Obstet. **109**, 145-154 (1959)

Gödel, M.: Ergebnisse nach operativer Therapie distaler Humerusfrakturen im Kindesalter. Zbl. Chir. **98**, 162-166 (1973)

Gottschalk, E.: Collar and Cuff bei kindlichen suprakondylären Humerusfrakturen. Beitr. Orthop. u. Traumatol. **24**, 206-210 (1977)

Guther, R.: Innervationsstörungen peripherer Nerven als Komplikation kindlicher suprakondylärer Humerusfrakturen. Zbl. Chir. **104**, 1410-1412 (1979)

Hennig, K.: Arterienbeteiligung bei ellenbogennahen Verletzungen. Chirurg **49**, 580-584 (1978)

Hesoun, P.: Die suprakondyläre Oberarmfraktur im Kindesalter. Unfallheilkunde **79**, 213-219 (1976)

Heydenreich, K.: Behandlungsergebnisse suprakondylärer Humerusfrakturen im Kindesalter mit der Baumann'schen Extension. Aktuelle Traumatol. **5**, 105-115 (1975)

Hördegen, K.: Neurologische Komplikationen bei kindlichen suprakondylären Humerusfrakturen. Arch. orthop. Unfallchir. **68**, 294-307 (1970)

Hofmann, V.: Zur Behandlung der suprakondylären Humerusfrakturen im Kindesalter. Zbl. Chir. **93**, 1678-1687 (1968)

Hothorn, W.: Konservative Behandlung kindlicher suprakondylärer Humerusfrakturen. Zbl. Chir. **101**, 1611-1613 (1976)

Huegel, A.: Zur dringlichen primär-operativen Versorgung kindlicher suprakondylärer Oberarmfrakturen. Bruns' Beitr. **221**, 633-637 (1974)

Ion, G.: Le traitement sanglant des fractures sus-condyliennes de l'humérus chez l'enfant. Acta chir. belg. **57**, 251-260 (1958)

Izadpanah, M.: Die modifizierte Blountsche Methode bei suprakondylären Humerusfrakturen im Kinderalter. Arch. orthop. Unfallchir. **77**, 348-358 (1973)

Jahna, H.: Erfahrungen mit einer ungefährlichen konservativen Behandlungsmethode bei 73 stark verschobenen kindlichen suprakondylären Oberarmbrüchen. Arch. orthop. Unfallchir. **50**, 537-575 (1959)

Katzmann, H.: Zur Behandlung suprakondylärer Oberarmfrakturen bei Kindern. Zbl. Chir. **90**, 2089-2097 (1965)

Klems, H.: Die suprakondyläre Humerusfraktur des Kindes. Zur Wahl des Behandlungsverfahrens. Actuelle traumatol. **5**, 117-126 (1975)

Kuss, B.: Zur Behandlung der suprakondylären Humerusfraktur beim Kind. Zbl. Chir. **92**, 319-326 (1967)

Kutscha-Lissberg, E.: Indikation zur Osteosynthese bei Frakturen am distalen Humerusende im Wachstumsalter. Orthop. Prax. **14**, 72-76 (1978)

Laer, v. L.: Die supracondyläre Humerusfraktur im Kindesalter. Arch. orthop. Traumat. Surg. **95**, 123-140 (1979)

Lange-Cordes, E.: Zur Entstehung der ischämischen Muskelkontraktur. Mschr. Unfallheilk. **61**, 153-157 (1958)

Laurence, G.: La prévantion du syndrome de Volkmann á la lumière d'une statistique homogène de fractures supracondyliennes. Mém. Acad. Chir. **81**, 50-55 (1955)

Laurence, W.: Supracondylar fractures of the humerus in children. A review of 100 cases. Brit. J. Surg. **44**, 143-147 (1956)

Macafee, A.: Infantile supracondylar fracture. J. Bone Jt. Surg. **49 B**, 768-770 (1967)
Mann, T.: Prognosis in supracondylar fractures. J. Bone Jt. Surg. **45 B**, 516-522 (1963)
Matzen, P.: Zur Therapie der suprakondylären Überstreckungsbrüche des Humerus im Kindesalter. Beitr. Orthop. u. Traumatol. **24**, 200-206 (1977)
Mitchell, W.: Supracondylar fractures of the humerus in children. A ten-year review. J. Amer. med. Ass. **175**, 573-577 (1961)
Morkos, N.: Konservative Behandlung der suprakondylären Humerusfraktur im Kindesalter mit dem Blountschen Verband. Zbl. Chir. **94**, 565-569 (1969)
Omanik, S.: Der mechanisch eingetriebene Drahtstift und seine Anwendung bei der Fixation der epiphysären und apophysären Gelenkknochen-Abbrüchen. Beitr. Ortop. **19**, 340-346 (1972)
Ottolenghi, C.: Prophylaxie du syndrome de Volkmann dans les fractures supra-condyliennes du coude chez l'enfant. Rev. Orthop. **57**, 517-525 (1971)
Palmer, E.: Supracondylar fracture of the humerus in children. J. Bone Jt. Surg. **60 A**, 653-656 (1978)
Poigenfürst, J.: Rheographische Untersuchungen an suprakondylären Oberarmbrüchen. Klin. Med. **19**, 165-170 (1964)
Pömpner, K.: Schwere offene kindliche suprakondyläre Humerusfraktur. Zbl. Chir. **98**, 1622-1623 (1973)
Post, M.: Reconstruction of the median nerve following entrapment in supracondylar fracture of the humerus: A case report. J. Trauma **14**, 252-264 (1974)
Ricklin, P.: Zur Behandlung der suprakondylären Humerusfrakturen im Kindesalter. Schweiz. med. Wschr. 217-219 (1957)
Salmon, M.: La pathogénie et la prophylaxie du syndrome de Volkmann. Rev. Orthop. **43**, 3-28 (1957)
Samimi, P.: Ergebnisse der konservativen Behandlung suprakondylärer Humerusfrakturen im Kindesalter. Mschr. Unfallheilk. **69**, 313-319 (1966)
Sanei, M.: Konservativ bzw. operativ behandelte ellenbogengelenksnahe Brüche im Kindesalter. Münch. med. Wschr. **119**, 185-188 (1977)
Satter, P.: Die Ergebnisse der Behandlung suprakondylärer Oberarmfrakturen bei Kindern unter besonderer Berücksichtigung der Methode nach Blount. Zbl. Chir. **96**, 125-130 (1971)
Scharpff, R.: Über die operative Behandlung der Frakturen des distalen Humerusendes im Kindesalter. Helvet. chir. acta **20**, 459-482 (1953)
Schlag, G.: Die gedeckte Bohrdrahtosteosynthese des stark verschobenen kindlichen suprakondylären Oberarmbruches. Mschr. Unfallheilk. **74**, 97-120 (1971)
Schneider, H.: Suprakondyläre Oberarmbrüche und Unterarmfrakturen als Kombinationsverletzung beim Kinde. Mschr. Unfallheilk. **72**, 299-303 (1969)
Schulz, A.: Zur Behandlung der suprakondylären Humerusfraktur mit der Doppeldrahtextension. Mschr. Unfallheilk. **72**, 304-306 (1969)
Schuhmacher, D.: Bohrdrahtfixation der suprakondylären kindlichen Extensionsfraktur des Oberarmes. Zbl. Chir. **100**, 108-111 (1975)
Schwencke, K.: Unsere Erfahrungen bei 71 mit gekreuzten Bohrdrähten versorgten suprakondylären Humerusfrakturen. Mschr. Unfallheilk. **71**, 221-228 (1968)
Simon, H.: Die Extensionsfrakturen des unteren Humerusendes im Kindesalter und ihre Behandlungsergebnisse. Arch. orthop. Unfallchir. **49**, 150-168 (1957)
Spitzer, G.: Behandlung kindlicher suprakondylärer Oberarmfrakturen mit Spickdrähten. Actuelle Traumatol. **5**, 101-103 (1975)
Teutsch, W.: Nachuntersuchungsergebnisse konservativ behandelter suprakondylärer Humerusfrakturen bei Kindern. Zbl. Chir. **92**, 2874-2880 (1967)
Uebermuth, H.: Die Ursache des v. Volkmannschen Syndroms – ein primärer neurotrophischer Unfallschaden bei Kindern. Beitr. Neurochir. **15**, 335-344 (1968)

Wahl, D.: Über die Einteilung der kindlichen suprakondylären Humerusfrakturen und ihr praktischer Wert. Zbl. Chir. **104**, 1393-1401 (1979)
Wessely, J.: Beitrag zur Behandlung suprakondylärer kindlicher Oberarmfrakturen. Unfallheilkunde **81**, 618-623 (1978)

Brüche der Oberarmkondylen

Die meisten Kondylenbrüche kommen bei Kindern zwischen dem 5.-7. Lebensjahr vor, wobei die des lateralen Kondylus häufiger sind als die des medialen.

Brüche des lateralen Oberarmkondylus

Die Diagnose eines Bruches des lateralen Oberarmkondylus kann besonders bei Kleinkindern, bei denen die Knochenkerne klein oder überhaupt noch nicht vorhanden sind, schwierig sein.

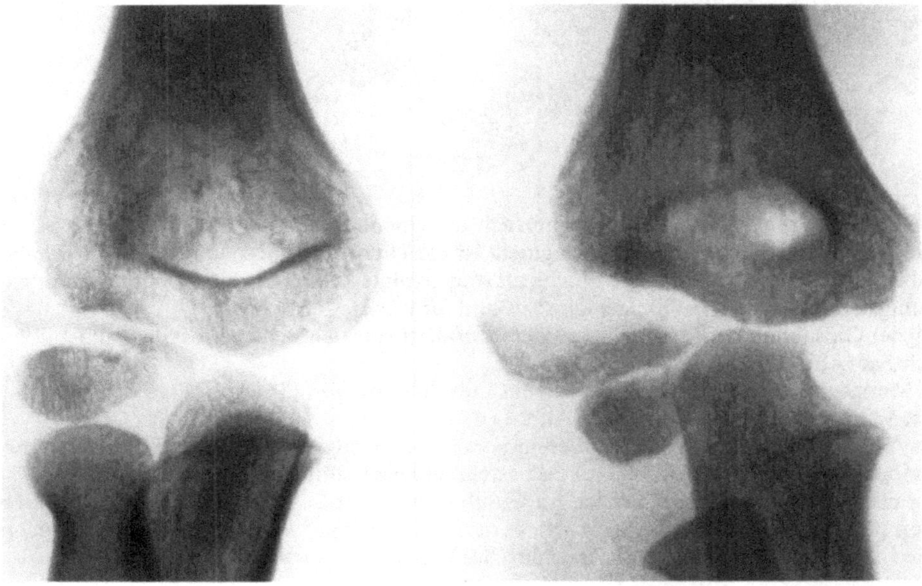

a b

Abb. 36a u. b: 6jähriger Knabe, der 2 m tief vom Baum fiel und sich einen schalenförmigen Abbruch vom lateralen Oberarmkondylus zuzog (Abb. 36a). Als Behandlung hätte genügt einen gespaltenen Oberarmgipsverband anzulegen. Es wurde jedoch in Allgemeinnarkose eine gehaltene Röntgenaufnahme in O-Vermehrung des Ellenbogengelenkes gemacht (Abb. 36b). In diesen Fällen ist eine gehaltene Röntgenaufnahme überflüssig, da es dadurch nur zur Interposition von Gewebe in den Bruchspalt kommen kann.

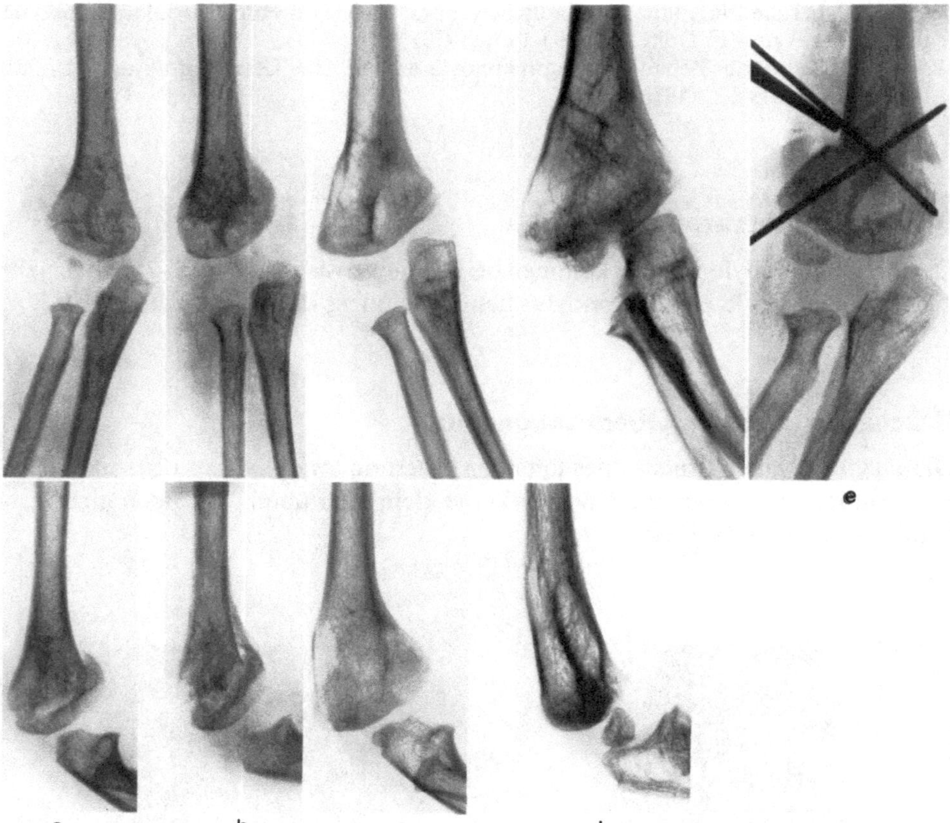

Abb. 37 a-f: Transartikulärer Oberarmbruch bei einem 1½ jährigen Knaben, der aus dem Kinderwagen fiel. Das periphere Fragment ist zur Ulnarseite und nach ventral verschoben (Abb. 37 a). Da die Verletzung 1 Woche alt war, erfolgte keine Reposition, sondern nur eine Ruhigstellung mit einem Oberarmgipsverband für weitere 2 Wochen.
Bei der Gipsabnahme 3 Wochen nach dem Unfall ist eine deutliche periostale Kallusbildung sichtbar (Abb. 37 b).
13 Monate nach der Verletzung besteht ein Cubitus varus von 15° (Abb. 37 c), der im Verlauf von 3 Jahren noch weiter zunimmt (Abb. 37 d).
Im Alter von 6 Jahren wurde bei diesem Knaben eine valgisierende suprakondyläre Oberarmosteotomie gemacht (Abb. 37 e). Es besteht nun ein Cubitus valgus von 20°.
Bereits 4 Monate später ist wieder ein Cubitus varus von 25° aufgetreten (Abb. 37 f). Die plumpe Vergrößerung des radialen Anteils der Metaphyse hat weiter zugenommen. Beachte: Die Osteotomie wurde noch vor Abschluß des Wachstums vorgenommen!

Ist die Deformierung nicht groß, wird die Verletzung oft nicht erkannt und als Prellung diagnostiziert. Ist bereits der Knochenkern des Capitulum humeri vorhanden, ist die Diagnose leichter zu stellen, besonders wenn noch ein Stück von der Metaphyse mit abgebrochen ist (Abb. 36). Es sind daher unbedingt exakt eingestellte Röntgenbilder auch von der nicht verletzten Seite zum Vergleich anzufertigen.

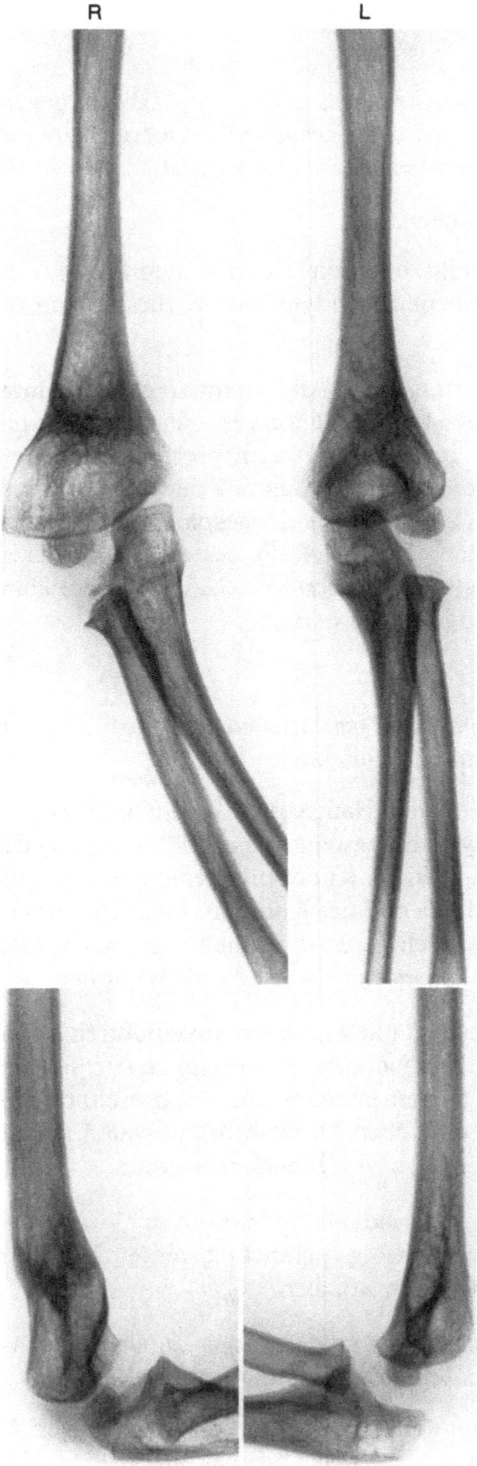
R
L
f

Behandlung

Besteht nur eine Verschiebung des abgebrochenen Kondylus von 2-3 mm gegenüber der Vergleichsseite, genügt das Anlegen eines gespaltenen Oberarmgipsverbandes, der nach 1 Woche durch einen geschlossenen zu ersetzen ist.

Die Dauer der Ruhigstellung beträgt 4 Wochen.

Meist kommt es jedoch durch den Zug der Streckmuskulatur des Unterarmes zu einer stärkeren Verschiebung des abgebrochenen Kondylus, wobei dieser noch zusätzlich gekippt sein kann.

Die Einrichtung soll sobald als möglich erfolgen: In Allgemeinnarkose und unter Sicht des Röntgenbildverstärkers soll zuerst versucht werden, den gebrochenen Kondylus in Streckstellung des Ellenbogengelenkes durch entsprechenden Fingerdruck zu reponieren. Gelingt dies, so ist die gute Stellung mit 2 perkutan gekreuzt eingebohrten Drähten zu fixieren. Anschließend wird ein gespaltener Oberarmgipsverband angelegt, der, wenn keine stärkere Schwellung besteht, am nächsten Tag mit einer zirkulär angelegten Gipsbinde geschlossen wird. Nach 1 Woche kann ein geschlossener Oberarmgipsverband angelegt werden.

Die Dauer der Ruhigstellung beträgt 4 Wochen.

Gelingt die konservative Einrichtung in der vorher beschriebenen Weise nicht, ist in gleicher Narkose die operative Reposition anzuschließen.

Operation: Durch einen leicht bogenförmigen Hautschnitt an der Ellenbogenaußenseite wird der abgebrochene Kondylus dargestellt und nach Beseitigung des Repositionshindernisses mit Hilfe eines 1-zinkigen Knochenhakens an seine richtige Stelle gebracht. Dabei ist darauf zu achten, daß der Kondylus nicht zu sehr aus seinen Verbindungen gelöst wird, damit es nicht zu einer Teilnekrose und dadurch zu einer starken Einschränkung der Ellenbogengelenksbeweglichkeit kommt.

Die Fixation des reponierten Kondylus erfolgt mit 2 gekreuzt eingebohrten Drähten. Nach der Hautnaht wird ein gespaltener Oberarmgipsverband angelegt. Nach 2 Wochen werden die Hautnähte entfernt und ein geschlossener Gipsverband gegeben. Die Dauer der Ruhigstellung beträgt 4 Wochen. Die Bohrdrähte sollen, sobald die Haut nach der Gipsabnahme in Ordnung ist, wieder entfernt werden.

Nicht frische Brüche des lateralen Oberarmkondylus können bis zu 3 Monaten nach der Verletzung noch operativ mit gutem Erfolg eingerichtet werden. Die Operationstechnik ist die gleiche wie bei den frischen Brüchen.

Eine Exstirpation des Kondylus darf nicht erfolgen, da es sonst zu einer Wachstumsstörung im Sinne einer starken Valgusstellung im Ellenbogengelenk kommt.

Wenn ein verschobener und gekippter lateraler Oberarmkondylus nicht eingerichtet wird, kommt es zur Ausbildung einer Pseudarthrose und ebenfalls zu einer Valgusstellung im Ellenbogengelenk. Dadurch kann nach Jahren eine Lähmung des N. ulnaris auftreten. Korrigierende Osteotomien sind erst nach Abschluß des Wachstums durchzuführen.

Arbeitlang, E.: Epiphysenlösungen im Ellbogenbereich. Mschr. Unfallheilk. **65**, 56-66 (1962)
Banki, Z.: Ossifikationsindexe der Apophysen des distalen Humerusendes. Fortsch. Röntgenstr. **107**, 791-793 (1967)
ders.: Herausprojizierte axiale Ellbogenaufnahme. Fortschr. Röntgenstr. **107**, 806-808 (1967)
ders.: Die Apophyse mit Fortsatzbildung des Epicondylus medialis humeri. Fortschr. Röntgenstr. **107**, 815-816 (1967)
Baumann, E.: Zur Behandlung der Knochenbrüche am Ellbogengelenk. Langenbecks Arch. klin. Chir. **295**, 300-304 (1960)
Beck, E.: Brüche des radialen Oberarmkondyls bei Kindern. Arch. orthop. Unfallchir. **60**, 340-356 (1966)
Blount, W.: Fractures of the elbow in children. Amer. Med. Assoc. **146**, 699-704 (1951)
Brock, C.: Beitrag zur aseptischen Knochennekrose des Capitulum humeri. Zbl. Chir. **95**, 1625-1630 (1970)
Brogdon, B.: Little leaguer's elbow. Amer. J. Roentgenol. **83**, 671-675 (1960)
Chacha, P.: Fracture of the medial condyle of the humerus with rotational displacement. J. Bone Jt. Surg. **52 A**, 1453-1458 (1970)
Chand, K.: Epiphyseal separation of distal humeral epiphysis in an infant. J. Trauma **14**, 521-526 (1974)
Cothay, D.: Injury to the lower medial epiphysis of the humerus before development of the ossific centre. J. Bone Jt. Surg. **49 B**, 766-767 (1967)
Cotta, H.: Über die Behandlung knöcherner Verletzungen des Ellbogengelenkes. Unfallheilk. **82**, 41-46 (1979)
Crabbe, W.: The treatment of fracture-separation of the capitular epiphysis. J. Bone Jt. Surg. **45 B**, 722-726 (1963)
Daum, R.: Die distalen Humerusfrakturen im Kindesalter unter besonderer Berücksichtigung von Spätergebnissen. Mschr. Unfallheilk. **69**, 305-313 (1966)
Egyed, B.: Neue Methode für die Diagnose und Prognose der unteren Humerusepiphyse. Zbl. Chir. **80**, 351-352 (1955)
Eklöf, O.: Avulsion fracture of the medial humerus epicondyle. Results and treatment. Z. Kinderchir. **9**, 110-117 (1970)
Fahey, J.: Fracture-separation of the medial humeral condyle in a child confused with fracture of the medial epicondyle. J. Bone Jt. Surg. **53 A**, 1102-1104 (1971)
Faysse, R.: Décollement en masse de l'épiphyse inférieure de l'humérus. Rev. Chir. orthop. **48**, 478-483 (1962)
Festge, O.: Nachuntersuchungen ellenbogengelenksnaher Humerusfrakturen bei Kindern. Zbl. Chir. **105**, 710-720 (1980)
Flynn, J.: Non-union of minimal displaced fractures of the lateral condyle of the humerus in children. J. Bone Jt. Surg. **53 A**, 1096-1101 (1971)
Hardacre, J.: Fractures of the lateral condyle of the humerus in children. J. Bone Jt. Surg. **53 A**, 1083-1095 (1971)
Hofmann, S.: Die Fraktur des Condylus radialis humeri im Kindesalter. Chir. Praxis **9**, 405-416 (1965)
Holst-Nielsen, F.: Fractures of the lateral condyle of the humerus in children. Acta orthop. Scand. **45**, 518-528 (1974)
Jeffery, C.: Non-union of the epiphysis of the lateral condyle of the humerus. J. Bone Jt. Surg. **40 B**, 396-405 (1958)

Keon-Cohen, B.: Fractures at the ellbow. J. Bone Jt. Surg. **48 A**, 1623-1639 (1966)
Keyl, W.: Ellbogenfrakturen im Kindesalter. Mschr. Unfallheilk. **76**, 261-273 (1973)
Kutscha-Lissberg, E.: Frische Ellbogenverletzungen im Wachstumsalter. H. Unfallheilk. **118**, 1-60 (1974)
Lagrange, J.: Fractures du condyle externe. Rev. Chir. orthop. **48**, 415-446 (1962)
Marion, J.: Fractures de l'épitrochlée. Rev. Chir. orthop. **48**, 447-470 (1962)
Marmor, L.: Fracture separation of the lower humeral epiphysis. J. Bone Jt. Surg. **42 A**, 333-336 (1960)
Müller, W.: Behandlung und Ergebnisse kindlicher Ellbogenfrakturen. Mschr. Unfallheilk. **76**, 20-30 (1973)
Poigenfürst, J.: Folgen eines verspätet operierten kindlichen Oberarmkondylenbruches. Arch. orthop. Unfallchir. **60**, 364-368 (1966)
Rehn, J.: Die Osteosynthese im Schulter- und Ellenbogengelenksbereich. Aktuelle Traumatol. **4**, 17-22 (1974)
Rumpold, H.: Zur Frage der traumatischen Lösung persistierender Apophysen aus dem Epicondylus ulnaris. Arch. orthop. Unfallchir. **61**, 89-94 (1967)
Sewcz, H.: Im Gelenk interponierter Epicondylus medialis humeri. Zbl. Chir. **94**, 946-952 (1969)
Titze, A.: Die eingeschlagene Apophyse des Epicondylus ulnaris. Mschr. Unfallheilk. **63**, 390-394 (1960)
Varma, B.: Fracture of the medial condyle of the humerus in children. Injury **4**, 171-174 (1972)
Vinz, H.: Therapie und Prognose schwerer Ellbogengelenksverletzungen im Kindesalter. Zbl. Chir. **99**, 321-327 (1974)
Wittich, H.: Der Abrißbruch am Epicondylus ulnaris humeri und seine Nachuntersuchungsergebnisse. Mschr. Unfallheilk. **67**, 513-532 (1964)

Brüche des medialen Oberarmkondylus

Brüche des medialen Oberarmkondylus erfordern vor allem bei älteren Kindern eine exakte Einrichtung, da es sich um Gelenkbrüche handelt.

Die Einrichtung gelingt gewöhnlich konservativ in Allgemeinnarkose. Die Behandlung ist die gleiche wie bei den Brüchen des lateralen Kondylus.

Operativ muß fast immer bei schalenförmigen Abbrüchen vom Kondylus mit stärkerer Verschiebung vorgegangen werden, da bei dieser Bruchform die konservative Einrichtung durch Interposition von Gewebe nicht möglich ist (Abb. 38).

Abrißbrüche des medialen Oberarmepikondylus

Die meisten Epikondylenabrißbrüche kommen um das 13. Lebensjahr vor. Sie entstehen in 0,3% durch den Straßenverkehr, in 28,5% durch den Sport und in 71,2% durch andere Ursachen.

Zur einwandfreien Diagnose müssen Röntgenaufnahmen des Ellenbogengelenkes genau a. p. und seitlich, sowie Vergleichsbilder der nicht verletzten Seite gemacht

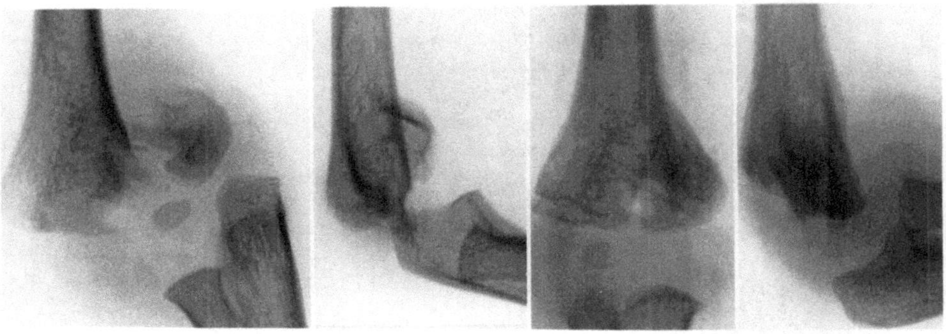

a b

Abb. 38a u. b: Abbruch des medialen Oberarmkondylus mit Verlagerung nach medial und ventral bei gleichzeitiger Verrenkung des Unterarmes nach ulnar und ventral bei einem 2jährigen Knaben, der vom Tisch fiel (Abb. 38a). Der Kern des Capitulum humeri ist ebenfalls verschoben.
Die Einrichtung gelang konservativ, die Ruhigstellung erfolgte mit einem Oberarmgipsverband 3 Wochen. Die Abb. 38b zeigt die Röntgenkontrolle 6 Wochen nach der Verletzung. Das Kind war unauffällig, das Ellenbogengelenk frei beweglich.

werden. Ein abgerissener Epikondylus ulnaris ist gut im a. p. Bild und nicht immer einwandfrei im Bild von der Seite zu erkennen.

Bei der klinischen Untersuchung ist vor allem auf eine Parese des N. ulnaris zu achten.

Behandlung
Frische Epikondylenabrißbrüche mit weniger als 5-6 mm Verschiebung sind konservativ durch Ruhigstellung mit einem Oberarmgipsverband zu behandeln. Die Dauer der Ruhigstellung beträgt 3 Wochen.

Operativ muß vorgegangen werden, wenn eine nicht reponible Interposition des abgerissenen Epikondylus in das Ellenbogengelenk vorliegt (Abb. 39) oder eine größere Diastase besteht (Abb. 40).

Operation: In Allgemeinnarkose wird das Ellenbogengelenk an der Medialseite durch einen leicht bogenförmigen Hautschnitt freigelegt. Der Epikondylus wird samt der daran ansetzenden Muskeln mit einem Elevatorium aus dem Gelenk herausgeholt und an seine richtige Stelle zurückverlagert. Die Fixation erfolgt mit einigen wenigen feinen Nähten. Diese sind vollkommen ausreichend. Bohrdrähte sollen nicht verwendet werden, da sie zu viel Gewebe zerstören. Die Ruhigstellung erfolgt durch einen gespaltenen Oberarmgipsverband. Nach 2 Wochen werden die Hautnähte entfernt und ein geschlossener Oberarmgipsverband angelegt.

Die Dauer der Ruhigstellung beträgt 4 Wochen.

Ist eine Ulnarisparese primär vorhanden, soll nur dann eine operative Revision vorgenommen werden, wenn nach der Lage des abgerissenen Epikondylus ein direkter

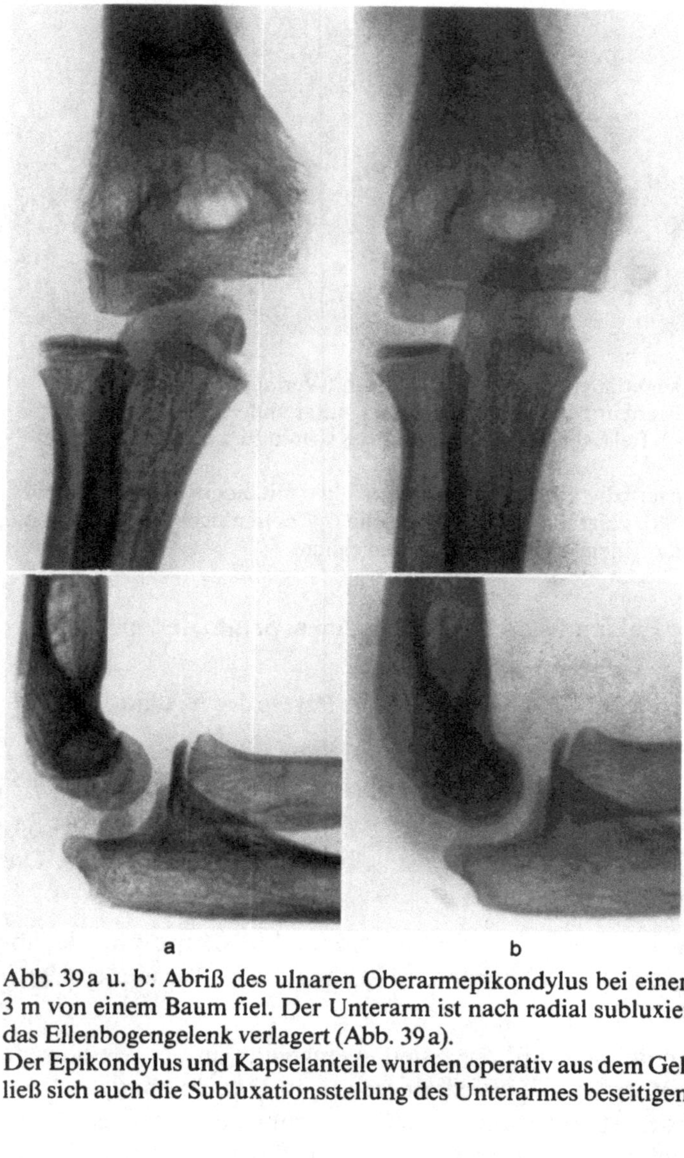

a b

Abb. 39a u. b: Abriß des ulnaren Oberarmepikondylus bei einem 12jährigen Knaben, der 3 m von einem Baum fiel. Der Unterarm ist nach radial subluxiert und der Epikondylus in das Ellenbogengelenk verlagert (Abb. 39a).
Der Epikondylus und Kapselanteile wurden operativ aus dem Gelenk herausgeholt. Hierauf ließ sich auch die Subluxationsstellung des Unterarmes beseitigen (Abb. 39b).

Druck auf den Nerven anzunehmen ist. Eine Nervenrevision ist auf alle Fälle dann vorzunehmen, wenn in der 3. Woche nach dem Unfall die Ulnarisparese weiter besteht.

In über 50% der Fälle heilen die konservativ behandelten Epikondylenbrüche pseudarthrotisch. Trotzdem bestehen keine Beschwerden. Es kommt auch zu keiner Einschränkung der Ellenbogengelenksbeweglichkeit und zu keiner Wachstumsstörung.

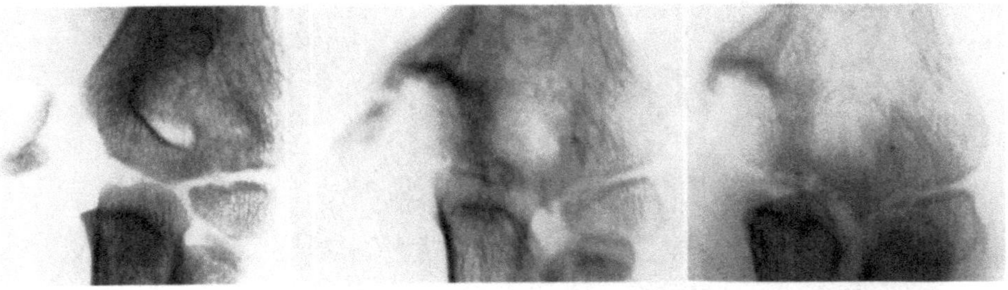

a b c

Abb. 40a-c: Abrißbruch des ulnaren Epikondylus mit einer kleinen knöchernen Schale von der Metaphyse bei einem 6jährigen Mädchen durch Sturz beim Laufen (Abb. 40a). Es besteht eine Diastase von 8 mm. Der Epikondylus wurde **nicht** reponiert, sondern nur ein Oberarmgipsverband für 3 Wochen angelegt.
11 Monate später hatte der Epikondylus nach wie vor keinen Kontakt mit dem Kondylus. Die schalenförmige Absprengung von der Metaphyse war pseudarthrotisch mit dem Kondylus verbunden (Abb. 40b) und wölbte störend die Haut vor, so daß der Epikondylus und ein Teil des abgesprengten Knochenstückes operativ entfernt wurde (Abb. 40c).

Ellenbogenverrenkungen

Zu einer Ellenbogenverrenkung kommt es meist durch Sturz auf den gestreckten Arm (Abb. 41). 27,3% der Verrenkungen entstehen beim Sport, 0,5% beim Straßenverkehr und 72,2% durch andere Ursachen.

Bei 24% der Verrenkungen kommt es gleichzeitig zum Abriß eines Oberarmepikondylus (Abb. 41 u. 42). Interpositionen vom N. medianus und seltener vom N. ulnaris sind möglich.

Daher ist bei der Erstuntersuchung die Prüfung, ob nicht gleichzeitig eine Verletzung des N. medianus oder des N. ulnaris vorliegt, unbedingt erforderlich.

Behandlung
Die Einrichtung einer Ellenbogenverrenkung soll beim Kind in Allgemeinnarkose und durch schonenden Zug an der Hand in Längsrichtung des verrenkten Unterarmes bei entsprechendem Gegenzug am Oberarm erfolgen. Besteht eine zusätzliche Verrenkung des Unterarmes zur Radial- oder Ulnarseite, so muß bei fortwirkendem Längszug mit einer Hand das obere Unterarmende entgegengesetzt der Luxationsrichtung gedrückt werden, während mit der zweiten Hand ein entsprechender Gegendruck am unteren Oberarmende ausgeübt wird.

Damit die Einrichtung schonend ist, muß darauf geachtet werden, daß der Längszug genau in der Längsachse des verrenkten Unterarmes erfolgt. Nach der Reposition überzeugt man sich noch in Narkose des Verletzten, ob wieder normale Gelenksverhältnisse bestehen. Anschließend wird ein Oberarmgipsverband angelegt. Da es häufig unstabile Ellenbogenverrenkungen gibt, muß eine neuerliche Rönt-

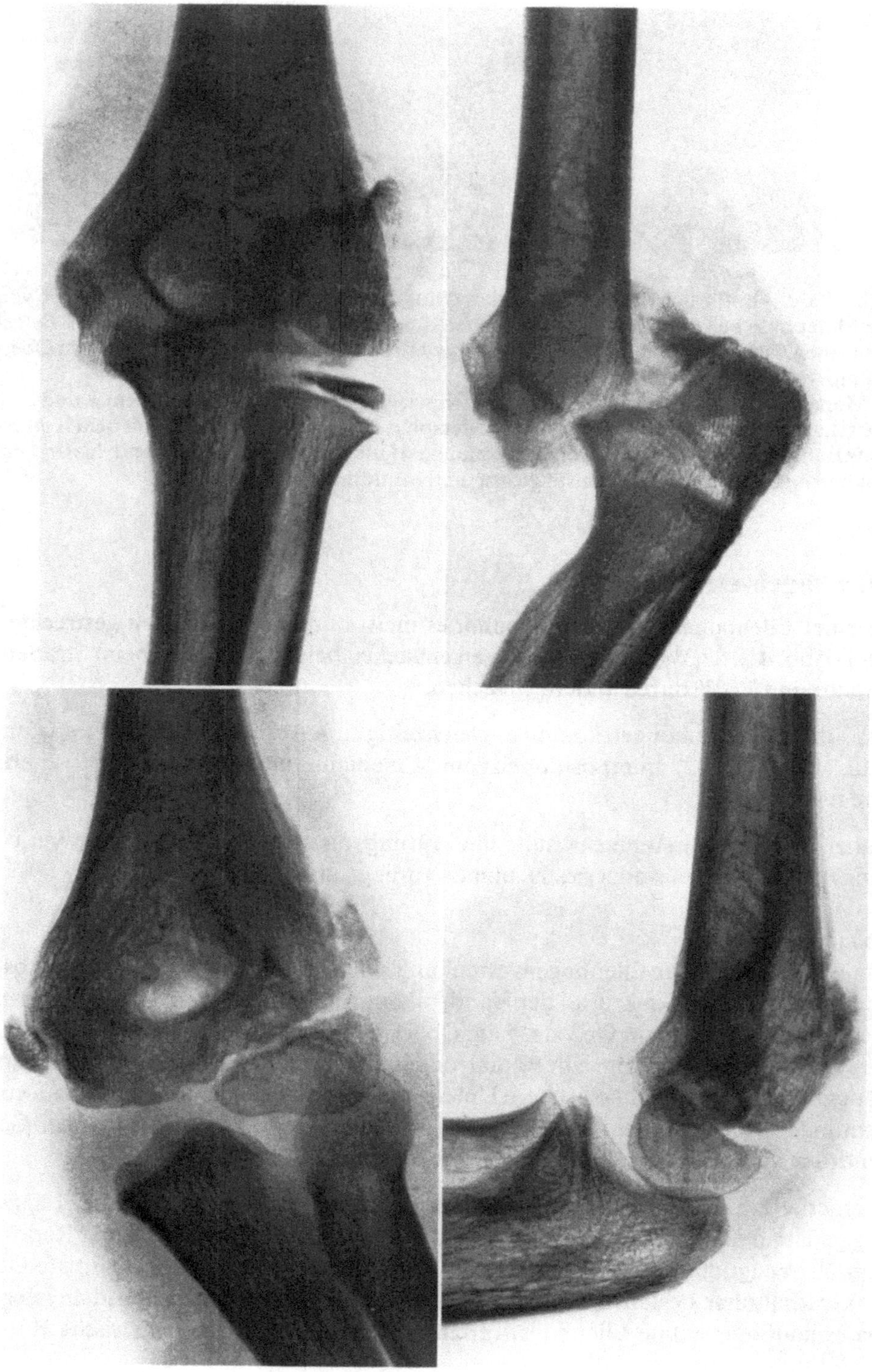

a

b

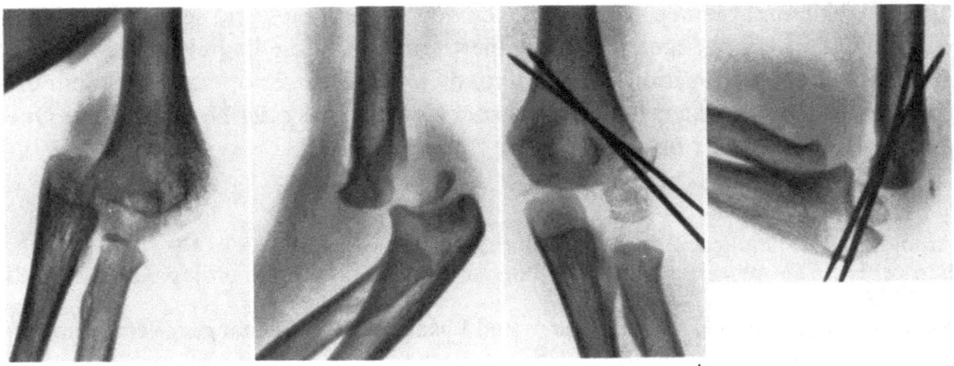

Abb. 42 a u. b: Ellenbogenverrenkung nach ulnar und dorsal mit Abbruch des Epikondylus radialis bei einem 7jährigen Knaben durch Sturz beim Hochsprung. Bei der konservativen Einrichtung kam es zu keiner Interposition des abgerissenen Epikondylus. Anschließend perkutane Bohrdrahtfixation unter Sicht des Röntgenbildverstärkers (Abb. 42 b).

genkontrolle im Gipsverband erfolgen. Zeigt auch diese Röntgenkontrolle normale Gelenksverhältnisse, ist der Oberarmgipsverband zu spalten und zwar in der Mitte der Beugeseite des Ober- und Unterarmes und durch die Mitte der Ellenbeuge. Anschließend müssen die Ränder des Gipsverbandes noch aufgebogen werden.

Bestehen am nächsten Tag keine störende Schwellung, keine Durchblutungsstörung und kein Sensibilitätsausfall, kann der gespaltene Oberarmgipsverband zirkulär geschlossen werden. Bestehen jedoch noch Beschwerden, ist der Verletzte innerhalb von 24 Stunden zu einer neuerlichen Kontrolle zu bestellen.

Die Dauer der Ruhigstellung im Gipsverband beträgt 4 Wochen.

Nach der Gipsabnahme darf bei Kindern keine physiotherapeutische Nachbehandlung erfolgen, um keine Myositis ossificans zu erzeugen. Die Kinder lernen von selbst am besten ihr Ellenbogengelenk wieder zu gebrauchen. In der Regel kommt es zur freien Beweglichkeit. Bei Ellenbogenverrenkungen mit Knochenabsprengungen muß am 2. Tag nach der Einrichtung eine Röntgenkontrolle gemacht werden, um eine neuerliche Subluxation ausschließen zu können.

Wenn bei einer Ellenbogenverrenkung gleichzeitig ein Abriß des medialen Epikondylus vom Oberarm besteht, kann dieser manchmal im Gelenk nach der Einrich-

Abb. 41 a u. b: Verrenkung des Ellenbogens nach dorsal mit Abriß des Epikondylus radialis bei einem 10jährigen Knaben durch Sturz beim Skifahren (Abb. 41 a). In Narkose Reposition der Verrenkung. Der Epikondylus radialis legte sich wieder an seine richtige Stelle. Ruhigstellung im Oberarmgipsverband für 4 Wochen.
Nach der Gipsabnahme deutliche periostale Reaktion am distalen Oberarmende an der Radial- und Dorsalseite (Abb. 41 b).

tung eingeklemmt bleiben. Weiter können der N. medianus und seltener der N. ulnaris in das Ellenbogengelenk interponiert sein. Auf diese Begleitverletzungen ist zu achten. Bei Interposition eines Epikondylus muß dieser operativ aus dem Gelenk herausgeholt werden, genau so wie der N. medianus oder N. ulnaris. Die Operation soll so früh als möglich erfolgen.

Arnold, K.: Die kindliche Ellbogenluxation. Zbl. Chir. **95**, 873-877 (1970)
Benzer, H.: Ellbogenverrenkungen und deren Spätresultate. Arch. orthop. Unfallchir. **51**, 592-599 (1960)
Keyl, W.: Folgezustände nach Frakturen und Luxationen des Ellenbogengelenkes im Kindesalter. Orthop. Prax. **14**, 122-127 (1978)
Laer, v. L.: Die zusätzliche radiale Traumatisierung des distalen Humerus bei der kindlichen Ellenbogenluxation. Häufigkeit und Bedeutung für die Spätprognose. Orthop. Prax. **14**, 114-117 (1978)
Linscheid, R.: Elbow dislocations. J. Amer. med. Ass. **194**, 1171-1176 (1965)
Mannerfeld, L.: Median nerve entrapment after dislocation of the elbow. J. Bone Jt. Surg. **50 B**, 152-155 (1968)
Rana, N.: Complete lesion of the median nerve associated with dislocation of the elbow joint. Acta orthop. Scand. **45**, 365-369 (1974)
Roberts, P.: Dislocation of the elbow. Brit. J. Surg. **56**, 806-815 (1969)

Unterarm

Die distalen Unterarmschaftbrüche sind die häufigsten Brüche im Bereich des Unterarmes (Abb. 43), gefolgt von den Unterarmschaftbrüchen. Die Epiphysenlösungen am unteren Speichenende folgen an 3. Stelle.

Besonders zu beachten ist, daß das Längenwachstum der Speiche zu 75% und das der Elle zu 80% von den distalen Wachstumsfugen erfolgt (Abb. 44) und nur zu 25% bzw. 20% von den proximalen.

Isolierte Verrenkungen des Speichenköpfchens

Neben den angeborenen Luxationen des Speichenköpfchens, die meist mit anderen Deformierungen im Ellenbogenbereich verbunden sind, gibt es auch rein traumatische.

Da die Verletzung relativ symptomarm verläuft, wird sie gerne übersehen und als Zerrung gedeutet. Selbt im Röntgenbild sind die volaren Verrenkungen oft schwer zu erkennen, so daß Vergleichsaufnahmen der nicht verletzten Seite notwendig sind. Zur leichteren Erkennung einer Luxation des Speichenköpfchens sei darauf hingewiesen, daß die Längsachse des Radius nach proximal verlängert in jeder Stel-

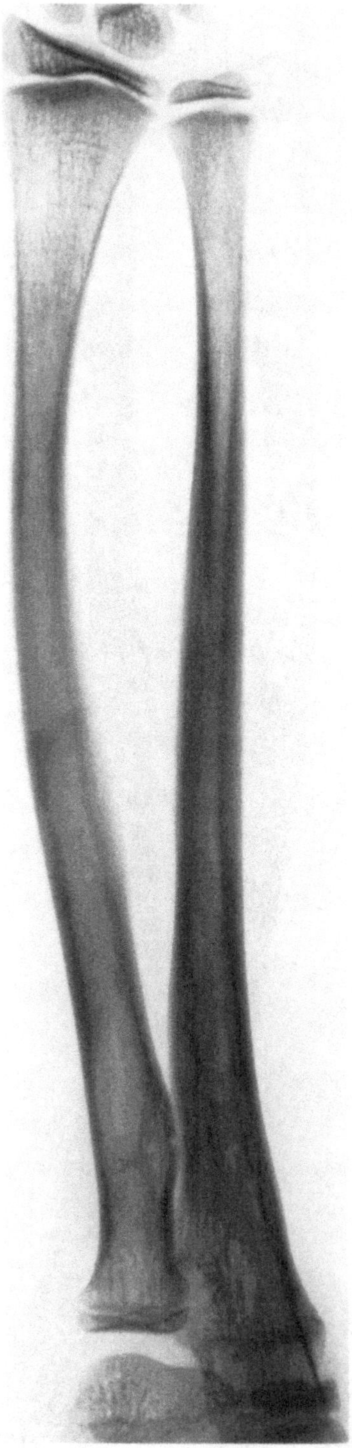

Abb. 43: Häufigkeit der Knochenverletzungen im Unterarmbereich in %.

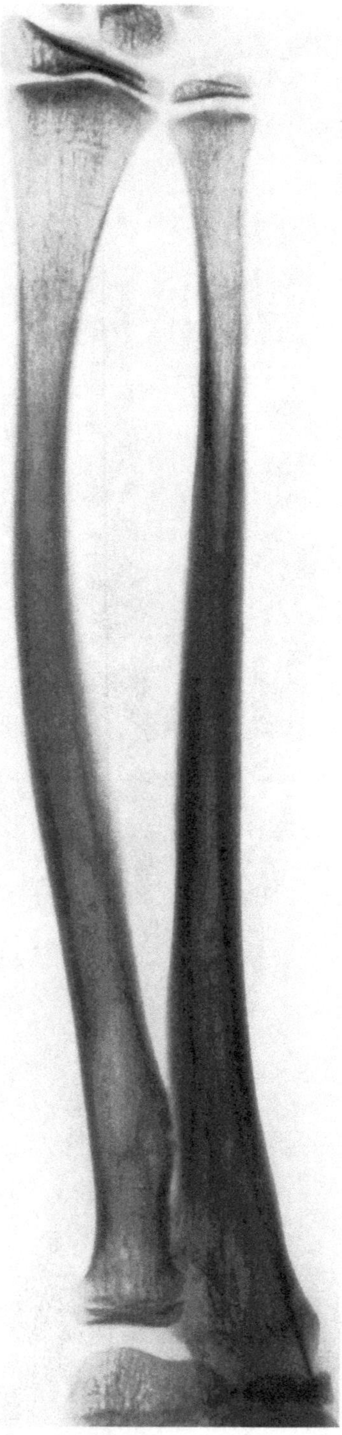

Abb. 44: Längenwachstum ausgehend von den einzelnen Wachstumszonen im Unterarmbereich (nach Blount) in %.

lung des Gelenkes durch die Mitte des Oberarmköpfchens oder seines Knochenkernes führen soll. Verrenkungen des Speichenköpfchens zur Radialseite bieten im Erkennen keine Schwierigkeiten.

Behandlung
Bei frischen Luxationen ist die Behandlung einfach. In Allgemeinnarkose wird der Arm gestreckt. Durch einen Assistenten läßt man das Ellenbogengelenk in Varusstellung bringen. Dann drückt man mit dem Daumen auf das verrenkte Speichenköpfchen und bringt es an seine richtige Stelle.

Manchmal kann das Lig. anulare ein Repositionshindernis darstellen. Dieses läßt sich in der Regel durch mehrmalige Pro- und Supinationsbewegungen des Unterarmes beseitigen. Hierauf wird das Ellenbogengelenk auf 70° gebeugt, so daß das Speichenköpfchen nicht mehr luxieren kann. Zeigt eine Röntgenkontrolle die Verrenkung beseitigt, wird in dieser Beugestellung ein gespaltener Oberarmgipsverband angelegt.

Die Dauer der Ruhigstellung beträgt 3 Wochen.

Gelingt auf die oben beschriebene Art und Weise die Einrichtung nicht, ist operativ vorzugehen, um das Repositionshindernis, meist das Lig. anulare, zu beseitigen.

Besteht eine veraltete Verrenkung des Speichenköpfchens, so soll kein operativer Eingriff vor Abschluß des Wachstums erfolgen.

Schulitz, K.: Die operative Behandlung der veralteten Radiusköpfchenluxationen im Kindesalter. Arch. orthop. Unfallchir. **81**, 225-237 (1975)

Teilverrenkungen des Speichenköpfchens (Pronatoria dolorosa infantum)

Diese Verletzung ist für Kleinkinder zwischen dem 1.-6. Lebensjahr typisch. Die Teilverrenkung des Speichenköpfchens ist eine nicht seltene Verletzung und wird trotzdem manchmal nicht richtig erkannt. Als Diagnose wird Ellenbogenverrenkung, Armplexuslähmung usw. gestellt. Mädchen sind häufiger betroffen als Knaben (Tab. 11).

Entstehung
In der Regel kommt es zu einer Subluxation des Speichenköpfchens, wenn das Kind am gestreckten Arm abrupt gezogen wird, z. B. durch Hochreißen des Kindes, um es vor einem Sturz zu bewahren oder Wegziehen des Kindes aus einer Gefahrenzone usw. Dabei rutscht das Ringband über den Speichenkopf, dessen Durchmesser in diesen Lebensjahren nicht viel größer als der des Speichenschaftes ist und

Tabelle 11. Altersübersicht von 2672 Speichenköpfchenteilverrenkungen

Alter in Jahren	männlich	weiblich	Summe	%
1	163	275	438	16,4
2	374	588	962	36,0
3	241	445	686	25,7
4	124	192	316	11,8
5	58	74	132	5,0
6	41	37	78	2,9
7	15	11	26	1,0
8	10	7	17	0,6
9	6	11	17	0,6
Gesamt	1032	1640	2672	100,0
%	38,6	61,4		

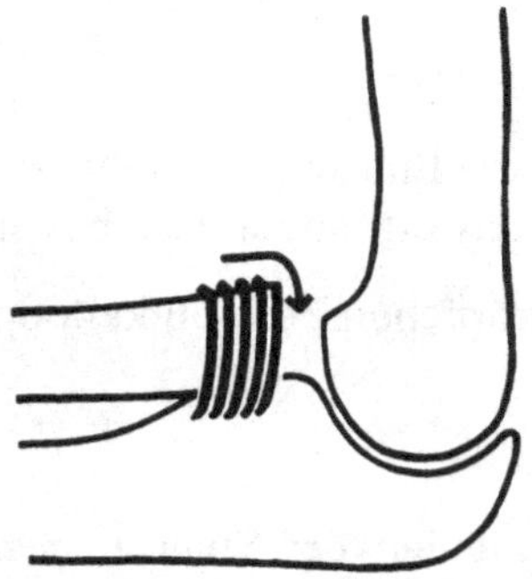

Abb. 45: Bei der Teilverrenkung rutscht das Lig. anulare über das Speichenköpfchen und klemmt sich im Ellenbogengelenk zwischen Speichen- und Oberarmköpfchen ein.

klemmt sich im Ellenbogengelenk zwischen Speichen- und Oberarmköpfchen ein (Abb. 45).

Klinisch bewegt das Kind nach der Verletzung das Ellenbogengelenk nicht mehr, der Unterarm ist bei mittlerer Beugestellung in Pronation federnd fixiert, das Kind ist weinerlich.

Behandlung

Im Röntgenbild ist die Teilverrenkung des Speichenköpfchens in der Regel nicht nachweisbar. Trotzdem sollen vor der Reposition immer Röntgenaufnahmen angefertigt werden, um andere Knochenverletzungen ausschließen zu können.

Die Reposition ist einfach und ohne Anästhesie durchführbar. Das Ellenbogengelenk wird unter Zug auf 90° gebeugt und dabei der Unterarm maximal supiniert. Ein führbares Knacken oder ein deutlicher Ruck zeigen das Einrasten des Speichenköpfchens an. Nach der Einrichtung hören die Kinder zu weinen auf, da sie schmerzfrei geworden sind. Das Ellenbogengelenk wird nach wenigen Minuten wieder aktiv frei bewegt. Eine Ruhigstellung ist nicht notwendig.

Bei den von einigen Autoren angegebenen rezidivierenden Teilverrenkungen des Speichenköpfchens dürfte es sich um nicht exakt reponierte Teilverrenkungen handeln.

Frank, E.: Die traumatische Subluxation des Speichenköpfchens bei Kindern. Aktuelle Chir. **2**, 29-34 (1976)
Jonasch, E.: Traumatische Teilverrenkung des Speichenköpfchens bei Kindern. Arch. orthop. Traumat. Surg. **96**, 51-52 (1980)
Piroth, P.: Die traumatische Subluxation des Radiusköpfchens (Chassaignac). Dtsch. Med. Wschr. **102**, 1520-1523 (1976)
Rech, H.: Die sogenannte Pronation douloureuse. Chirurg **32**, 368-371 (1961)
Walcher, K.: Beobachtungen zur Ätiologie der Pronatio dolorosa. Arch. orthop. Unfallchir. **74**, 197-204 (1972)

Brüche am oberen Speichenende

Der Bruch der Speichenköpfchenepiphyse, die Lösung der Speichenköpfchenepiphyse mit oder ohne Ausbruch eines metaphysären Keiles, sowie die Speichenhalsbrüche können gemeinsam besprochen werden, zumal ihre Behandlung ähnlich ist.

Verletzungen am oberen Speichenende entstehen fast ausschließlich durch indirekte Gewalteinwirkung und zwar durch Sturz auf den gestreckten Arm bei pronierter und dorsal flektierter Hand. Durch Übertragung der Aufprallkraft über den Speichenschaft kommt es zum Aufschlag des Radiusköpfchens auf das Capitulum humeri und je nach Stärke der Gewalteinwirkung zu unterschiedlichen Verletzungen desselben. Zusätzlich kann während des Unfalls das Ellenbogengelenk in eine Valgusstellung gedrängt werden, so daß es neben der Verletzung am proximalen Speichenende gleichzeitig zum Riß des medialen Seitenbandes oder zu einer Lösung des medialen Epikondylus und bei gleichzeitiger starker Überstreckung auch zu einer Olekranonfraktur kommen kann.

Durch diese Valgusstellung erfolgt die Abknickung des Speichenköpfchens immer nach radial und manchmal noch zusätzlich nach volar.

Brüche der Speichenköpfchenepiphyse

Isolierte Brüche der Speichenköpfchenepiphyse sind bisher nicht beschrieben worden. Epiphysenbrüche findet man nur in Verbindung mit einem Abbruch von der Metaphyse. Sie kommen mit und ohne Verschiebung vor.

Epiphysenlösungen des Speichenköpfchens

Die meisten Speichenköpfchenepiphysenlösungen kommen um das 10. Lebensjahr vor. 22,6% dieser Epiphysenlösungen entstehen beim Sport.

Bei den Lösungen der Speichenköpfchenepiphyse überwiegen die Fälle, bei denen gleichzeitig ein Keil von der Metaphyse ausgebrochen ist. Reine Epiphysenlösungen hingegen sind selten.

Eine Seitenverschiebung von mehr als 2 mm führt bei Epiphysenlösungen mit oder ohne Ausbruch eines metaphysären Keiles im Verlauf des weiteren Wachstums zu Deformierungen, meist in Form einer Verplumpung des Radiusköpfchens und damit zu einer Bewegungseinschränkung im Ellenbogengelenk.

Speichenhalsbrüche

23% der Speichenhalsbrüche entstehen beim Sport, nur 0,5% durch den Straßenverkehr und 76,5% durch andere Ursachen. Die meisten Speichenhalsbrüche finden sich im 14. Lebensjahr. Der Knochenkern für den Speichenkopf tritt zwischen dem 5.-7. Lebensjahr auf. Der Schluß der Epiphysenfuge erfolgt zwischen dem 14.-18. Lebensjahr. Wenn noch kein Knochenkern für den Speichenkopf vorhanden ist, kommt es an Stelle eines Bruches zu einer Wulstung des proximalen Metaphysenendes (Abb. 46). 8% der Speichenhalsbrüche sind Grünholzbrüche, die bis zum 12. Lebensjahr zu beobachten sind.

Die Wachstumsintensität der proximalen Epiphysenfuge der Speiche beträgt ungefähr ⅓ der der unteren (Abb. 44). Als üble Unfallfolge tritt je nach dem Ausmaß der beim Unfall entstandenen Schädigung der Wachstumszone des Speichenköpfchens ein früher oder später einsetzender Schluß der Wachstumsfuge und damit ein Cubitus valgus auf. Trotz anatomischer Einrichtung kommt es in 5% der Fälle zu einer Verkürzung der Speiche bis zu 10 mm.

Behandlung
Die Behandlung der Verletzungen am proximalen Speichenende soll konservativ sein, da die konservative Behandlung bezüglich der Spätfolgen der operativen überlegen ist.

Bei den Wulstbrüchen des Speichenhalses genügt eine Ruhigstellung mit einem Gilchrist-Verband für 10 Tage.

Bei verschobenen Brüchen oder Epiphysenlösungen soll die Einrichtung so frühzeitig als möglich erfolgen. Selbst bei verspäteter idealer operativer Einrichtung besteht im Ellenbogenbereich die Gefahr der Knochenneubildung in Form einer radio-ulnaren Synostose und von Verknöcherungen der Gelenkskapsel.

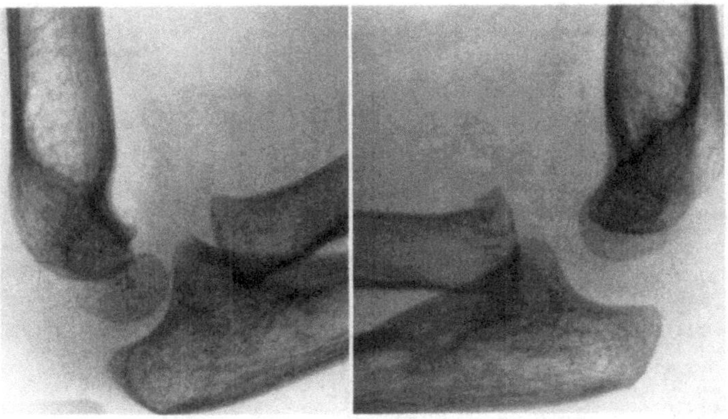

Abb. 46: Wulstbruch am proximalen Speichenende links bei einem 3jährigen Mädchen, das vom Tisch fiel. Als Behandlung genügt die Ruhigstellung des Ellenbogens mit einer Schlinge oder einen Gilchrist-Verband für einige Tage.

Auf die Möglichkeit einer aseptischen Nekrose der Speichenkopfepiphyse nach ihrer traumatischen Lösung und Verlagerung wird im Schrifttum hingewiesen. Von diesem Gedanken der Nekrose ausgehend wurde von einigen Autoren die Entfernung der verlagerten Speichenkopfepiphyse gefordert. Unter keinen Umständen darf die Speichenkopfepiphyse entfernt werden, auch wenn sie komplett nach außen und distal verlagert und um 90° verdreht ist, da sich in der Regel ein Cubitus valgus, ein relativer Ellenvorschub und damit eine Manus radioflexa ausbilden. Bei den eigenen Beobachtungen konnte kein Fall einer Nekrose gefunden werden.

Bei den Speichenhalsbrüchen findet man im Röntgenbild die typische Abknickung zur Radial- und Volarseite (Abb. 47). Achsenabweichungen bis zu 5° können belassen werden. Werden Achsenabweichungen von mehr als 5° toleriert, so kann im weiteren Verlauf des Wachstums ein Cubitus valgus entstehen.

Behandlung

1. Konservative Einrichtung (Abb.48)

Die Grundlage für eine erfolgreiche konservative Reposition bildet das genaue Studium der Röntgenbilder. In Allgemeinnarkose wird der Unterarm maximal gestreckt und supiniert. Durch einen Assistenten wird das Ellenbogengelenk so weit als möglich in Varusstellung gebracht und gleichzeitig ein Längszug am Unterarm ausgeübt. Durch diese Manipulation wird zwischen Oberarm und Speiche ein Klaffen des Gelenksspaltes erzielt.

Unter Sicht des Röntgenbildverstärkers wird durch Daumendruck von lateral her bei Epiphysenlösungen die Epiphyse nach proximal geschoben, während der Unterarm gleichzeitig langsam proniert und im Ellenbogengelenk gebeugt wird.

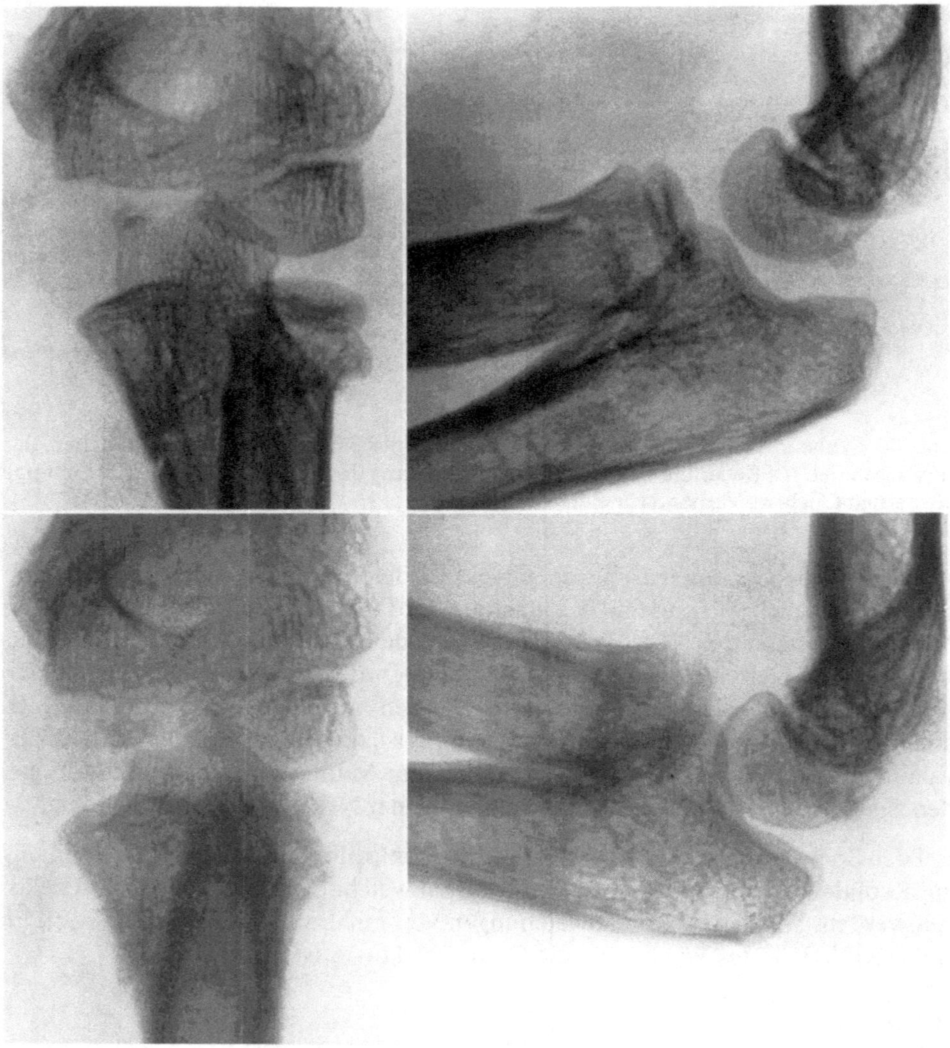

a

b

Abb. 47 a u. b: Speichenhalsbruch bei einem 10jährigen Knaben, entstanden durch Sturz beim Skifahren. Geringe Abwinkelung zur Radial- und Volarseite (Abb. 47 a). Keine Einrichtung. Ruhigstellung im Oberarmgipsverband durch 4 Wochen. Nach 8 Wochen war das Ellenbogengelenk wieder aktiv frei beweglich (Abb. 47 b).

Manchmal läßt sich die Epiphyse nicht in Supinationsstellung einrichten, sondern erst während der langsamen Pronation des Unterarmes.

Gelingt auf diese Art und Weise die Einrichtung nicht, kann versucht werden, mit einem perkutan eingeführten Steinmann-Nagel die Einrichtung zu erreichen. Dazu wird ebenfalls der Ellenbogen gestreckt und wie vorher beschrieben aufgeklappt.

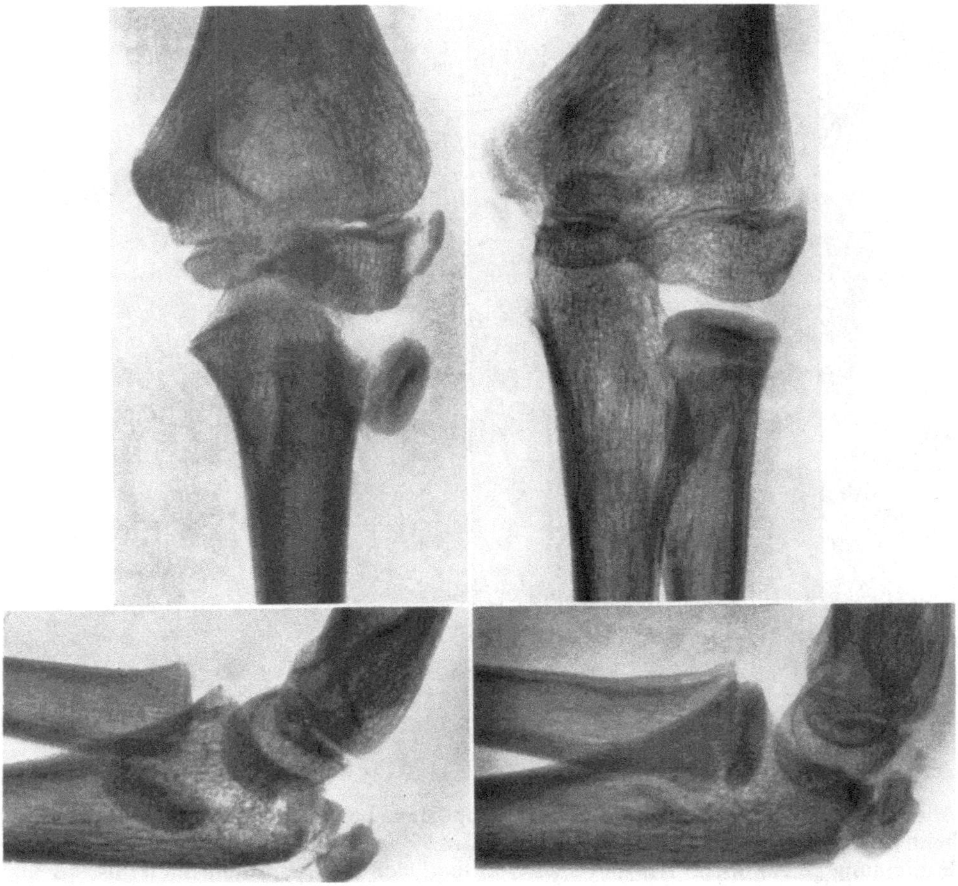

a b

Abb. 48a u. b: Epiphysenlösung des Speichenköpfchens bei einem 10jährigen Mädchen, welches beim Ballspiel auf den gestreckten Arm fiel. Die Epiphyse ist um volle Schaftbreite nach radial und peripher verschoben und außerdem um 90° gekippt (Abb. 48a). Die Reposition gelang konservativ. Nach 1 Jahr bestanden normale Gelenksverhältnisse (Abb. 48b). Das Ellenbogengelenk war aktiv frei beweglich.

Unter Sicht des Röntgenbildverstärkers wird der Nagel in den Bruchspalt eingeführt und durch Hebeln versucht, den nach radial abgesunkenen Speichenkopf oder die Epiphyse wieder in eine anatomische Stellung zu bringen. Um den tiefen Ast des N. radialis nicht zu verletzen, soll der Steinmann-Nagel möglichst weit dorsal eingeführt werden.

Eine gedeckte transartikuläre Bohrdrahtfixation kann bei unstabilen Querbrüchen des Speichenhalses oder Epiphysenlösungen notwendig werden. Dabei wird unter Sicht des Röntgenbildverstärkers und in reponierter Stellung des Bruches oder der Epiphyse ein 1,2 mm starker Bohrdraht perkutan von der Ellenbogenhinterseite in

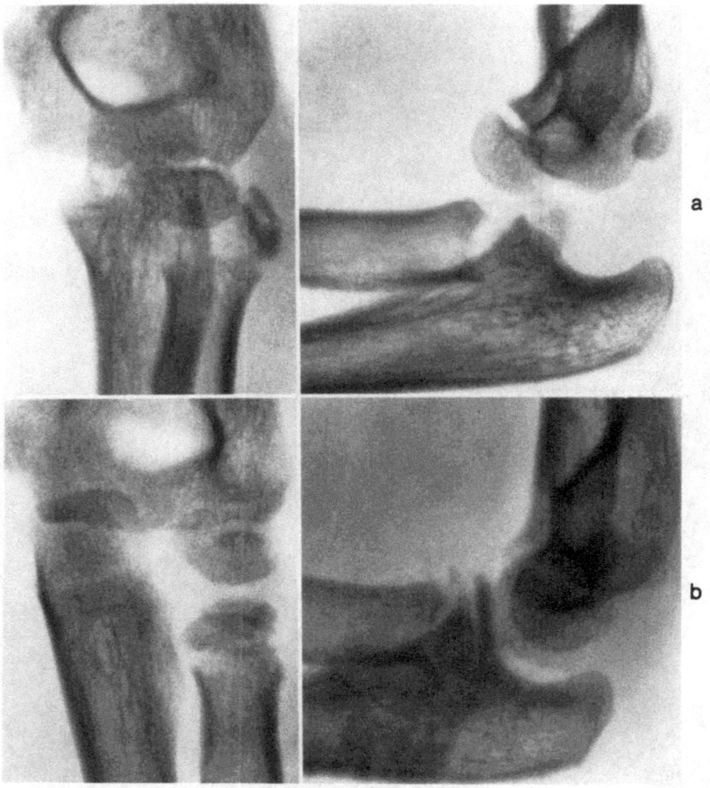

Abb. 49 a-c: Epiphysenlösung des Speichenköpfchens bei einem 8jährigen Mädchen, das beim Ballspielen stürzte. Die Epiphyse ist um fast 90° gekippt (Abb. 49 a). Die konservative Einrichtung gelang nicht. Bei der Operation fand sich als Repositionshindernis das Lig. anulare. Nach der Einrichtung war die Speichenkopfepiphyse stabil. Keine Osteosynthese (Abb. 49 b). Oberarmgipsverband für 5 Wochen.

den Markraum der Speiche bei rechtwinkelig gebeugtem Ellenbogen eingeführt (Witt).

Bei den transartikulär eingeführten Bohrdrähten kann es zum Bruch des Drahtes in Höhe des Ellenbogengelenkes kommen. Den Bruch des Drahtes kann man verhindern, wenn der nach der Einrichtung gespaltene Oberarmgipsverband am nächsten Tag geschlossen und zusätzlich ein Gips-Desault-Verband angelegt wird. Nach 3 Wochen werden die Gipsverbände entfernt, ebenso der Bohrdraht und ein neuer Oberarmgipsverband für weitere 2 Wochen angelegt.

Gelingt es nach 2-3maligen konservativen Versuchen nicht, die gelöste Speichenköpfchenepiphyse oder den Speichenhalsbruch einzurichten, so ist operativ vorzugehen.

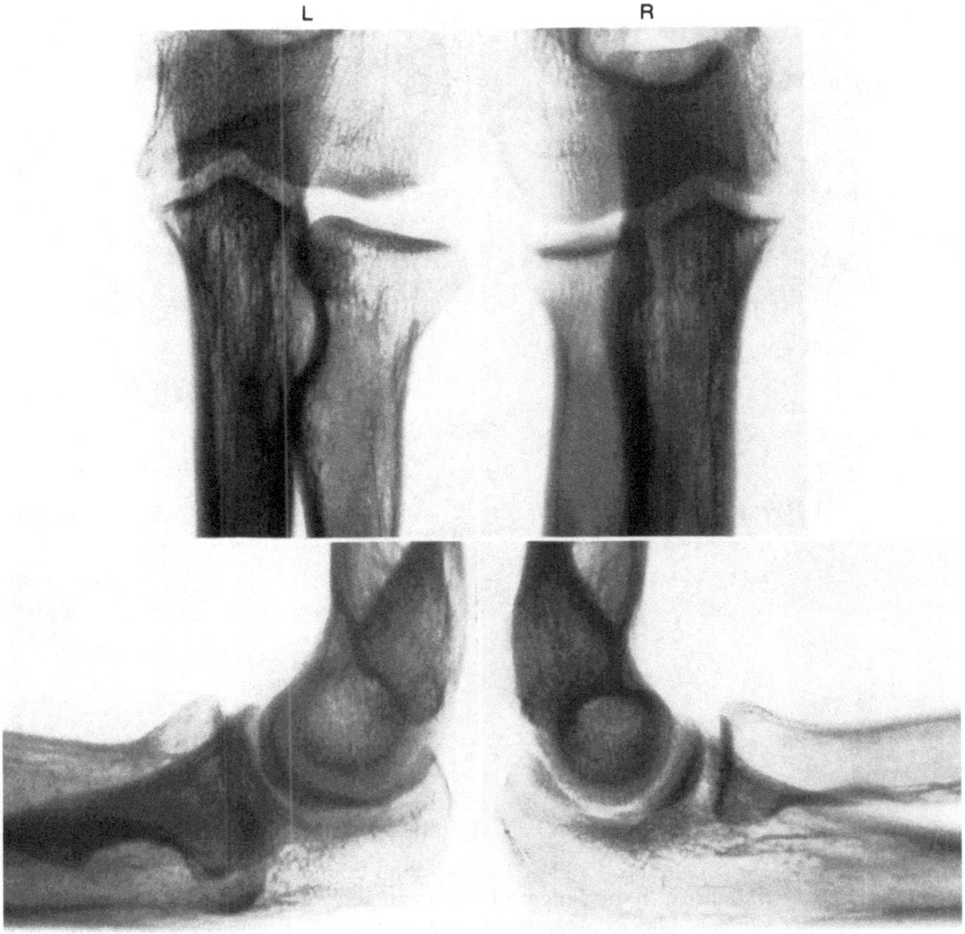

c

Nach 7 Jahren bestand eine Streck- und Beugebehinderung im Ellenbogengelenk von je 10°, die Unterarmdrehung war in beiden Richtungen ⅓ behindert. Die Röntgenkontrolle zeigt eine deutliche Verplumpung des proximalen Speichenendes (Abb. 49 c).

2. Operative Einrichtung (Abb. 49)
In Allgemeinnarkose und Blutsperre wird der Hautschnitt an der Außenseite des Ellenbogengelenkes bei supiniertem Unterarm so angelegt, daß er vom radialen Oberarmepikondylus radial und dorsal über das Speichenköpfchen auf den Unterarm geht. Der Hautschnitt darf über dem Speichenköpfchen nicht zu weit volar angelegt werden, um nicht den Muskelast des N. radialis zu verletzen. Wenn man die Gelenkskapsel der Länge nach geöffnet hat, kommt das Speichenköpfchen zur Darstellung. Die Epiphyse oder der Speichenhalsbruch werden reponiert. Dabei kann die Einrichtung einer gelösten Epiphyse ohne Ausbruch eines Keiles von der Metaphyse bezüglich der richtigen Drehstellung Schwierigkeiten bereiten.

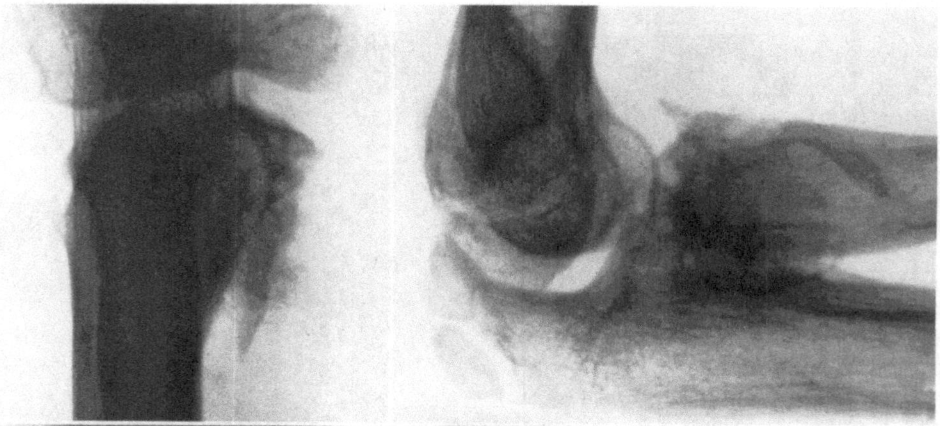
a

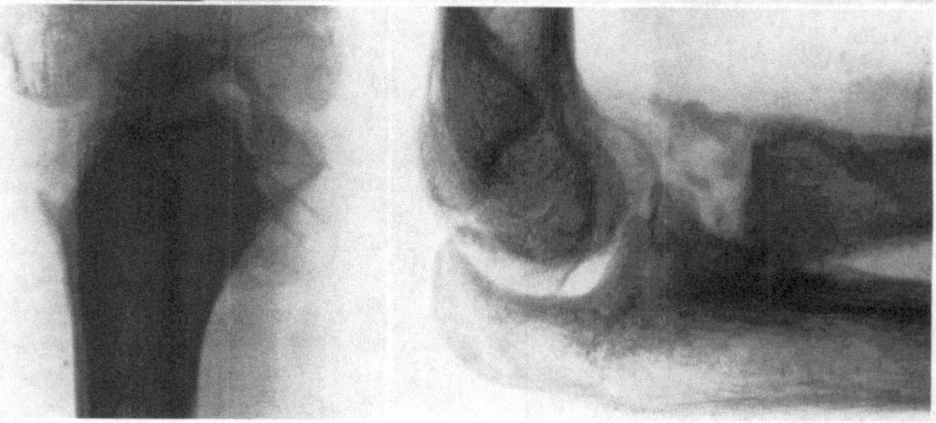
b

Abb. 50 a u. b: 13jähriger Knabe, der vor 2 Jahren beim Fußballspiel auf den linken Ellenbogen fiel. Keine Behandlung. In der Folgezeit kam es zu einer zunehmenden Bewegungseinschränkung des Gelenkes. Das Röntgenbild zeigt eine veraltete Epiphysenlösung am proximalen Speichenende mit deutlicher periostaler Reaktion an der Radialseite (Abb. 50 a). Wegen der Bewegungseinschränkung im Ellenbogengelenk wurde noch vor Schluß der Epiphysenfugen das Speichenköpfchen reseziert. Bereits 6 Wochen nach der Operation ist eine deutliche Regeneratbildung im Speichenköpfchenbereich zu sehen (Abb. 50 b). Die Beweglichkeit des Ellenbogengelenkes wurde schlechter als vor der Operation.

Bei Instabilität erfolgt die Fixation mit 0,8 mm starken Bohrdrähten. Bei Epiphysenverletzungen mit Ausbruch eines größeren metaphysären Keiles kann bei älteren Kindern die Fixation im metaphysären Bereich mit Schrauben erfolgen. Nach Naht nur der Haut wird ein Oberarmgipsverband bei im Ellenbogengelenk auf 90° gebeugtem Arm und bei mittlerer Drehung des Unterarmes angelegt, der sofort der ganzen Länge nach gespalten wird. Durch eine Röntgenkontrolle überzeugt man sich vom guten Ergebnis. Die Dauer der Ruhigstellung im Oberarmgipsverband beträgt 4 Wochen.

Das Osteosynthesematerial ist, sobald die Haut nach der Gipsabnahme in Ordnung ist, wieder zu entfernen.

Nach der Gipsabnahme ist keine Nachbehandlung erforderlich. Dem Kind erlaubt man den Arm voll zu gebrauchen. Es vermeidet von selbst, was ihm Schmerzen verursacht. Damit ist die rascheste und weitgehendste Wiederherstellung der Beweglichkeit des Ellenbogengelenkes zu erzielen. Passive Bewegungen, Massage und heiße Bäder begünstigen nur die Entstehung einer Myositis ossificans oder periartikulärer Verknöcherungen.

Ist nach einer Verletzung am proximalen Speichenende im Verlauf des weiteren Wachstums eine Fehlstellung aufgetreten, so soll vor einer weiteren Behandlung der Epiphysenschluß abgewartet werden. Sekundär korrigierende operative Maßnahmen haben vor Abschluß des Wachstums immer eine zweifelhafte Prognose (Abb. 50).

Böhler, J.: Die konservative Behandlung von Brüchen des Radiushalses. Chirurg **21**, 687-688 (1950)

Fischer, M.: Der Drahtbruch als Komplikation der transartikulären Spickung bei der kindlichen Radiushalsfraktur. Unfallheilkunde **79**, 277-279 (1976)

Henrikson, B.: Isolated fractures of the proximal end of the radius in children. Acta orthop. Scand. **40**, 245-260 (1969)

Jeffery, C.: Fractures of the neck of the radius in children. J. Bone Jt. Surg. **54 B**, 717-719 (1972)

Judet, J.: Fracture du col radial chez l'enfant. Ann. Chir. **16**, 1377-1385 (1962)

Kraus, J.: Läsionen der Epiphysenfuge am Radiusköpfchen. Aktuelle Traumatol. **5**, 127-131 (1975)

Krösl, W.: Operative Behandlung der kompletten Epiphysenlösung am proximalen Speichenende. Chir. Praxis **4**, 49-54 (1960)

ders.: Zu „Operative Behandlung der kompletten Epiphysenlösung am proximalen Speichenende". Chir. Praxis **4**, 325-326 (1960)

Lindham, S.: The significance of associated lesions including dislocation in fractures of the neck of the radius in children. Acta orthop. Scand. **50**, 79-83 (1979)

Mommsen, U.: Der Bruch des proximalen Radius im Kindesalter. Langenbecks Arch. Chir. **351**, 111-118 (1980)

Olivetti, L.: Annotazioni sul trattamento delle fratture delle estremita superiore del radio nel bambino. Clin. ortop. **15**, 81-92 (1963)

Reidy, J.: Treatment of displacement of the proximal radial epiphysis. J. Bone Jt. Surg. **45 A**, 1355-1372 (1963)

Renné, J.: Zur Therapie frischer, kindlicher Radiusköpfchenfrakturen und -luxationen. Aktuelle Traumatol. **4**, 11-15 (1974)

Römer, K.: Die seltene Dislokation des Radiusköpfchens nach dorsal und ihre Behandlung. Arch. orthop. Unfallchir. **50**, 242-245 (1958)

Rückert, K.: Zur Behandlung der dislozierten Radiushalsfraktur im Kindesalter. Z. Kinderchir. **15**, 332-337 (1974)

Täger, K.: Zur Behandlung der dislozierten Radiushalsfraktur im Kindesalter. Arch. orthop. Unfallchir. **80**, 25-30 (1974)

Weigert, M.: Ringbandplastik mit lyophilisierter Dura bei veralteten Radiusköpfchenluxationen bei Kindern. Orthop. Praxis **9**, 457-459 (1973)

Wiley, J.: Traumatic dislocation of the radius at the elbow. J. Bone Jt. Surg. **56 B**, 501-507 (1974)

Wood, S.: Reversal of the radial head during reduction of fracture of the neck of the radius in children. J. Bone Jt. Surg. **52 B**, 707-710 (1969)

Olekranonbrüche

Die Ellenhakenbrüche entstehen meist durch Sturz auf den gebeugten Ellenbogen und nur selten durch direkten Schlag. Als Unfallursachen finden sich zu 4,1% der Straßenverkehr, in 15,1% der Sport und in 80,8% „andere" Ursachen.

Die isolierten Olekranonbrüche bei Kindern sind selten. Sie treten gerne in Kombination mit einem Bruch des Radiushalses oder einer Speichenköpfchenepiphysenlösung auf.

Die Olekranonbrüche bei Kindern haben sehr variable Formen, von der Epiphysenlösung bis zum Trümmerbruch reichend. In differentialdiagnostischer Hinsicht ist daran zu denken, daß der Olekranonkern nicht vor dem 10. Lebensjahr auftritt und manchmal auch ein zweiter Kern, der sogenannte Olekranonspitzenkern. Kurz vor ihrer Verschmelzung können sie Anlaß zur Diagnose einer Fraktur sein (Abb. 51).

Behandlung

Besteht keine oder nur eine unwesentliche Verschiebung der Bruchstücke (Abb. 52), so braucht keine Reposition zu erfolgen. Das Periost erscheint in diesen Fällen intakt. Es genügt das Anlegen eines Oberarmgipsverbandes in Mittelstellung des Ellenbogengelenkes in 90° für 3 Wochen.

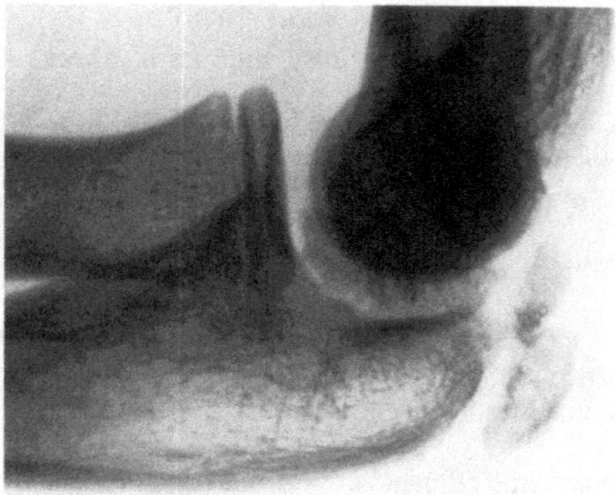

Abb. 51: 14jähriger Knabe, der beim Fußballspiel auf den Ellenbogen stürzte. Keine Fraktur, sondern 2 Knochenkerne. Der Olekranonspitzenkern ist nur manchmal vorhanden.

Besteht jedoch eine Diastase von mehr als 4 mm zwischen den Bruchstücken, so muß diese beseitigt werden (Abb. 53): In Allgemeinnarkose wird das Ellenbogengelenk gestreckt und ein entsprechender Druck auf das proximale Bruchstück ausgeübt. Dadurch gelingt es, die Diastase zwischen den Bruchstücken zu beseitigen. Die Verwendung eines Röntgenbildverstärkers ist dabei von Vorteil. Ist die Reposition gelungen, so wird in dieser Streckstellung des Ellenbogengelenkes ein Oberarmgipsverband angelegt. Durch eine Röntgenkontrolle von der Seite überzeugt man sich im Gipsverband von der guten Stellung des Bruches. Anschließend muß der Oberarmgipsverband an der Beugeseite der Länge nach durchgespalten werden. Wenn am nächsten Tag die Durchblutung in Ordnung ist, wird der Verband durch zirkuläre Gipsbindentouren geschlossen.

Die Dauer der ununterbrochenen Ruhigstellung beträgt 4 Wochen.

Bei Kindern wird das Ellenbogengelenk zum Unterschied Erwachsener trotz einiger Wochen anhaltender Fixation in Streckstellung in kurzer Zeit wieder frei beweglich.

Läßt sich die Diastase wie vorher beschrieben konservativ nicht beseitigen – dies ist meist bei älteren Kindern der Fall – muß die Reposition operativ erfolgen. Ist mit einem baldigen Epiphysenschluß zu rechnen, kann eine Zuggurtung gemacht werden. Bei noch jüngeren Verletzten eignet sich am besten zur Stabilisierung eine Drahtschlinge, die so angelegt werden soll, daß die Epiphysenfuge nicht beschädigt wird. Bei den operativ behandelten Verletzten beträgt die Ruhigstellung ebenfalls 4 Wochen. Das Osteosynthesematerial ist nach der Gipsabnahme, sobald die Haut in Ordnung ist, zu entfernen, d. i. nach 2-3 Tagen.

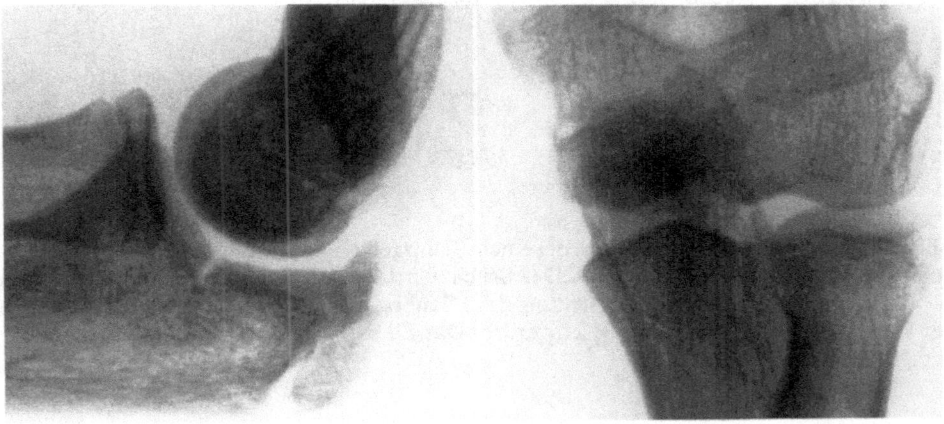

Abb. 52: Bruch des Olekranons bei einem 13jährigen Knaben durch Sturz mit dem Fahrrad. Keine wesentliche Verschiebung. Ruhigstellung im Oberarmgipsverband für 3 Wochen.

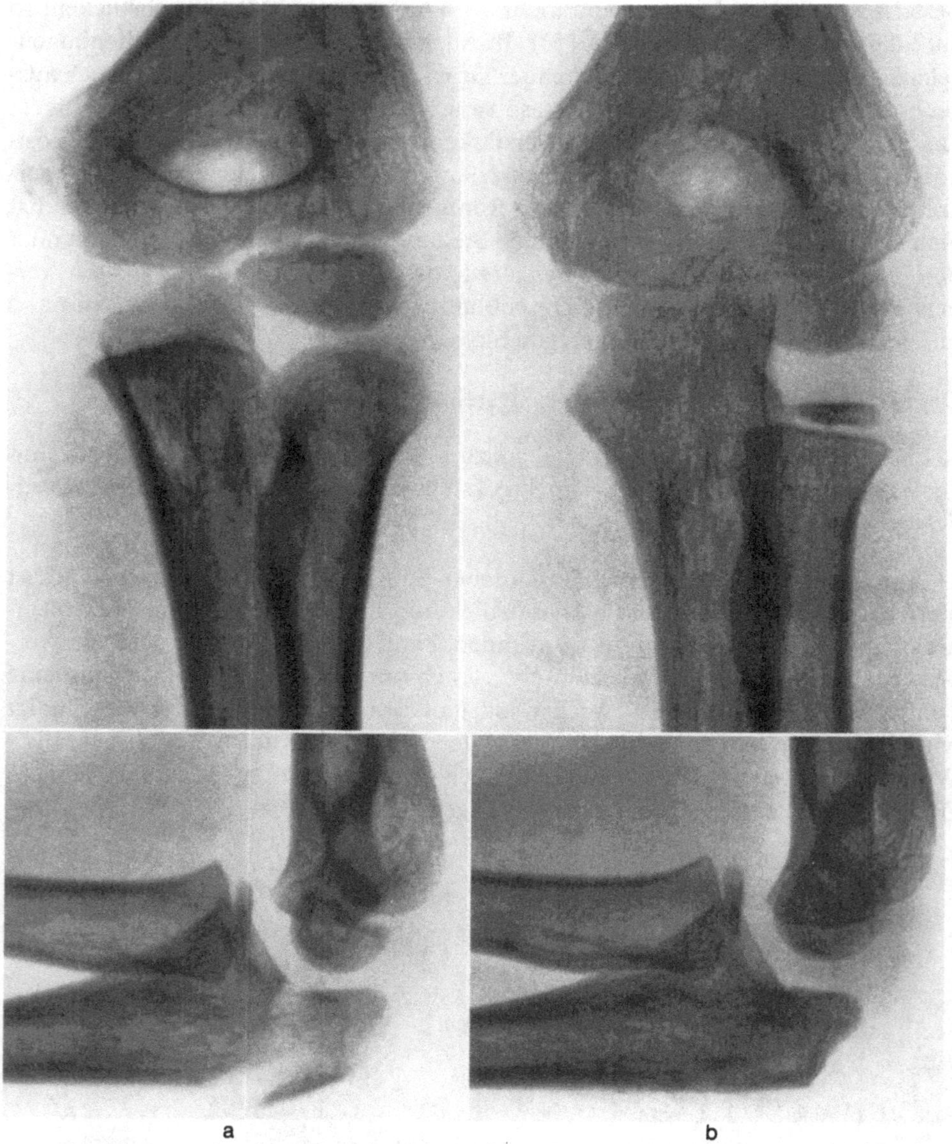

a b

Abb. 53 a u. b: Bruch des Olekranons bei einem 9jährigen Knaben durch Sturz auf den Ellenbogen beim Hochsprung (Abb. 53 a). Der Bruch wurde in Allgemeinnarkose reponiert und ein Oberarmgipsverband in Streckstellung des Ellenbogengelenkes angelegt. 3 Monate nach der Verletzung bestanden keine Beschwerden. Das Ellenbogengelenk war aktiv frei beweglich (Abb. 53 b).

Balthasar, A.: Der Olekranonbruch und die Patella cubiti unter Berücksichtigung der Entwicklungsgeschichte des Olekranons. Bruns Beitr. klin. Chir. **184**, 63-73 (1952)

Buhni, A.: Olecranonbrüche bei Kindern und ihre Behandlung. Ortop. Traumat. **36**, 10-13 (1962) (russisch); Ref. Z. org. ges. Chir. **172**, 99

Kowalski, J.: Die Behandlung veralteter Epiphysenschäden am proximalen Unterarm. Acta Chir. orthop. Traum. cech. **30**, 292-301 (1963) (tschechisch); Ref. Z. org. ges. Chir. **180**, 114

Brüche der Elle und Verrenkungen des Speichenköpfchens (Monteggia-Frakturen)

Diese Verletzung kommt bei Kindern ab dem 3. Lebensjahr vor und am häufigsten zwischen dem 6. und 8. Lebensjahr. Der Bruch der Elle erfolgt dabei – oft subperiostal – im proximalen Drittel oder im Bereich des Ellenhakens. Gleichzeitig ist das Speichenköpfchen nach volar und auch nach radial verrenkt.

Behandlung

Die Reposition gelingt meist konservativ (94%): In Allgemeinnarkose wird der Arm mittels der Mädchenfänger bei rechtwinkelig gebeugtem Ellenbogengelenk eingehängt und ein Zug mit 5-6 kp am Oberarm angreifend durch mindestens 10 Minu-

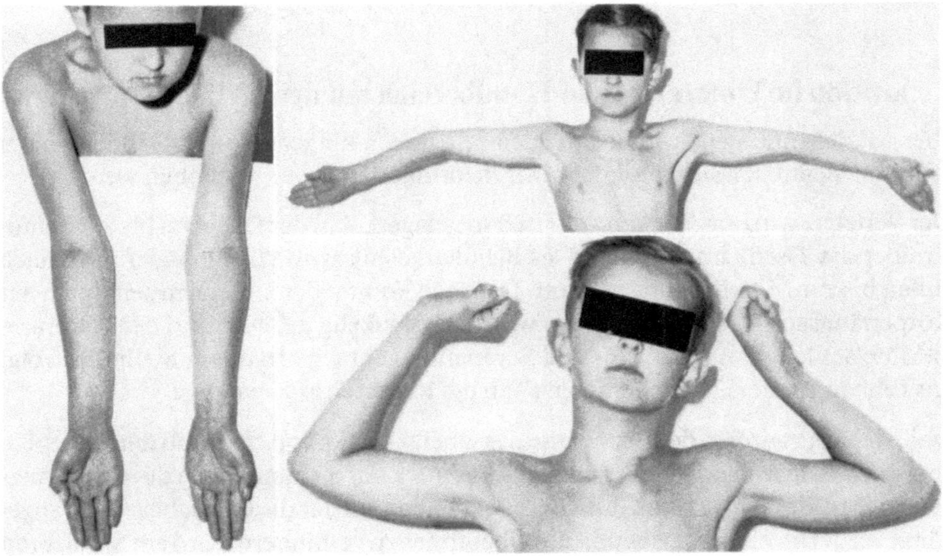

b

c

a

Abb. 54a-c: 8jähriger Knabe, der vor 2 Jahren beim Eislaufen stürzte und sich eine Monteggia-Fraktur rechts zuzog. Es wurde nur der Ellenbruch erkannt. Ruhigstellung im Oberarmgipsverband für 4 Wochen. Die Verrenkung des Speichenköpfchens nach volar blieb bestehen.

Äußerlich ist keine Deformität nachweisbar (Abb. 54a). Streckhemmung von 15° (Abb. 54b) und Beugehemmung von 10° (Abb. 54c).

ten ausgeübt. Durch entsprechenden Fingerdruck wird der ulnar offene Winkel der Elle behoben. Dabei kommt es gleichzeitig in der Regel zur Reposition des Speichenköpfchens. Ist dies nicht der Fall, kann versucht werden, durch Pro- und Supinationsbewegungen des Unterarmes das Speichenköpfchen an seine richtige Stelle zu bringen. Wenn die Einrichtung des Speichenköpfchens nicht gelingt, soll nicht operativ vorgegangen, sondern die Luxation belassen werden.

Ein operatives Vorgehen führt nur zur Schädigung der Epiphysenfugen und damit zu Deformierungen im Ellenbogengelenksbereich. Der Bewegungsausfall bei bestehender Luxation des Speichenköpfchens ist meist unbedeutend (Abb. 54). Nach Abschluß des Wachstums ist bei Beschwerden oder störenden Bewegungseinschränkungen eventuell an eine Resektion des Speichenköpfchens zu denken. Rekonstruktive Maßnahmen des Lig. anulare sind meist nicht von Erfolg begleitet.

Als Begleitverletzung werden in seltenen Fällen Dehnungsschäden des tiefen Astes des N. radialis beobachtet, die sich in der Regel ohne weitere Behandlung vollständig zurückbilden.

Die Verrenkung des Speichenköpfchens wird gerne übersehen. Diese kann auch bei distalen Unterarmbrüchen vorkommen. Daher ist bei distalen Unterarmbrüchen immer eine Röntgenaufnahme des entsprechenden Ellenbogengelenkes zu fordern.

Reposition im Unterarm- und Handbereich mit den „Mädchenfängern"

Die „Mädchenfänger" werden über den 1., 2. und 5. Finger gestülpt. Damit sie nicht abrutschen, müssen sie bis zu den Zwischenfingerfalten vorgeschoben werden.

Der Verletzte wird am Rücken am Tisch so gelagert, daß der Oberarm bis zur Schulter über die Tischkante vorragt. Das Schultergelenk wird 90° abduziert und nach außen bis zur Mittelstellung gedreht. Dadurch kommt der Unterarm senkrecht zur Körperlängsachse. Der Ellenbogen wird rechtwinkelig gebeugt und der Unterarm in Mittelstellung zwischen Pro- und Supination gebracht. In dieser Stellung erfolgt das Einhängen der „Mädchenfänger" an die Ketten der Querstange.

Der Längszug wird an der Beugeseite des Oberarmes knapp oberhalb der Ellenbeuge ausgeübt. Dazu wird ein 1 cm starkes Filzstück auf die Beugeseite des Oberarmes gelegt. Darüber kommt ein Gurt von 80 cm Länge, an der die Gewichtsstange angehängt wird. Um eine Quetschung des Oberarmes zu verhindern, wird ein Spreizbrett von 2 × 10 × 25 cm Größe zwischen den beiden Gurtenteilen eingelegt (Abb. 55).

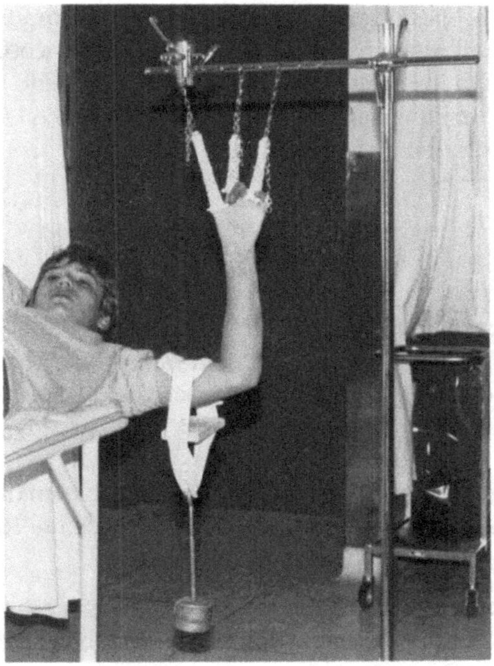

Abb. 55: Lagerungstechnik zur Reposition im Unterarm- und Handbereich mit den „Mädchenfängern".
(Diese Abb. wurde von Hr. Prim. Dr. Jahna, AUKH Wien, XII, zur Verfügung gestellt.)

Isolierte Speichenschaftbrüche

72,1% der Speichenschaftbrüche sind Grünholzbrüche! 20,5% aller isolierten Speichenschaftbrüche entstehen beim Sport, nur 0,4% durch den Straßenverkehr und 79,1% durch „andere" Ursachen.

Behandlung
Die Grünholzbrüche bieten bei der Behandlung keine Schwierigkeiten. Es genügt die Ruhigstellung mit einem Oberarmgipsverband durch 3 Wochen. Achsenknickungen bei Brüchen müssen in Allgemeinnarkose reponiert und anschließend mit einem Oberarmgipsverband für 5 Wochen ruhiggestellt werden.

Bei den isolierten Speichenschaftbrüchen an der Grenze mittleres distales Drittel kommt es durch Muskelzug gerne zu Fehlstellungen mit einem radial offenen Winkel. Diese Brüche lassen sich konservativ ideal einstellen, die gute Stellung im Gipsverband aber manchmal nicht festhalten. Da in diesem Bereich im Verlauf des weiteren Wachstums nur wenige Grade der Achsenfehlstellung korrigiert werden, kann bei älteren Kindern, wenn auf konservativem Wege keine gute Stellung zu erhalten ist, ein operatives Vorgehen notwendig werden: Nach neuerlicher Reposition erfolgt die Fixation des Bruches am besten mit einer Drittelrohrplatte, wobei die distale Speichenepiphysenfuge nicht verletzt werden darf. Anschließend wird ein Oberarmgipsverband für 5 Wochen angelegt. Die Platte ist, sobald die Haut nach der Gipsabnahme in Ordnung ist, wieder zu entfernen.

Isolierte Ellenschaftbrüche

Während beim isolierten Speichenschaftbruch 72,1% Grünholzbrüche sind, sind diese beim isolierten Ellenschaftbruch nur mit 31,8% vertreten. Außerdem sind die isolierten Ellenschaftbrüche seltener als die des Speichenschaftes (1 : 5).

Behandlung

Da in der Regel keine stärkere Achsenknickung besteht (Abb. 56), bieten die isolierten Ellenschaftbrüche bei der Behandlung keine Schwierigkeiten. Eine Ruhigstellung im Oberarmgipsverband durch 4 Wochen ist ausreichend.

Bei isolierten Ellenschaftbrüchen sind unbedingt auch Röntgenaufnahmen des Ellenbogengelenkes anzufertigen, um nicht eine gleichzeitige Verrenkung des Speichenköpfchens zu übersehen (Monteggia).

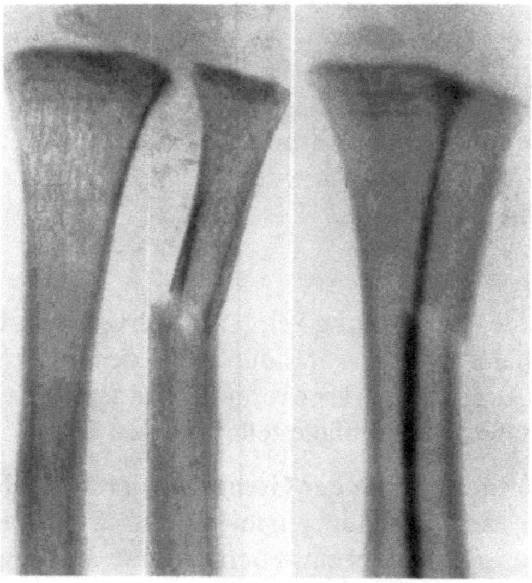

Abb. 56: Isolierter Bruch der distalen Elle bei einem 2jährigen Knaben, entstanden durch Sturz auf der Treppe. Die Behandlung erfolgte mit einer dorsalen Gipsschiene ohne Reposition für 3 Wochen.

Unterarmschaftbrüche

Die distalen Unterarmbrüche sind bei Kindern um 14% häufiger als die des Unterarmschaftes. Während die Wulst- und Grünholzbrüche beim Unterarmschaftbruch nur 37% ausmachen, sind bei den distalen Unterarmbrüchen 78% Wulst- oder Grünholzbrüche. Weiters erscheint von Interesse, daß die Unterarmschaftbrüche im 6. bzw. 8. Lebensjahr am häufigsten vorkommen, die distalen Unterarmbrüche jedoch im 10. bzw. 12. Lebensjahr (Tab. 12).

Tab. 12. Statistische Verteilung der Unterarmbrüche

	Art des Bruches	Anteil in %	Maximum im Lebensjahr
Unterarmschaft	Wulst-Grünholz-Bruch	37	6
	Bruch	63	8
	Gesamt	100,0	
Distaler Unterarm	Wulst-Grünholz-Bruch	78	10
	Bruch	22	12
		100,0	

Unfallursache war in 0,8% der Straßenverkehr, in 16,9% der Sport und in 82,3% „andere“ Ursachen. Selten entstehen die Unterarmschaftbrüche durch direkte, sondern meist durch eine indirekte Gewalteinwirkung.

Behandlung

Die Unterarmschaftbrüche bei Kindern sollen und können auch ausschließlich konservativ mit gutem Erfolg behandlet werden. Von 5731 geschlossenen und offenen Unterarmschaftbrüchen wurden nur 28 mit einer Osteosynthese versorgt (0,49%). Die einzige Pseudarthrose bei den 5731 Fällen trat nach einer Verplattung eines geschlossenen Unterarmschaftbruches bei einem 13jährigen Mädchen auf.

1. Grünholzbrüche des Unterarmschaftes

Achsenfehlstellungen gleichen sich im Unterarmhereich nur mäßig aus. Daher dürfen Achsenfehlstellungen von mehr als 5° nicht belassen werden, unabhängig vom Alter des Kindes.

Behandlung

Die Einrichtung soll sobald als möglich in Allgemeinnarkose erfolgen, bevor eine stärkere Schwellung aufgetreten ist. Um eine leichte Überkorrektur zu erreichen und damit später wieder auftretende Fehlstellungen zu vermeiden, muß bei den Grünholzbrüchen des Unterarmschaftes die intakte Kortikalis durchgebrochen werden.

Um sekundär auftretende Fehlstellungen zu erfassen, sind nach der 1. und 2. Woche nach der Einrichtung Röntgenkontrollen erforderlich. Die Dauer der Ruhigstellung beträgt je nach dem Alter des Kindes bei den Grünholzbrüchen 4-6 Wochen.

2. Brüche des Unterarmschaftes

Ihre Behandlung kann Schwierigkeiten bereiten, wenn eine Verschiebung um volle Schaftbreite und eine Verkürzung besteht, bzw. wenn ein Stückbruch vorliegt. Trotzdem ist ein operatives Vorgehen nicht angezeigt.

Nach Unterarmschaftbrüchen kommt es zu keiner Störung im Längenwachstum. Belassene Achsenfehlstellungen gleichen sich nur im mäßigen Umfang aus (Abb. 57).

Behandlung

In Allgemeinnarkose und Rückenlagerung des Kindes wird der Arm mit Hilfe der Mädchenfänger bei rechtwinkelig gebeugtem Ellenbogen an einer Querlatte eingehängt. Der Zug erfolgt durch Gewichte, die mittels eines Gurtes am Oberarm angreifen. Das Zuggewicht beträgt 4-6 kp. Von Wichtigkeit ist, daß dieser gleichmäßige Zug mindestens 10 Minuten ausgeübt wird. Die Verwendung eines Rötgenbildverstärkers bei der Einrichtung ist von Vorteil.

Achsenknickungen lassen sich durch entsprechenden Druck und Gegendruck leicht beseitigen. Besteht eine Verschiebung der Bruchstücke um mehr als Schaftbreite, so kann es notwendig werden, den Unterarm bis fast zum rechten Winkel abzubiegen, um die Bruchstücke aufeinanderzustellen. Gelingt das Aufeinanderstellen der Bruchstücke nicht, oder ist der Bruch instabil, so soll trotzdem keine Osteosynthese gemacht, sondern nur ein Oberarmgipsverband angelegt werden. Dabei ist darauf zu achten, daß der Bruch **achsengerecht** steht! Seitenverschiebungen um Schaftbreite und Verkürzungen bis zu 10 mm können toleriert (Abb. 58), Drehfehlstellungen jedoch müssen unbedingt korrigiert werden. Die Bildung eines Brückenkallus kommt bei Kindern praktisch nicht vor.

Nach dem Anlegen des Gipsverbandes überzeugt man sich durch eine Röntgenkontrolle von der achsengerechten Stellung des Bruches. Anschließend wird der Gipsverband gespalten. Am folgenden Tag wird der Gipsverband durch zirkuläre Gipsbindentouren geschlossen.

Abb. 57 a u. b: Bruch des Unterarmes im mittleren Drittel bei einem 9jährigen Mädchen. Die Speiche heilte mit einem radialen Knick von 15° und die Elle mit einem von 10° (Abb. 57 a). 3 Jahre später war der Bruch knöchern durchgebaut. Die Fehlstellung an beiden Unterarmknochen hat nur um wenige Grade abgenommen und war auch äußerlich sichtbar (Abb. 57 b). ▶

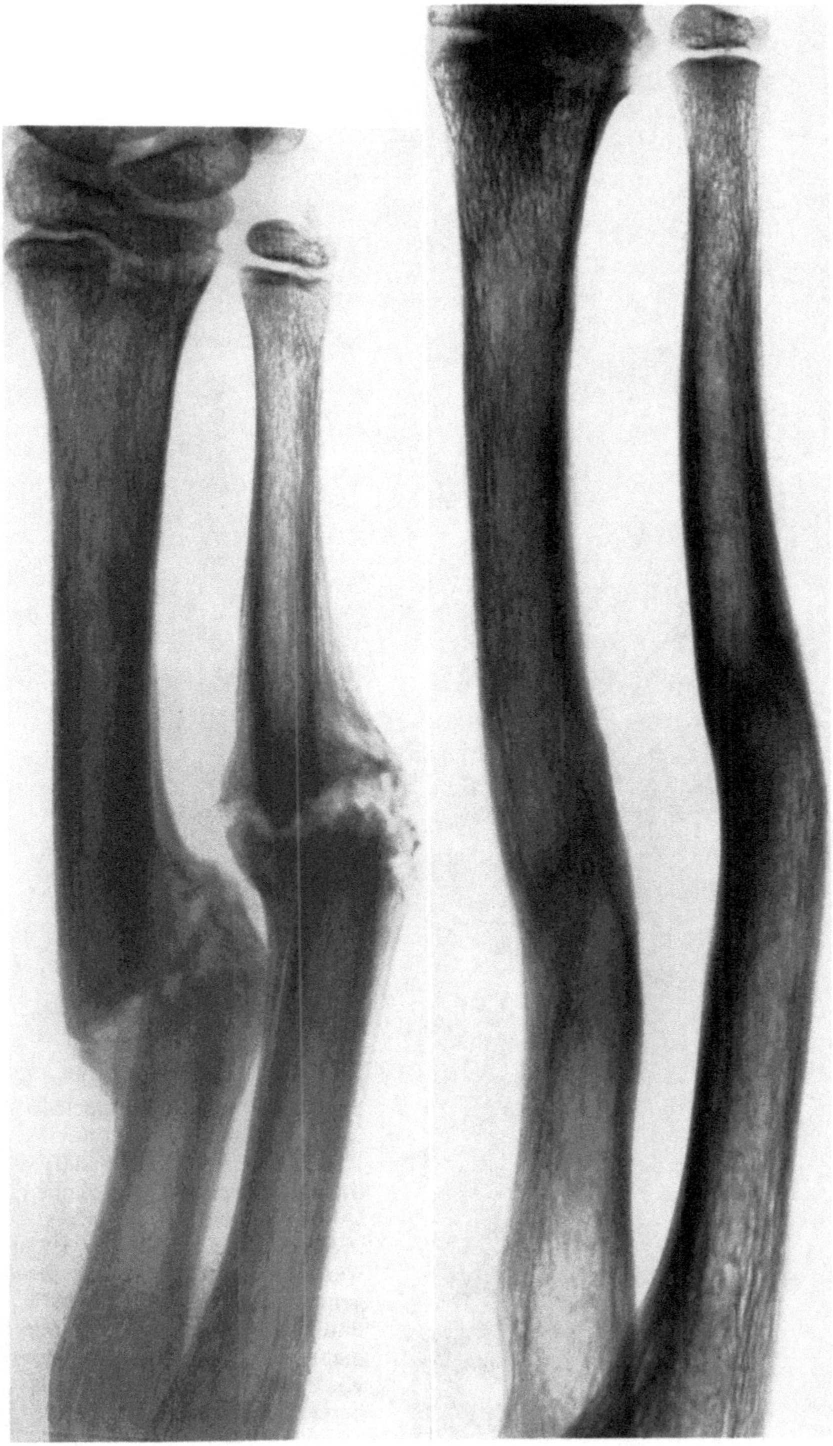

a b

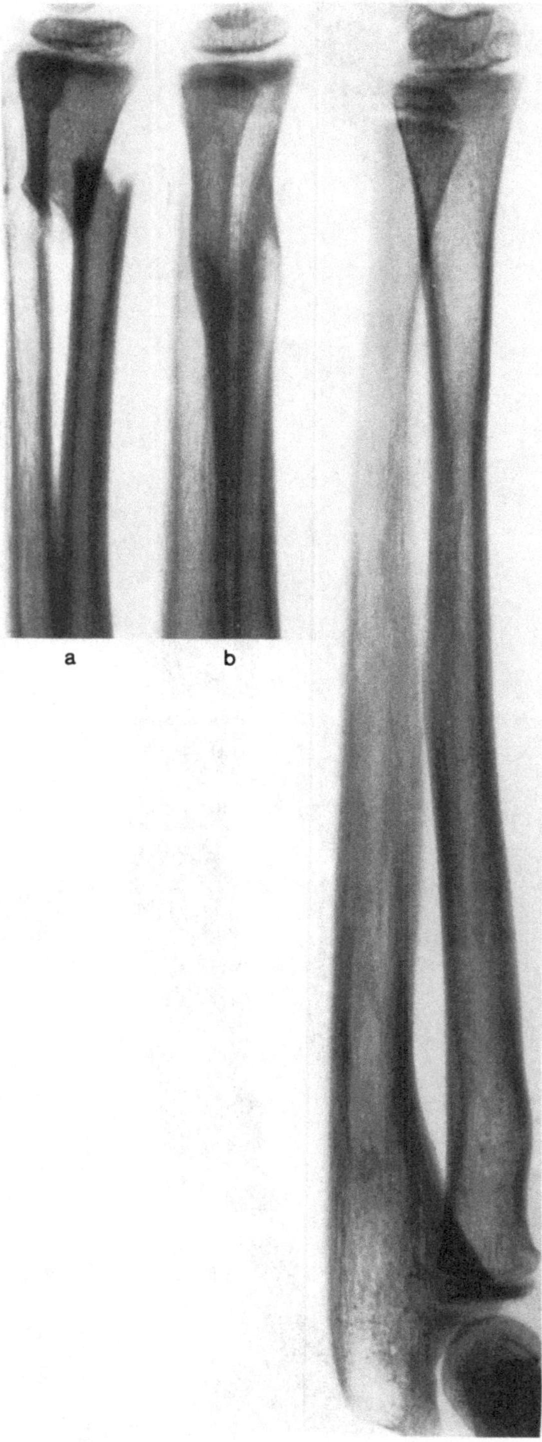

a b c

Abb. 58 a-c: Bruch der distalen Speiche bei einem 7jährigen Mädchen, welches beim Spiel stürzte. Der Radius ist um volle Schaftbreite zur Streckseite verschoben (Abb. 58 a). Die Heilung erfolgte in dieser Stellung. 6 Monate später war die Seitenverschiebung weitgehend ausgeglichen (Abb. 58 b) und nach 3 Jahren sieht man nur mehr eine geringe Verdickung der Kortikalis im ehemaligen Bruchbereich (Abb. 58 c).

Um sekundäre Fehlstellungen zu erfassen, sind nach der 1., 2., 3. und 4. Woche Röntgenkontrollen erforderlich. Ist eine Achenfehlstellung eingetreten, so ist der Gipsverband abzunehmen, die Fehlstellung zu korrigieren und ein neuer geschlossener Oberarmgipsverband anzulegen.

Die Dauer der Ruhigstellung im Oberarmgipsverband muß bei Kindern bis zum 10. Lebenssjahr 6-8 Wochen und bis zum 14. Lebensjahr 8-10 Wochen betragen.

Störungen der Gelenksfunktionen sind nach dieser Dauer der Ruhigstellung nicht zu befürchten. Die Gelenke werden ohne physio-therapeutische Maßnahmen in kurzer Zeit wieder frei beweglich. Refrakturen kommen bei Kindern nach Brüchen im Unterarmschaftbereich öfters vor. Die Ursache für die Refrakturen ist in der zu kurzen Ruhigstellung im Gipsverband zu suchen. Die von einigen Autoren angegebene Ruhigstellung für 3 oder 4 Wochen ist nicht ausreichend.

3. Offene Unterarmschaftbrüche

Ungefähr 3% der Unterarmschaftbrüche sind offene Frakturen. Offene Unterarmschaftbrüche sind nach der Wundausschneidung wie die geschlossenen zu behandeln. Die Verwendung von metallischen Implantaten ist nicht angezeigt, da dadurch nicht nur Wachstumsstörungen, sondern auch Infektionen begünstigt werden. Die Verwendung von Platten setzen ein weitgehendes Abschieben des Periosts voraus. Weiter kann durch Platten das weitere Längenwachstum beeinträchtigt werden und so zu störenden Verbiegungen führen.

Wenn aus zwingenden Gründen eine Stabilisierung des Unterarmschaftbruches erforderlich sein sollte, eignet sich am besten die Markdrahtung, ohne daß dabei die Wachstumsfugen berührt werden dürfen.

Beck, E.: Monteggia-Verletzung Zschr. Kinderchir. **6**, 244-247 (1968)

Bonnemann, D.: Zur Frage der Operationsindikation beim Unterarmbruch des Kindes. Zbl. Chir. **104**, 224-230 (1979)

Dau, W.: Behandlung von Unterarmbrüchen im Kindesalter. Chir. Praxis **10**, 405-411 (1966)

Eichler, J.: Spätschäden an den Radioulnargelenken nach Unterarmverletzungen am wachsenden Skelett. Chir. Praxis **10**, 49-58 (1966)

Fink, D.: Die Unterarmbrüche der Adoleszenten. Unfallheilkunde **80**, 479-480 (1977)

Fontaine, R.: Les fractures diaphysaires de l'avant-bras chez l'enfant et leurs résultats. A propos de 122 observations suivies. Strasbourg méd. **14**, 829-846 (1963)

Gainor, J.: Forearm fractures treated in extension. J. Trauma **9**, 167-171 (1969)

Henrikson, B.: Monteggia fractures in children. A follow up of twenty-three cases. Acta chir. Scand. **122**, 515-519 (1961)

Höllwarth, M.: Die Monteggia-Fraktur im Kindesalter. Unfallheilkunde **81**, 77-80 (1978)

Hughston, J.: Fractures of the forearm in children. J. Bone Jt. Surg. **44 A**, 1678-1693 (1962)

Koncz, M.: Spätergebnisse bei Unterarmfrakturen im Kindesalter. Arch. orthop. Unfallchir. **76**, 300-315 (1973)

Lehfuss, H.: Ein Beitrag zur Monteggia-Verletzung im Kindesalter. Mschr. Unfallheilk. **77**, 59-65 (1974)

Nonnemann, H.: Grenzen der Spontankorrektur fehlgeheilter Frakturen bei Jugendlichen. Langenbecks Arch. klin. Chir. **324**, 78-86 (1969)
Ramsey, R.: The Monteggia fracture-dislocation in children. J. Amer. Med. Ass. **182**, 1091-1093 (1962)
Rettig, H.: Die Unterarmschaftfraktur beim Kind – Grenzen und Möglichkeiten einer Spontankorrektur von Fehlstellungen. H. Unfallheilk. **132**, 393-396 (1978)
Theodorou, S.: Dislocation of the head of the radius associated with fracture of the upper end of the ulna in children. J. Bone Jt. Surg. **51 B**, 700-706 (1969)
Seyffarth, G.: Die Refraktur am kindlichen Vorderarm. Mschr. Unfallheilk. **69**, 525-530 (1966)
ders.: Die Behandlung der stark verschobenen Vorderarmfraktur bei Kindern und Jugendlichen. Arch. orthop. Unfallchir. **64**, 64-76 (1968)
Simon, L.: Markdrahtosteosynthese bei kindlichen Unterarmschaftfrakturen. Aktuelle Traumatol. **5**, 133-139 (1975)
Steinert, V.: Unterarmfrakturen im Kindesalter. Bruns Beitr. klin. Chir. **212**, 170-184 (1966)
Stucke, K.: Kindliche Speichenfrakturen. Mschr. Unfallheilk. **68**, 478-499 (1965)
Stulz, E.: Traitement des fractures diaphysaires des deux os de l'avant-bras chez l'enfant et l'adulte d'après une série contnue de 428 cas. Lyon chir. **60**, 366-378 (1964)
Teutsch, W.: Nachuntersuchungsergebnisse konservativ behandelter Unterarmschaftbrüche bei Kindern. Zbl. Chir. **93**, 1237-1242 (1968)
Theodorou, S.: Dislocation of the head of the radius associated with fracture of the upper end of the ulna in children. J. Bone Jt. Surg. **51 B**, 700-706 (1969)
Wright, P.: Greenstick fracture of the upper end of the ulna with dislocation of the radiohumeral joint or displacement of the superior radial epiphysis. J. Bone Jt. Surg. **45 B**, 727-731 (1963)

Brüche des distalen Unterarmes

77,8% aller Brüche am distalen Unterarm sind Grünholz- oder Wulstbrüche. Ungefähr 25% der distalen Unterarmbrüche entstehen beim Sport.

1. Wulstbrüche des distalen Unterarmes

Behandlung

Wulstbrüche, bei denen keine Achsenknickung besteht, können einfach mit einer dorsalen Gipsschiene behandelt werden. Es genügt eine Ruhigstellung durch 2-3 Wochen.

Besteht ein Wulstbruch mit einer Achsenknickung (Abb. 59), soll ein Oberarmgipsverband für 4 Wochen gegeben werden. Eine Reposition ist nicht erforderlich. Der Ausgleich erfolgt bei dieser Bruchform durch die Natur von selbst innerhalb kurzer Zeit.

2. Grünholzbrüche des distalen Unterarmes

Gewöhnlich besteht ein mehr oder minder starker Knick beider Unterarmknochen zur Dorsalseite, während in der 2. Ebene selten eine gleichzeitige Achsenabweichung nachzuweisen ist.

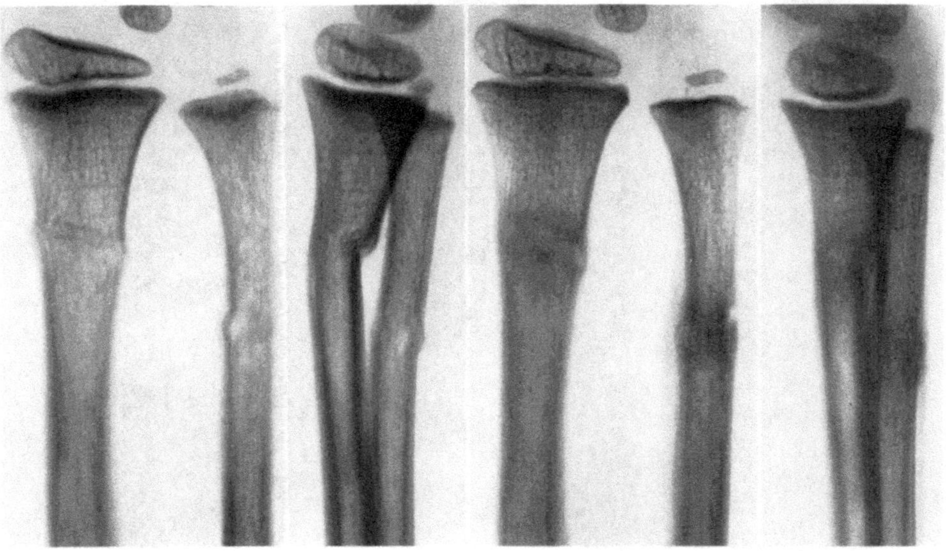

a b

Abb. 59a u. b: Wulstbruch des distalen Unterarmes bei einem 4jährigen Mädchen durch Sturz auf der Treppe. Knickung der Unterarmknochen zur Streckseite von 10°. Keine Einrichtung (Abb. 59a). Ruhigstellung mit einem Oberarmgipsverband für 4 Wochen.
Die Röntgenkontrolle zeigt, daß die Achsenknickung weitgehend ausgeglichen ist. Deutliche periostale Kallusbildung an der Streckseite beider Unterarmknochen und an der Radialseite der Elle (Abb. 59b).

Behandlung

Die Grünholzbrüche sind als stabile Brüche anzusehen. Besteht eine Achsenknikkung von mehr als 5°, soll die Reposition in Allgemeinnarkose erfolgen. Es genügt bei den Grünholzbrüchen nicht, nur eine achsengerechte Stellung zu erzielen, sondern es muß eine Überkorrektur erreicht werden, da bei diesen Brüchen gerne die alte Fehlstellung wieder auftritt. Um eine Überkorrektur zu erreichen, muß bei der Reposition die intakte Kortikalis durchgebrochen werden. Dies geschieht am besten über einem gepolsterten Keil. Dabei bricht der Knochen ganz durch, während das Periost intakt bleibt. Der Bruch ist daher weiter als stabil anzusehen. Die weitere Behandlung erfolgt wie bei den Unterarmschaftbrüchen (s. S. 101).

Die Dauer der Ruhigstellung im Oberarmgipsverband beträgt je nach dem Alter des Kindes 5-6 Wochen.

3. Brüche des distalen Unterarmes (Abb. 60 u. 61)

Beim Bruch beider Unterarmknochen ist meist die Speiche stärker verschoben als die Elle. Die Behandlung soll unter allen Umständen konservativ erfolgen. Die Behandlung ist die gleiche, wie bei den Unterarmschaftbrüchen.

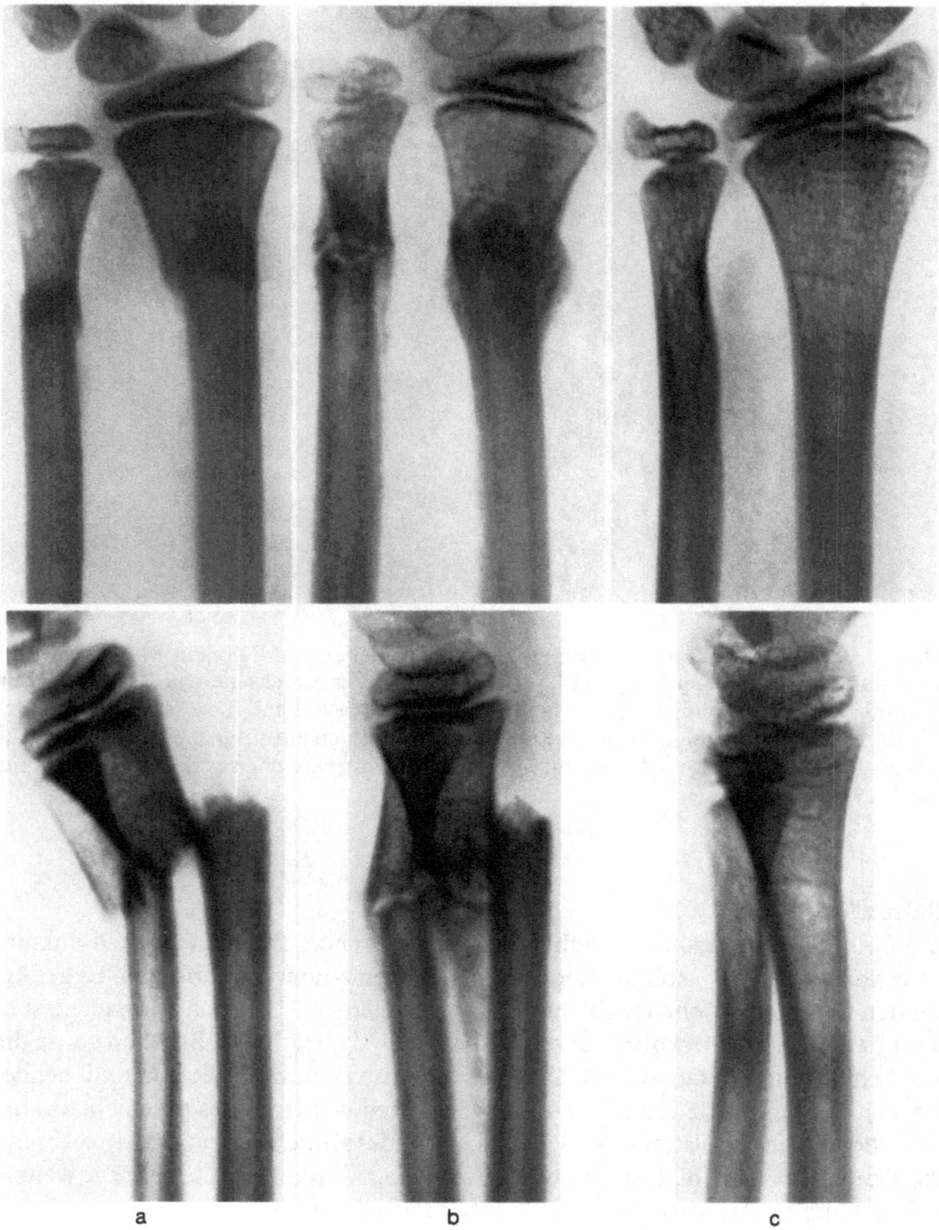

a b c

Abb. 60a-c: Bruch des distalen Unterarmes mit Verschiebung beider Unterarmknochen zur Streckseite um volle Schaftbreite, Verkürzung und dorsalem Knick von 30° bei einem 9jährigen Knaben, der mit dem Fahrrad stürzte (Abb. 60a). Angebliche Reposition in Narkose und Oberarmgipsverband für 6 Wochen.
Die Röntgenbilder nach der Gipsabnahme zeigen den distalen Unterarmbruch mit periostaler Kallusbildung geheilt (Abb. 60b). Die Speiche ist unverändert um volle Schaftbreite zur Streckseite verschoben, steht jedoch achsengerecht. Deutliche keilförmige Kallusbildung an der Streckseite des Radiusschaftes. Die Elle zeigt keine Seitenverschiebung mehr, jedoch einen volaren Knick von 10°. 2 Jahre später ist die Seitenverschiebung am Radius verschwunden. Beide Unterarmknochen zeigen eine anatomische Stellung. Keine Wachstumsstörung (Abb. 60c).

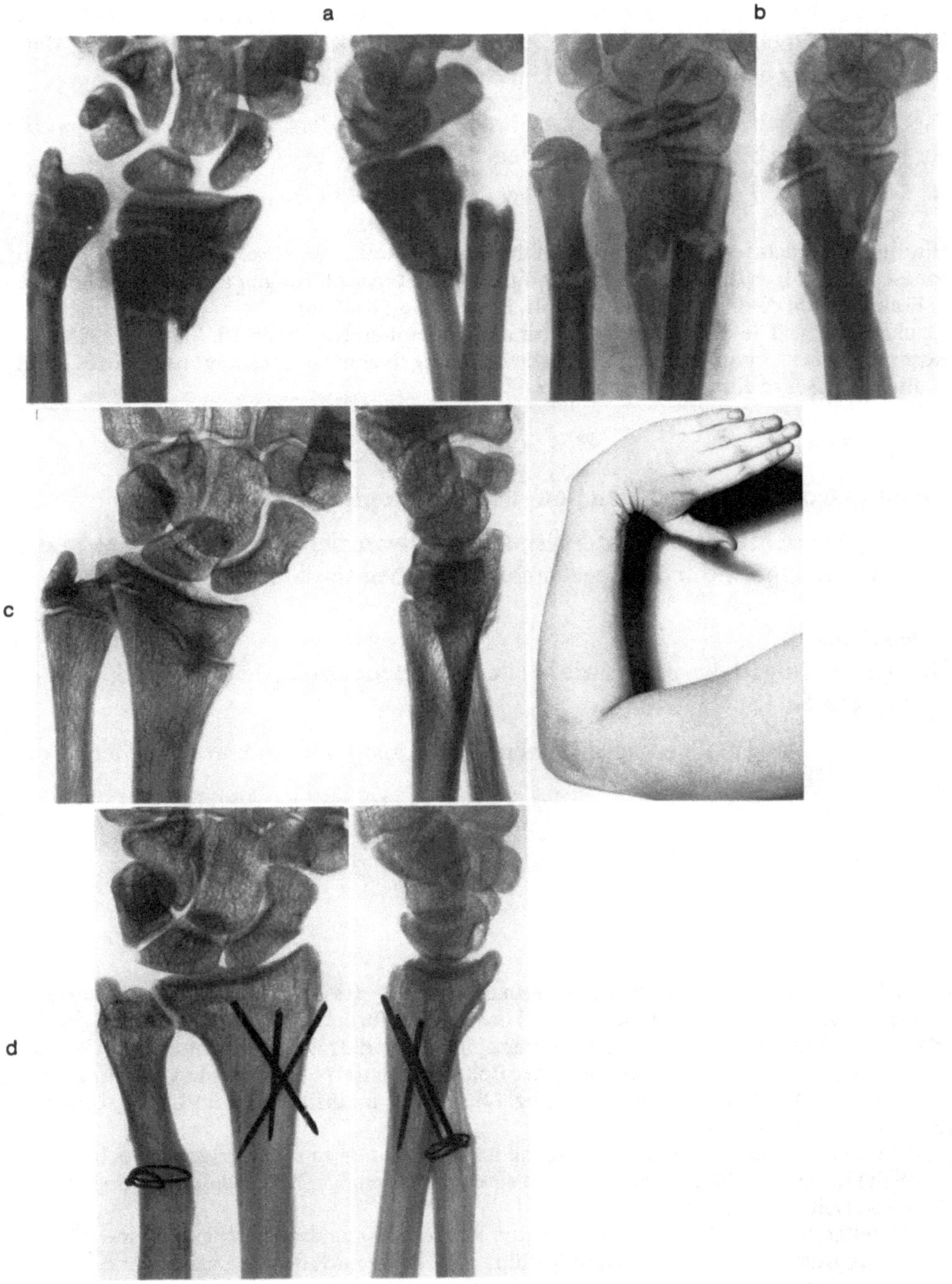

Abb. 61 a-d: Geschlossener Bruch des distalen Unterarmes bei einem 11jährigen Mädchen, das beim Geräteturnen stürzte. Es besteht eine Verschiebung der Speiche um mehr als Schaftbreite zur Streck- und um Kortikalisbreite zur Radialseite. Die Elle ist nach radial und dorsal

Die Dauer der Ruhigstellung im Oberarmgipsverband beträgt je nach dem Alter des Kindes 6-8 Wochen. Erst zu diesem Zeitpunkt ist die Kallusbildung so kräftig, daß bei Entfernung des Gipsverbandes keine neue Fehlstellung auftritt.

Pseudarthrosen bei distalen Unterarmbrüchen bei Kindern wurden bei konservativer Behandlung bisher nicht beobachtet.

Hinding, E.: Fractures of the distal end of the forearm. Acta orthop. Scand. **43**, 357-365 (1972)
Jonasch, E.: Folgen der blutigen Einrichtung von Epiphysenlösungen und epiphysennahen Frakturen am distalen Vorderarm. Chir. Praxis **4**, 65-68 (1960)
Reichmann, W.: Die distale Radiusfraktur im Kindesalter. Handchir. **10**, 179-181 (1978)
Rosemeyer, B.: Der in Fehlstellung verheilte handgelenknahe Speichenbruch des Kindes und seine Behandlung. Orthopäde **4**, 8-13 (1975)

Lösungen der distalen Speichen- und Ellenepiphyse

Bei der gleichzeitigen Lösung der distalen Epiphysen der Unterarmknochen ist die Epiphyse der Speiche in der Regel mehr verschoben als die der Elle (Abb. 62).

Behandlung

Die Behandlung ist die gleiche wie bei der isolierten Lösung der distalen Speichenepiphyse (s. S. 115).

Die Ruhigstellung muß jedoch mit einem Oberarmgipsverband für 4 Wochen erfolgen.

geknickt (Abb. 61 a). Nachdem das Aufeinanderstellen des Speichenbruches konservativ nicht gelang, wurde operativ reponiert und der Speichenbruch mit einem Bohrdraht, der die Wachstumsfuge überkreuzte, fixiert. Oberarmgipsverband. Die Heilung erfolgt p. p. Nach 6 Wochen wurden der Gipsverband und der Bohrdraht entfernt. Der distale Unterarmbruch ist geheilt, die Epiphysenfugen unauffällig. Die Elle ist im distalen Radio-Ulnargelenk zur Streckseite subluxiert (Abb. 61 b).
2 Jahre und 3 Monate nach der Verletzung besteht bei dem nun 13jährigen Mädchen eine deutliche Manus radioflexa bedingt durch einen partiellen Epiphysenschluß der Speiche an der Radialseite (Abb. 61 c).
Zur Beseitigung der Fehlstellung wurde eine Keilosteotomie der Speiche und eine schräge Verkürzungsosteotomie der Elle durchgeführt. 2 2½ Jahre nach der Operation war die Hand äußerlich gerade. Im Röntgenbild sind die Wachstumsfugen geschlossen, der Speichenschaftgelenkswinkel von vorne gesehen ist wieder positiv geworden (Abb. 61 d). Bewegungseinschränkung im Handgelenk zur Dorsalseite von 5° und zur Volarseite von 20°. Die Unterarmaußendrehung war zur Hälfte behindert.

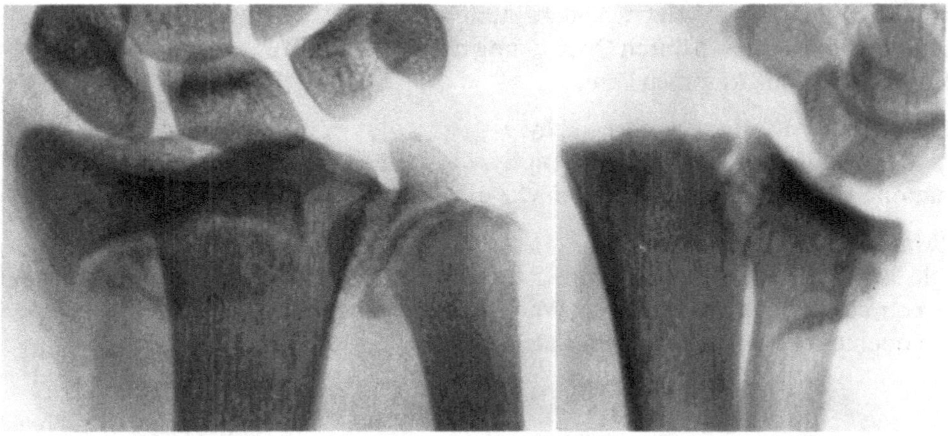

Abb. 62: Gleichzeitige Lösung der distalen Radius- und Ulnaepiphyse bei einem 12jährigen Knaben durch Sturz beim Skifahren. Die Epiphyse der Speiche ist um volle Schaftbreite zur Streck- und um ⅓ zur Radialseite verschoben, die der Elle um ⅓ Schaftbreite zur Radialseite. Die Reposition erfolgte in Allgemeinnarkose mit Hilfe der Mädchenfänger. Ruhigstellung im Oberarmgipsverband für 4 Wochen.

Epiphysenverletzungen am distalen Speichenende

Mit 8,7% von allen Epiphysenverletzungen stehen die der distalen Speiche der Häufigkeit nach an 2. Stelle. 32,3% entstehen beim Sport, 0,5% durch den Straßenverkehr und 67,2% durch „andere" Ursachen.

Am distalen Speichenende kann man folgende Verletzungen der Epiphyse unterscheiden:

1. Lockerung der distalen Speichenepiphyse
2. Bruch der distalen Speichenepiphyse
3. Isolierte Lösung der distalen Speichenepiphyse und
4. Lösung der distalen Speichenepiphyse mit Ausbruch eines Knochenstückes von der Metaphyse.

1. Epiphysenlockerungen an der distalen Speiche

Bei den Epiphysenlockerungen sind im Röntgenbild normale Epiphysenverhältnisse vorhanden, obwohl sie klinisch mit starker Schmerzhaftigkeit und Schwellung imponieren. Es sollen keine „gehaltenen" Röntgenaufnahmen gemacht werden, um die maximale Verschiebung im Augenblick des Unfalls wieder zu reproduzieren, wie dies von einigen Autoren gefordert wird.

Behandlung

Als Behandlung genügt neben kühlenden Umschlägen das Tragen einer elastischen Handbinde für einige Tage. Bestehen jedoch weiter starke Schmerzen, soll zur Schmerzausschaltung eine dorsale Gipsschiene für 2 Wochen gegeben werden.

Nach 1 Jahr sind die Verletzten nachzuuntersuchen, da es, obwohl nur eine Epiphysenlockerung bestand, durch Quetschung der Wachstumsfuge zu einem vorzeitigen Epiphysenschluß kommen kann.

2. Brüche der distalen Speichenepiphyse

Der Bruch der distalen Speichenepiphyse ist selten und dann meist nur in Kombination mit einem Abbruch von der Metaphyse.

Behandlung

Die Behandlung soll unter allen Umständen konservativ sein. Wenn schon der Bruch der Speichenepiphyse zu Wachstumsstörungen führt, können diese durch ein operatives Vorgehen noch verstärkt werden.

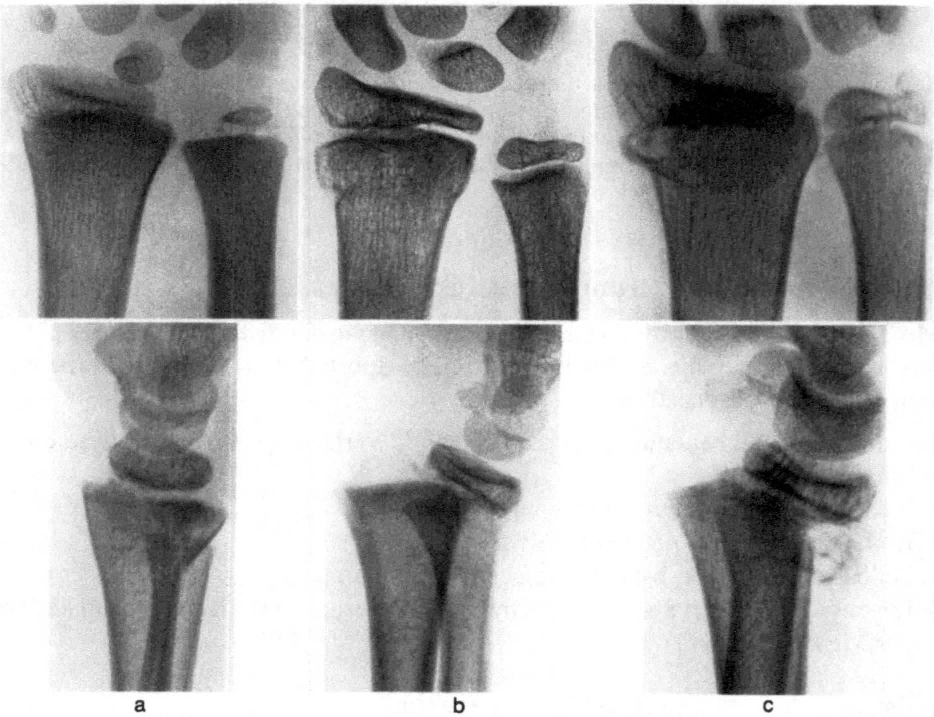

Abb. 63 a-c: Verschiedene Formen der Verletzung der distalen Speichenepiphyse. Wulstbruch mit Epiphysenlockerung (Abb. 63 a). Isolierte Epiphysenlösung mit Verschiebung der Epiphyse um ⅔ Schaftbreite zur Streckseite (Abb. 63 b). Epiphysenlösung mit Ausbruch eines Keiles von der Metaphyse und Verschiebung zur Streckseite (Abb. 63 c).

Abb. 64 a-c: Lösung der distalen Speichenepiphyse mit Ausbruch eines kleinen Biegungskeiles von der Metaphyse bei einem 12jährigen Mädchen, entstanden durch Sturz von einem Baum. Es besteht eine Verschiebung der Epiphyse um 4 mm zur Streckseite (Abb. 64 a). In Lokalanästhesie wurde die Epiphysenlösung reponiert und eine dorsale Gipsschiene für 4 Wochen angelegt. Bei der Gipsabnahme war die Epiphyse um 1 mm zur Streckseite verschoben (Abb. 64 b). ▶

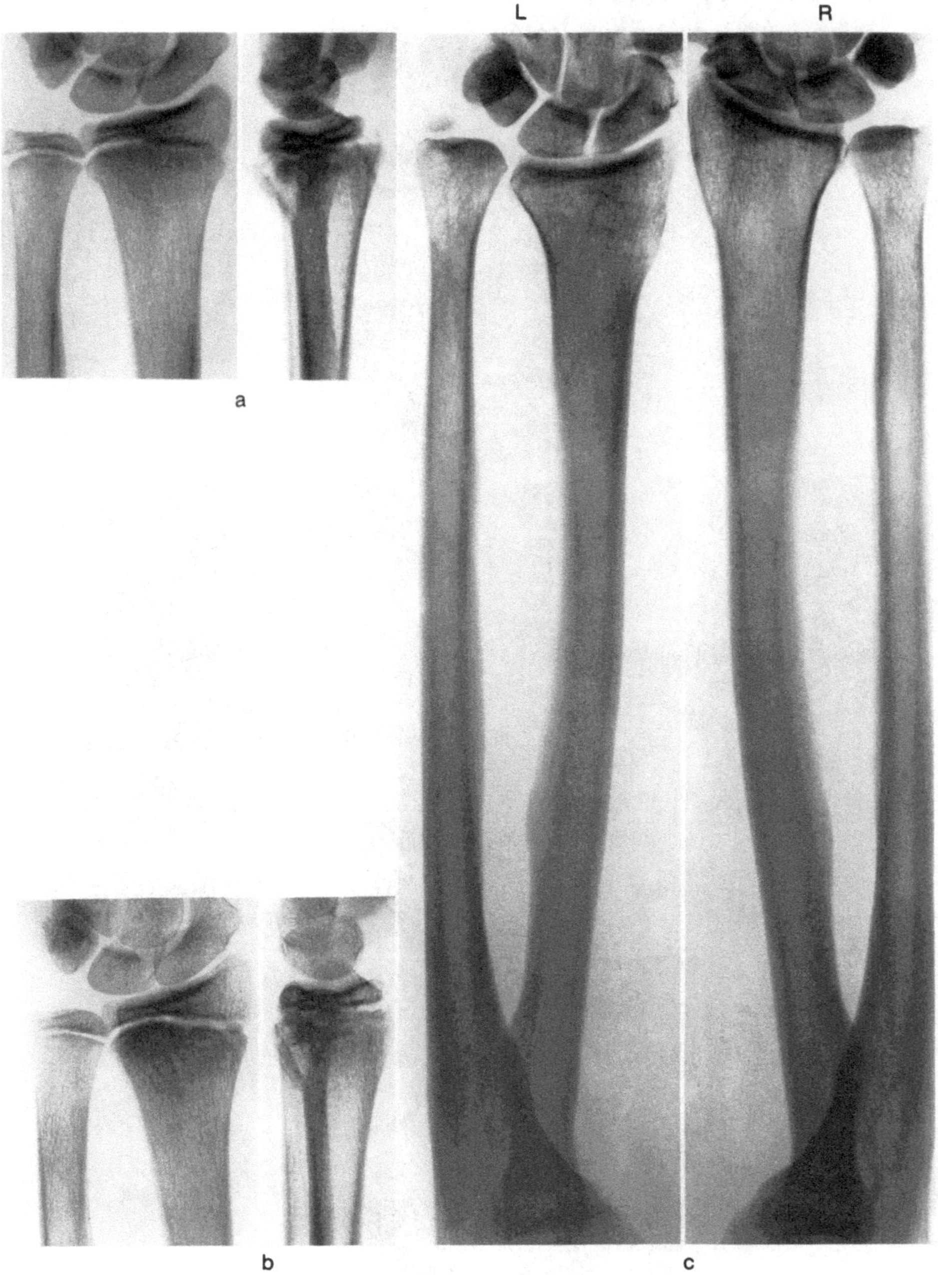

6 Jahre später war die Stellung der Hand äußerlich unauffällig. Die Verletzte klagte über Schmerzen im Handgelenk bei längerdauernder Belastung. Im Röntgenbild besteht eine Verkürzung der Speiche gegenüber der Vergleichsseite von 13 mm, ein Ellenvorschub von 5 mm und eine Pseudarthrose des Griffelfortsatzes (Abb. 64 c).

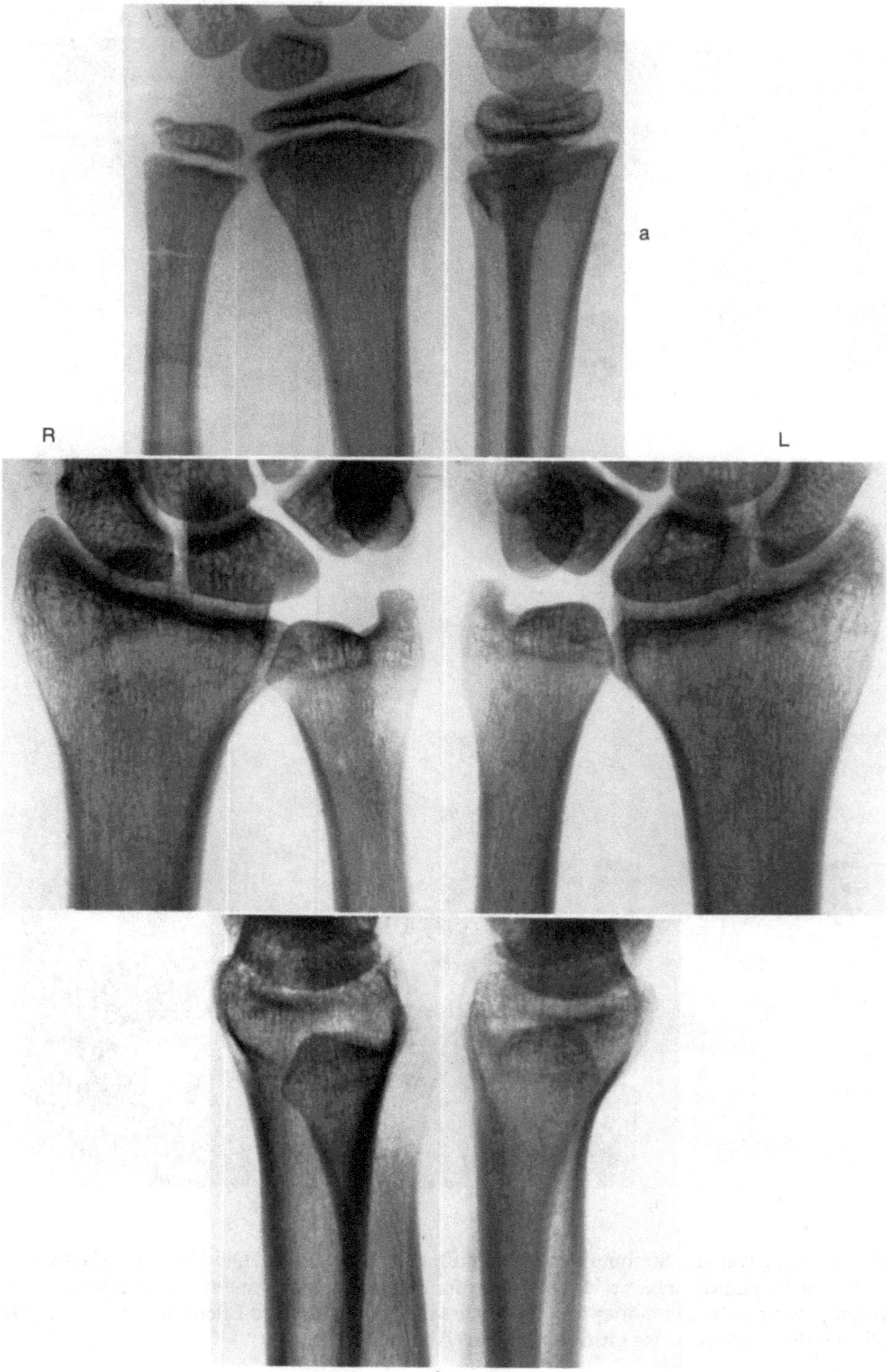
a
R
L
b

Gelingt die ideale konservative Einrichtung der Bruchstücke der Speichenepiphyse nicht, soll diese Stellung belassen und das weitere Wachstum abgewartet werden. Korrekturoperationen sollen, wenn notwendig, erst knapp vor oder nach Abschluß des Wachstums ausgeführt werden.

Die Einrichtung erfolgt auf die gleiche Art und Weise wie bei den Epiphysenlösungen (s. S.112). Zur Ruhigstellung gibt man eine dorsale Gipsschiene mit Daumeneinschluß für 6 Wochen.

3. Epiphysenlösungen der distalen Speiche

Die Epiphysenlösungen am unteren Speichenende entstehen am häufigsten durch Sturz auf die ausgestreckte Hand und selten durch eine direkte Gewalteinwirkung, z. B. durch Quetschung. Dabei ist die Epiphyse in der Regel zur Streckseite hin verschoben. Wenn ein Biegungskeil von der Metaphyse vorhanden ist, stammt dieser auch von der Streckseite (Abb. 63).

Behandlung

Die Reposition soll sobald als möglich erfolgen. Die konservative Einrichtung soll in Allgemeinnarkose und nicht in Lokalanästhesie gemacht werden, damit sie schonend erfolgen kann. Nach einigen Minuten der Extension mit 4-6 kp mittels der Mädchenfänger wird durch entsprechendem Druck mit beiden Daumen und Gegenhalt mit den dreigliedrigen Fingern die Fehlstellung der Epiphyse beseitigt. Durch eine Röntgenkontrolle überzeugt man sich, ob die Einrichtung gelungen ist.

Geringe Verschiebungen können belassen werden, da es im weiteren Wachstum zum Ausgleich kommt.

Die Ruhigstellung erfolgt mit einer dorsalen Gipsschiene. Noch in Narkose des Verletzten wird eine neuerliche Röntgenkontrolle gemacht, um zu ersehen, ob sich die reponierte Stellung im Gipsverband gehalten hat. Hierauf wird der Gipsverband gespalten. Am nächsten Tag, wenn keine Störungen bestehen, kann der Gipsverband mit einer zirkulären Gipsbinde geschlossen werden.

Nach dem Abklingen der Schwellung, d. i. zwischen dem 5.-7. Tag, muß nach vorheriger Röntgenkontrolle eine neue dorsale Gipsschiene anmodelliert werden, um weitere Fehlstellungen zu verhindern bzw. zu korrigieren. 1 Woche später ist nochmals eine Röntgenkontrolle notwendig.

◀ Abb. 65 a u. b: 10jähriger Knabe, der beim Laufen auf die linke Hand stürzte. Im Röntgenbild ist die distale Speichenepiphyse an richtiger Stelle, jedoch besteht an der Streck- und Radialseite der Metaphyse eine Wulstung (Abb. 65 a). Ruhigstellung mit einer dorsalen Gipsschiene für 3 Wochen.
Nach 19 Jahren war der Verletzte beschwerdefrei, das Handgelenk klinisch unauffällig und frei beweglich. Röntgenologisch bestand eine Verkürzung der Speiche gegenüber der Vergleichsseite von 8 mm und ein Ellenvorschub von 3 mm (Abb. 65 b).

Die Dauer der Ruhigstellung mit einer dorsalen Gipsschiene beträgt je nach der Größe der primären Verschiebung 3-5 Wochen.

Um Wachstumsstörungen zu erfassen, sollen die Verletzten nach 1 Jahr zu einer Nachuntersuchung vorgeladen werden. Dabei sollen Röntgenaufnahmen beider Unterarme mit Hand- und Ellenbogengelenken gemacht werden. Verkürzungen der Speiche bis zu 20 mm haben keinen Einfluß auf die Form und Funktion der Hand (Abb. 64 u. 65).

4. Offene Epiphysenlösungen der distalen Speiche

Bei einer offenen Epiphysenlösung der Speiche soll die Wunde ausgeschnitten, genäht und die Epiphysenlösung wie eine geschlossene weiterbehandelt werden. Die Ruhigstellung muß jedoch mit einem gespaltenen Oberarmgipsverband erfolgen.

Jedes Einbringen von Osteosynthesematerial ist schädlich und fördert die Infektion. Zu den üblen Folgen einer offenen Epiphysenlösung gehört an 1. Stelle die Infektion, die, wenn sie länger vorhanden ist, immer zu Wachstumsstörungen führt.

5. Veraltete Epiphysenlösungen der distalen Speiche

Besteht eine Epiphysenlösung länger als 3 Tage, so sollen keine Einrichtungsversuche mehr gemacht werden, da es durch die bereits bestehenden Verklebungen ohne stärkere Schädigung der Wachstumsfuge nicht mehr gelingt, die Epiphyse wieder an ihre richtige Stelle zu bringen.

Ein operatives Vorgehen ist nicht angezeigt, da es dabei unweigerlich zu einer Verletzung der Wachstumszone und damit zu einem vorzeitigen Epiphysenschluß kommt.

Bei den nicht frisch in Behandlung gekommenen Fällen legt man für eine Dauer von 4 Wochen ab Unfall eine dorsale Gipsschiene ohne jegliche Reposition an. Nach der Gipsabnahme überzeugt man sich durch laufende Röntgenkontrollen, wie weit die Verschiebung der Epiphyse durch An- und Umbauvorgänge ausgeglichen wird (Abb. 66). Operative korrigierende Maßnahmen sind nicht vor Abschluß des Wachstums angezeigt (Abb. 67).

Jonasch, E.: Epiphysenlösungen am unteren Speichenende bei Kindern. Mschr. Unfallheilk. Bei-H. **102**, 150-152 (1970)

Lodes, R.: Handdeformität nach infizierter traumatischer Epiphysenlösung am distalen Radiusende mit Ulnadiaphysenbruch. Arch. orthop. Unfallchir. **44**, 38-72 (1949)

Otto, H.: Nachuntersuchungsbericht über geschlossene Verletzungen im Bereich der distalen Radiusepiphyse. Beitr. Orthop. **14**, 144-157 (1967)

Redell, G.: Retardation of growth after traumatic epiphyseal separation. Acta orthop. Scand. **25**, 97-104 (1955)

Römer, K.: Zur Behandlung der Unterarmdeformität nach traumatischer Epiphysenlösung am distalen Radiusende. Arch. orthop. Unfallchir. **50**, 17-22 (1958)

Segmüller, G.: Der handgelenksnahe Speichenbruch im Kindesalter unter besonderer Berücksichtigung der Epiphysenfrakturen. Orthopäde **4**, 2-7 (1975)

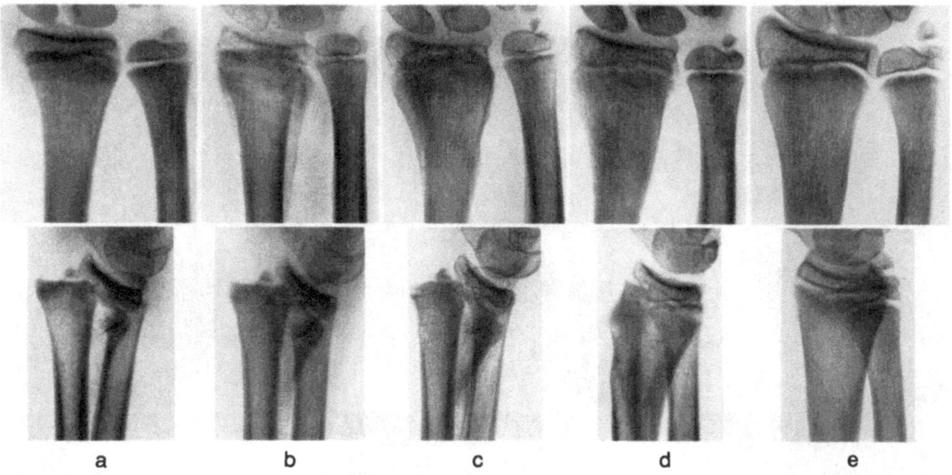

Abb. 66 a-e: Lösung der distalen Speichenepiphyse mit Ausbruch eines Keiles von der Metaphyse bei einem 11jährigen Knaben durch Sturz mit dem Fahrrad. Die Epiphyse ist um ¾ Schaftbreite zur Streckseite und angedeutet zur Radialseite verschoben (Abb. 66 a). Trotz dieser Fehlstellung wurde vom behandelnden Arzt die Epiphysenlösung nicht reponiert, sondern nur im Gipsverband für 3 Wochen ruhiggestellt.
Bei der Behandlungsübernahme 1 Monat nach dem Unfall ist bei bestehen gebliebener Fehlstellung der Epiphyse bereits eine deutliche periostale Kallusbildung an der Dorsal-, Radial- und Ulnarseite der distalen Speiche zu sehen (Abb. 66 b). Zu diesem Zeitpunkt wäre eine Reposition nur operativ möglich gewesen. Wegen einer dabei wahrscheinlichen Verletzung der Epiphysenfuge wurde davon Abstand genommen. Den weiteren Verlauf zeigen Abb. 66 c u. d.
9 Monate nach dem Unfall war die distale Speichenepiphyse durch An- und Umbau an der Metaphyse wieder an richtiger Stelle (Abb. 66 e). Keine Wachstumsstörung. Die Beweglichkeit des Handgelenkes war aktiv frei.

Sinigaglia, D.: Sui distacchi epifisari distali dell'avambraccio. Arch. di Ortop. **68**, 64-74 (1955)
Sturm, F.: Zur Diagnose von Epiphysenlösungen. Arch. orthop. Unfallchir. **47**, 155-156 (1955)

Abbrüche vom Griffelfortsatz der Elle

Abbrüche vom Griffelfortsatz der Elle kommen bei Kindern isoliert (Abb. 68) und auch in Verbindung mit Radiusepiphysenlösungen oder -brüchen vor.

Diese Abbrüche werden, wenn sie isoliert auftreten, oft fälschlicher Weise als akzessorischer Knochen angesehen und als Os triangulare bezeichnet. Entscheidend für die Diagnose ist das klinische Bild.

Behandlung
Die Behandlung erfolgt mit einer dorsalen Gipsschiene durch 3 Wochen. Trotzdem erfolgt die Ausheilung in der Regel mit einer Pseudarthrose.

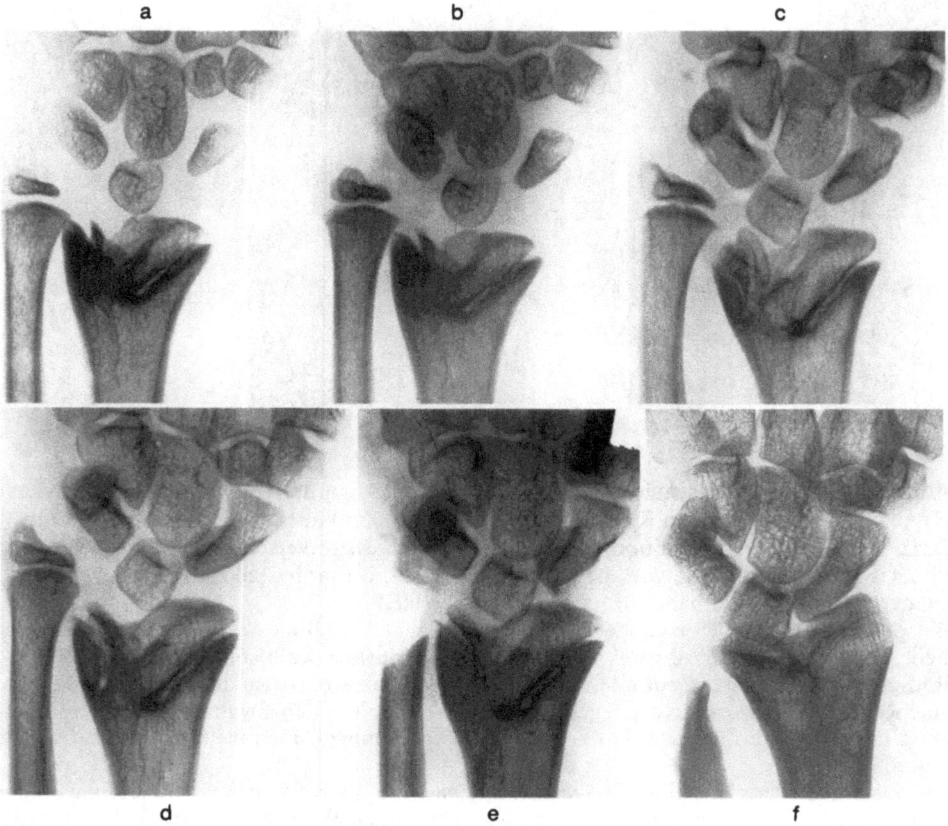

Abb. 67 a-g: Deformierung der distalen Speichenepiphyse mit partiellem Schluß der Wachstumsfuge (Madelung?) bei einem 12jährigen Knaben, der wegen einer Verdickung des Handgelenkes in Behandlung kam (Abb. 67 a). Anamnestisch sind etliche Stürze mit nachfolgender Schwellung auf die Hand nachweisbar, die jedoch nicht ärztlich behandelt wurden. Im weiteren Verlauf kam es zur Ausbildung einer Manus radioflexa und einem deutlichen Ulnavorschub (Abb. 67 b-d). Im Alter von 14 Jahren wurde der distale Speichenanteil reseziert (Abb. 67 e).
5 Jahre nach der Operation war die Wachstumszone der distalen Speiche völlig geschlossen und die Gelenksfläche der Speiche und die Anordnung der Handwurzelknochen fast normal (Abb. 67 f). 12 Jahre nach der Operation bestand eine Verkürzung des Unterarmes von 7 cm. Die Handgelenksbeweglichkeit war in beiden Richtungen in den Endlagen eingeschränkt, die Supination des Unterarmes vollständig und die Pronation zu ⅔ behindert (Abb. 67 g)

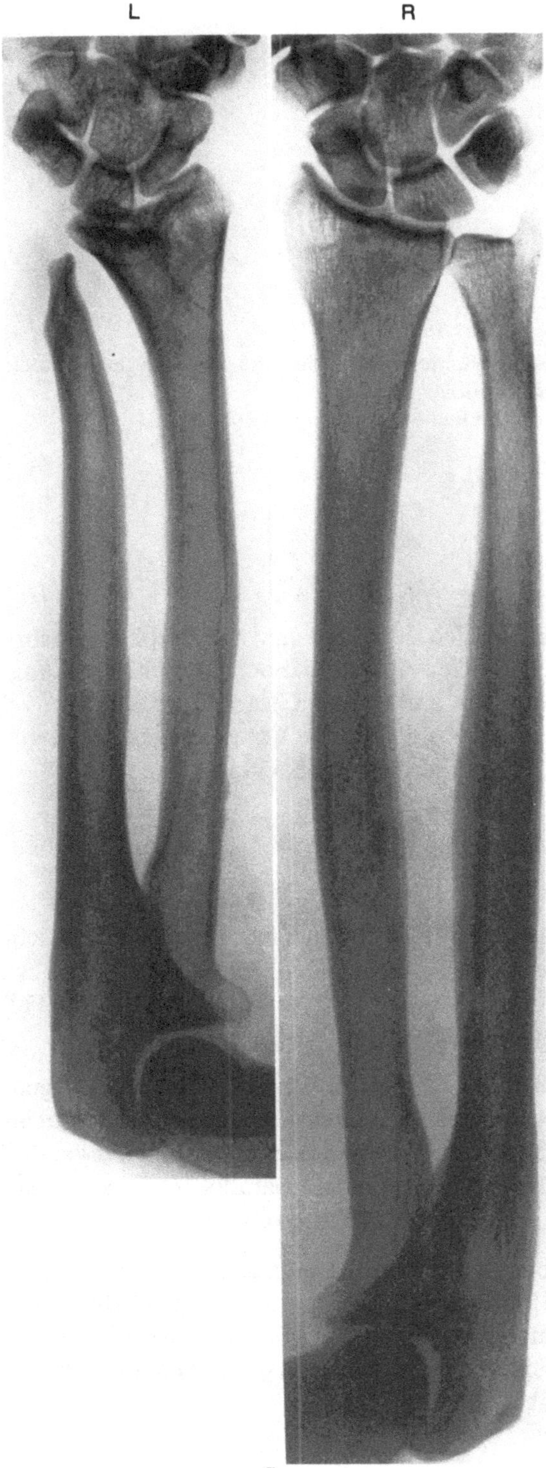

g

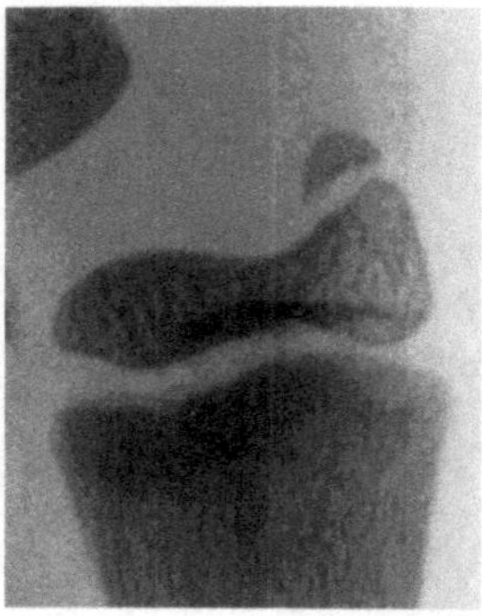

Abb. 68: Frischer Abbruch vom Processus styloideus ulnae bei einem 14jährigen Knaben, entstanden durch Sturz auf die Hand beim Fußballspiel.
Bei der Gipsabnahme nach 3 Wochen bestand keine knöcherne Heilung.

Hand

Die häufigste Knochenverletzung im Bereich der Hand sind die Epiphysenlösungen der Langfinger (Abb. 69). An 2. Stelle kommen die Knochenbrüche der Langfinger mit 26,7%. Auffallend gering sind die Frakturen im Bereich der Handwurzel mit 1,3%. Von Interesse erscheint, daß bei Kindern keine Verrenkungen und keine Verrenkungsbrüche im Bereich der Handwurzel zur Beobachtung kamen.

Kahnbeinbrüche

Die Kahnbeinbrüche der Hand entstehen (Abb. 70) beim Kind wie bei den Erwachsenen meist durch Sturz auf die überstreckte Hand. Der Ossifikationskern bzw. -kerne werden erst im 5.-6. Lebensjahr sichtbar. Der jüngste bisher beobachtete Fall eines Handkahnbeinbruches war ein 8jähriger Knabe.

Bei klinischem Verdacht auf einen Kahnbeinbruch muß eine besondere Röntgentechnik zur einwandfreien Diagnosestellung angewendet werden: Bei der Schräglage des Kahnbeins im Verband der Handwurzelknochen ist es unbedingt notwendig, daß die Kahnbeinachse mit der Filmebene weitgehend parallel ist. Die hier beschriebene und bewährte Technik haben Russe und Trojan ausgearbeitet:

1. Aufnahme dorso-palmar bei gebeugten Fingern. Dadurch kommt es zu einer Dorsalbeugung im Handgelenk. Außerdem soll dabei die Hand leicht nach ulnar abduziert werden.
2. Aufnahme rein seitlich, um Verrenkungen oder Brüche der anderen Handwurzelknochen nicht zu übersehen.

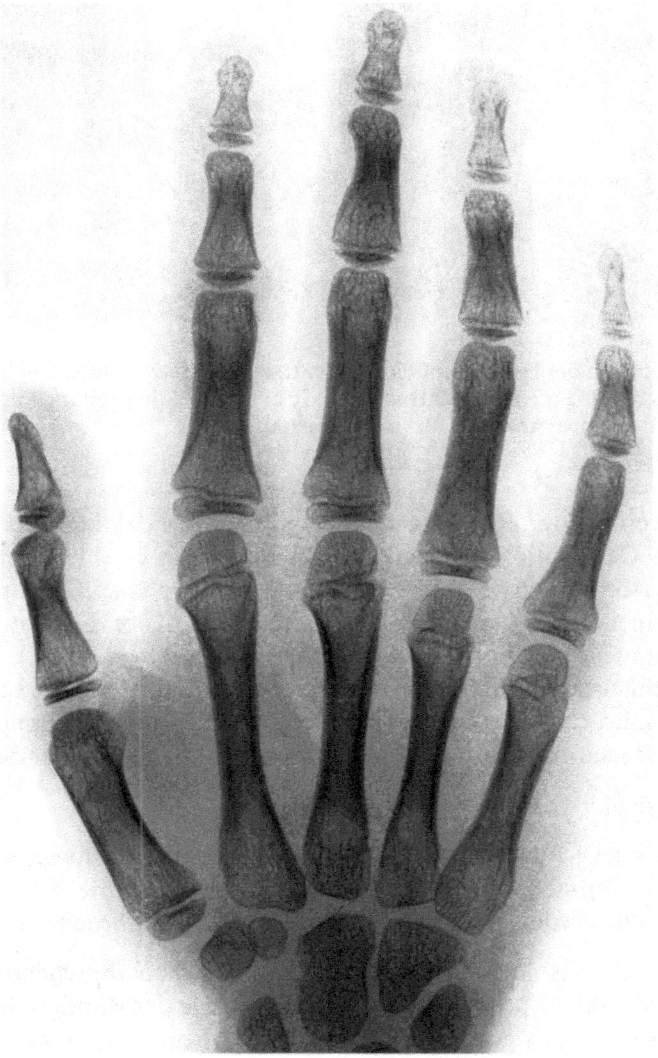

Abb. 69: Häufigkeit der Knochenverletzungen im Handbereich in %.

3. Aufnahme dorso-palmar bei Supinationsdrehung des Unterarmes von 15-20° und Ulnarabduktion der Hand.
4. Aufnahme dorso-palmar bei Pronation des Unterarmes von 15-20° und Ulnarabduktion der Hand.

Von Vorteil erscheint, wenn die 1. Aufnahme noch zusätzlich in Vergrößerungstechnik gemacht wird.

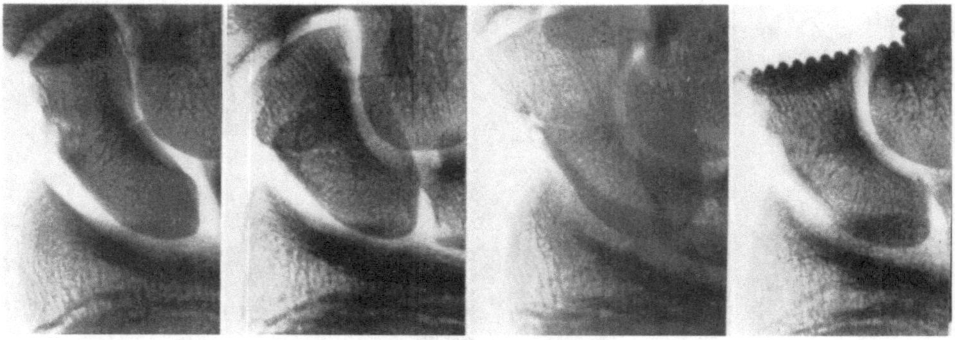

a b

Abb. 70a u. b: Bruch des Handkahnbeins im mittleren Drittel bei einem 14jährigen Knaben entstanden durch Sturz mit dem Fahrrad (Abb. 70a). Nach Ruhigstellung mit einer dorsalen Gipsschiene für 6 Wochen war der Bruch geheilt (Abb. 70b).

Trotz dieser verfeinerten Röntgentechnik kommt es zu Fehldiagnosen. Am häufigsten wird der Ossifikationskern im Tuberkulum, wenn er eine mehr abgeflachte Form hat, als Abrißbruch gedeutet (Abb. 71). Weiter ist zu berücksichtigen, daß das Handkahnbein ein spongiöser Knochen ist, so daß es in der Regel außer bei extremen Gewalteinwirkungen zu keiner wesentlichen Verschiebung kommt, da die Trabekel noch sehr elastisch sind. Dies erschwert ebenfalls die Diagnosestellung. Während Kahnbeinbrüche beim Erwachsenen in jedem Drittel vorkommen, gibt es bei Kindern die Brüche nur im mittleren und peripheren Drittel des Handkahnbeins.

Behandlung

Die Ruhigstellung erfolgt mit einer dorsalen und palmaren Gipsschiene für 4 Wochen. Nach der Gipsabnahme sollen wieder die vorher beschriebenen Röntgenaufnahmen gemacht werden, um zu ersehen, ob der Kahnbeinbruch geheilt ist.

Technik des Gipsverbandes zur Versorgung eines Kahnbeinbruches der Hand: Zuerst wird eine dorsale Gipsschiene in neutraler Stellung des Handgelenkes angelegt, d. h. in Mittelstellung zwischen Dorsal- und Palmarbeugung und zwischen Radial- und Ulnarabduktion. Dabei liegt der 3. Strahl in Verlängerung der Unterarmachse. Der 1. Mittelhandknochen jedoch soll in leichter Opposition und in Mittelstellung zwischen Ab- und Adduktion sein.

Die dorsale Gipsschiene reicht bei den dreigliedrigen Fingern bis zu den Zwischenfingerfalten, beim Daumen bis zum Grundgelenk, ohne daß dieses in den Gipsverband eingeschlossen wird. Nachdem die Gipsschiene gut anmodelliert wurde, wird sie mit einer feuchten Mullbinde angewickelt. Nach Erhärten des Gipsverbandes wird die Mullbinde durchgespalten und durch eine trockene ersetzt, die locker angewickelt wird. Am nächsten Tag wird die palmare Gipsschiene angelegt, die peripher 1 cm proximal von der queren Hohlhandfalte enden muß. Die dorsale und

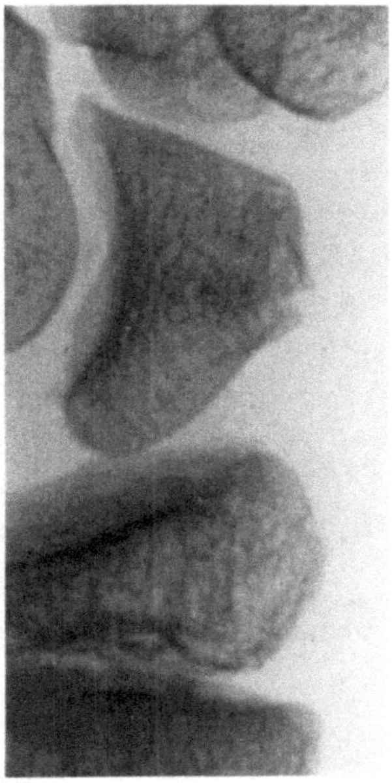

Abb. 71: Keine Fraktur im Bereich der Tuberositas des Handkahnbeins, sondern ein Ossifikationskern.

palmare Gipsschiene werden mit einer Gipsbinde aneinander fixiert. Kontrollen des Gipsverbandes sollen wöchentlich erfolgen. Tritt eine Lockerung des Gipsverbandes ein, ist ein neuer Verband anzulegen, um eine exakte Ruhigstellung zu gewährleisten.

Pseudarthrosen nach Brüchen des Handkahnbeins bei Kindern gibt es nicht. Bei den von einigen Autoren veröffentlichten Fällen bestanden keine Epiphysen mehr und die Verletzten waren 17 bzw. 18 Jahre alt.

Dolling, D.: Die kindliche Navikularefraktur und ihre Besonderheiten. Bruns Beitr. klin. Chir. **219**, 462-467 (1972)
Dora, F.: Fall einer Kahnbeinmalacie der Hand im Kindesalter. Arch. orthop. Unfallchir. **59**, 268-271 (1966)
Müssbichler, H.: Injuries of the carpal scaphoid in children. Acta radiol. **56**, 361-368 (1961)
Napieralski, K.: Navikularefrakturen im Kindesalter. Zbl. Chir. **97**, 542-546 (1972)
Nyakas, A.: Beitrag zur Röntgendiagnostik der Kahnbeinbrüche bei Kindern und Jugendlichen. Beitr. Orthop. **9**, 252-260 (1962)
Rettig, H.: Ein Beitrag zur Ätiologie und Differentialdiagnose von Navicularenekrose, Naviculare partitum und Navicularepseudarthrose. Arch. orthop. Unfallchir. **54**, 263-278 (1962)
Scherer, F.: Seltene Handgelenksbefunde. Zugleich ein Beitrag zur Malacie des Kahnbeins. Arch. orthop. Unfallchir. **47**, 481-488 (1955)
Weigel, W.: Traumatisch bedingter Defekt des Os naviculare beim Kind? Fortschr. Röntgenstr. **118**, 306-309 (1973)

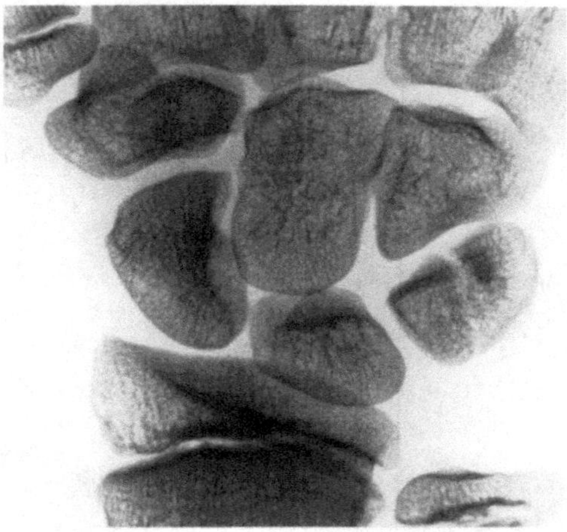

Abb. 72: Bruch des Dreieckbeins bei einem 13jährigen Knaben. Heilung durch Ruhigstellung mit einer dorsalen Gipsschiene für 4 Wochen.

Brüche und Abrißbrüche vom Dreieckbein

Wie bei den Erwachsenen kommen auch bei Kindern sowohl Brüche (Abb. 72) als auch Abrißbrüche des Dreieckbeins vor (Abb. 73). Vor allem die Brüche sind genau so wie bei den Erwachsenen eine Seltenheit.

Behandlung
Bei den Abrißbrüchen genügt die Ruhigstellung mit einer dorsalen Gipsschiene für 3 Wochen. Brüche des Dreieckbeinkörpers hingegen müssen 4-5 Wochen mit einer dorsalen Gipsschiene ruhiggestellt werden.

Brüche der übrigen Handwurzelknochen

Brüche der übrigen Handwurzelknochen bei Kindern sind in der Literatur nur vereinzelt beschrieben (Abb. 74).

Während die Brüche und Abrißbrüche des Handkahnbeins und des Dreieckbeins noch 0,25% aller Frakturen bei den Kindern ausmachen, entfallen auf alle übrigen Handwurzelknochenbrüche nur 0,04%.

Behandlung
Die Behandlung dieser Brüche kann immer konservativ sein. Zur Ruhigstellung genügt eine dorsale Gipsschiene für 4-5 Wochen.

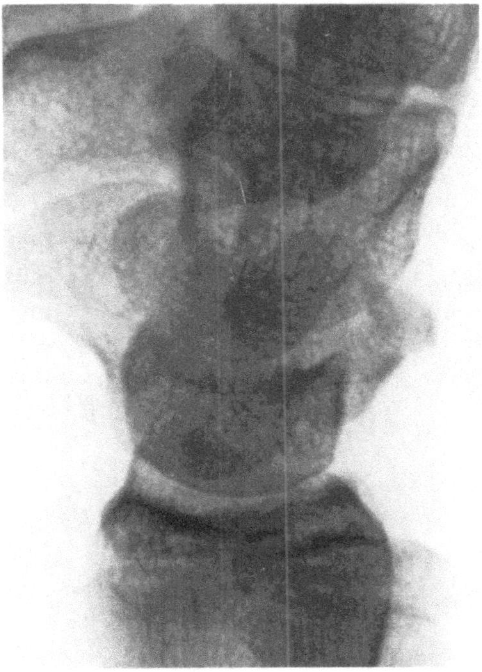

Abb. 73: Abrißbruch an der Streckseite des Dreieckbeins bei einem 14jährigen Knaben. Ruhigstellung mit einer dorsalen Gipsschiene für 3 Wochen.

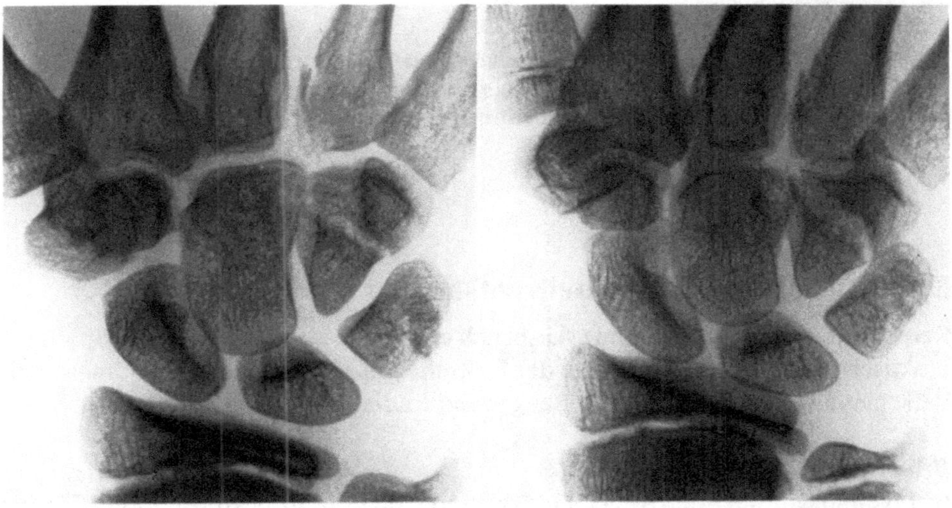

a b

Abb. 74a u. b: 14jähriger Knabe, der mit dem Fahrrad stürzte. Bruch des Os Hamatum und der Basis des 4. Mittelhandknochen (Abb. 74a). Ruhigstellung mit einer dorsalen Gipsschiene für 3 Wochen. Die Röntgenkontrolle nach der Gipsabnahme zeigt Abb. 74b.

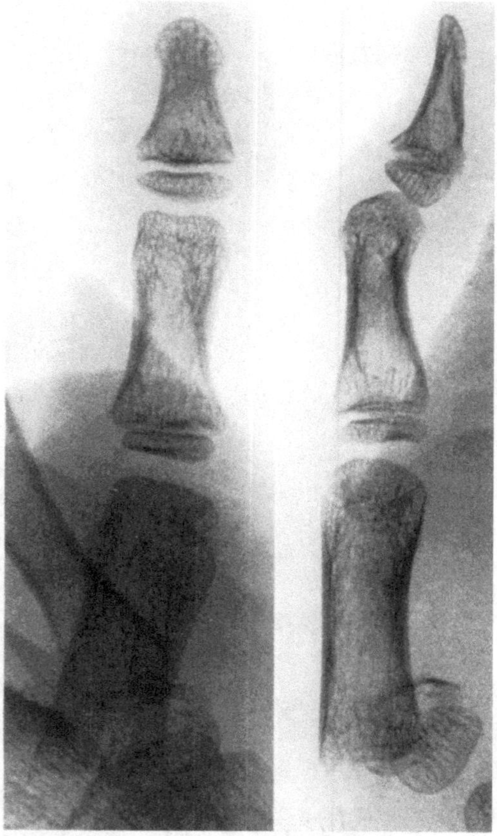

Abb. 75: Epiphysenlösung des 1. Mittelhandknochen mit Ausbruch eines Keiles von der Metaphyse bei einem 9jährigen Knaben, der mit dem Fahrrad stürzte. Es besteht eine Verschiebung um mehr als ½ Schaftbreite zur Streck- und Radialseite, sowie eine Verkürzung.

Epiphysenlösungen der Mittelhandknochen

Reine Epiphysenlösungen ohne Ausbruch eines Keiles von der Metaphyse gibt es praktisch nicht. Am häufigsten ist der 5. Strahl betroffen. Dabei besteht meist eine Verschiebung und Knickung zur Beuge- und Radialseite (Abb. 75 u. 76).

Behandlung

In Lokalanästhesie oder Allgemeinnarkose erfolgt die Reposition durch Zug am entsprechenden Finger. Das Ellenbogengelenk ist auf 90° gebeugt. Der Gegenzug erfolgt am Oberarm. Durch Druck und Gegendruck wird die Metaphyse wieder an die richtige Stelle gebracht.

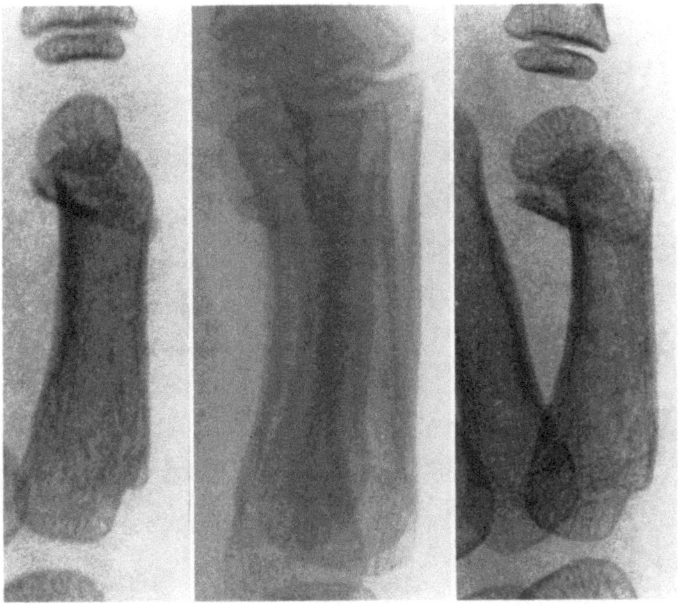

Abb. 76: Typische Epiphysenlösung des 5. Mittelhandknochens durch einen Faustschlag bei einem 6jährigen Knaben. Die Epiphyse ist zur Beuge- und Radialseite verschoben.

Die Ruhigstellung erfolgt mit einer dorsalen Gipsschiene mit Fingereinschluß, d. h. die Gipsschiene schließt auch das Grund- und Mittelglied des dem verletzten Mittelhandknochen zugehörigen Finger und einen Nachbarfinger ein. Zwischen beide Finger muß ein Flanellstreifen eingelegt werden, um Kontaktstellen der Haut zu vermeiden. Dabei müssen bei Kindern nicht wie bei den Erwachsenen die Finger in Funktionsstellung eingegipst werden, da die Fingergelenke in wenigen Tagen wieder aktiv frei beweglich werden. Bei starker primärer Volarabwinkelung der Epiphyse kann daher das Grundgelenk der Finger, um das gute Repositionsergebnis leichter festzuhalten, ruhig in Streckstellung eingegipst werden.

Durch eine streng seitliche Röntgenkontrolle überzeugt man sich von der richtigen Stellung der Epiphyse im Gipsverband.

Eine weitere Röntgenkontrolle ist nach 1 Woche erforderlich. Die Dauer der Ruhigstellung beträgt 3-4 Wochen.

Kommt es beim Unfall zu einer stärkeren Schädigung der Wachstumszone, kann ein vorzeitiger Epiphysenschluß eintreten und dadurch eine Verkürzung des entsprechenden Mittelhandknochen resultieren, die auch äußerlich störend sichtbar ist. Die Verkürzung wird um so größer sein, je jünger das Kind ist.

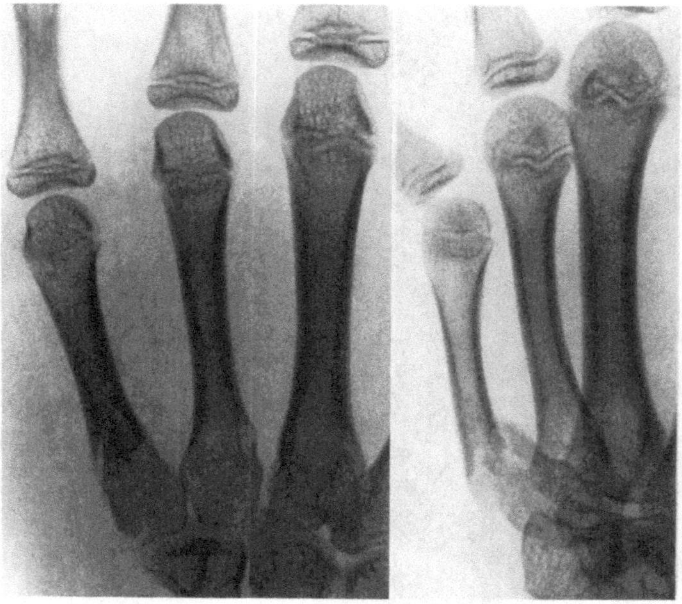

a b

Abb. 77 a u. b: Bruch an der Basis des 5. Mittelhandknochens bei einem 12jährigen Mädchen durch Sturz beim Skifahren (Abb. 77 a). Die Größe der Achsenknickung und Verschiebung kommt erst gut in der Schrägaufnahme (Abb. 77 b) zur Darstellung. Die Reposition erfolgte in Lokalanästhesie. Anschließend dorsale Gipsschiene mit Einschluß des 4. und 5. Fingers für 4 Wochen.

Brüche der Mittelhandknochen

Die Brüche der Mittelhandknochen (Abb. 77 u. 78) sind dreimal so häufig als die Epiphysenlösungen. Der Sport ist bei den Mittelhandknochenbrüchen in 25% Unfallursache, der Straßenverkehr nur in 1%.

Behandlung

Die Behandlung ist konservativ und im Prinzip die gleiche wie bei den Epiphysenlösungen der Mittelhandknochen.

Ein operatives Vorgehen ist nicht nur nicht notwendig, sondern sogar schädlich, da es bei diesen kleinen Knochen durch die Operation leicht zur Irritation der Wachstumsfugen kommen kann.

Brown, J.: Epiphyseal growth arrest in a fractured metacarpal. J. Bone Jt. Surg. **41 A**, 494-496 (1959)
Schaerli, A.: Osteosynthese kindlicher Hand- und Fußfrakturen nach dem Zuggurtungsprinzip. Unfallchirurgie **6**, 24-27 (1980)
Steinert, V.: Mittelhand- und Fingerfrakturen im Kindesalter. Zbl. Chir. **96**, 113-124 (1971)

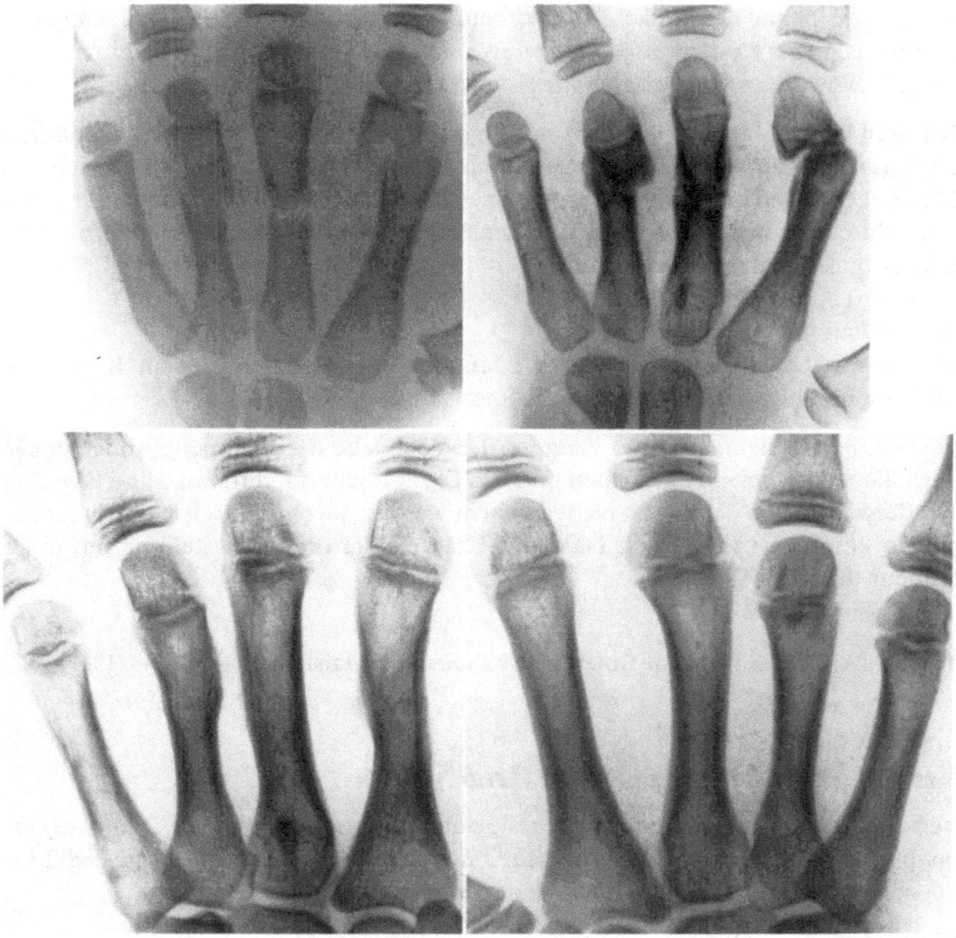

Abb. 78 a-c: Offene Brüche des 2.-4. Mittelhandknochens bei einem 7jährigen Knaben, der mit der Hand in ein Förderband geriet (Abb. 78 a). Nach Wundausschneidung wurde eine volare Gipsschiene für 3 Wochen angelegt. Keine Reposition. Die Röntgenkontrolle 8 Wochen später zeigt eine achsengerechte Stellung des 3. Mittelhandknochens, während der 2. und 4. einen ulnaren Knick aufweisen (Abb. 78 b). 5 Jahre später haben sich die Fehlstellungen weitgehend ausgeglichen. Keine Wachstumsstörungen (Abb. 78 c).

Der „schnappende“ Daumen

Der schnappende oder schnellende Daumen ist im Kleinkindesalter ein typisches und doch manchmal noch unbekanntes Krankheitsbild und wird öfter mit einem Unfall in Zusammenhang gebracht.

Der schnappende Daumen kommt bei Kindern durch eine umschriebene Verdikkung in der Sehne des langen Daumenbeugers zustande, so daß bei Streckung des Daumens dieser Knoten nur schwer durch das Lig. anulare hindurchgleiten kann. Die Ursache dieses Krankheitsbildes ist bisher nicht geklärt.

Klinisch kann dabei der Daumen im Endgelenk entweder nur unter einem deutlich hörbaren Schnappen oder überhaupt nicht gestreckt werden. Passiv läßt sich das Daumenendglied nach Überwindung eines deutlich spürbaren Widerstandes – bedingt durch das Lig. anulare – fast immer strecken. Der Knoten ist über dem Metakarpo-Phalangealgelenk zu tasten.

Behandlung
Die Behandlung des „schnappenden" Daumens kann nur operativ sein. Konservative Maßnahmen führen zu keinem Erfolg.

Nach einem Längsschnitt der Haut an der Volarseite des Daumengrundgelenkes wird die Sehnenscheide gespalten und das Lig. anulare durchtrennt. Eine Exzision aus der verdickten Sehne soll nicht gemacht werden, da es dadurch leicht zu Adhäsionen kommen kann. Nach Naht der Haut erfolgt die Ruhigstellung mit einer Schiene durch 10 Tage.

Tischer, W.: Der schnappende Daumen im Kindesalter. Pädiat. Prax. **6**, 641-648 (1967)

Verrenkungen des Daumens im Grundgelenk

Verrenkungen des Daumens im Grundgelenk konnten erst ab dem 5. Lebensjahr beobachtet werden (Abb. 79). Wahrscheinlich sind bis zu diesem Alter die Gelenkskapsel und Bänder so elastisch, daß keine Verrenkung bestehen bleibt.

Eine Häufung der Daumenverrenkungen wird ab dem 11. Lebensjahr beobachtet. Ein signifikanter Unterschied zwischen Knaben und Mädchen besteht nicht.

Die Ursachen der Daumenverrenkungen waren Sturz beim Spiel, beim Skifahren und bei Raufereien.

Die Hauptrichtung der Verrenkung ist in 97% zur Streckseite und nur in 3% zur Beugeseite. Die 2. Richtung der Verrenkung ist bei 65% zur Speichen- und in 35% zur Ellenseite.

Behandlung
Die Einrichtung der Daumenverrenkung kann in den meisten Fällen durch Längs- und Gegenzug, sowie entsprechendem Fingerdruck **ohne** Anästhesie erfolgen. Gelingt die Einrichtung auf diese Weise nicht, so sollen keine weiteren Repositionsversuche gemacht, sondern alles für eine operative Versorgung bereitgestellt werden,

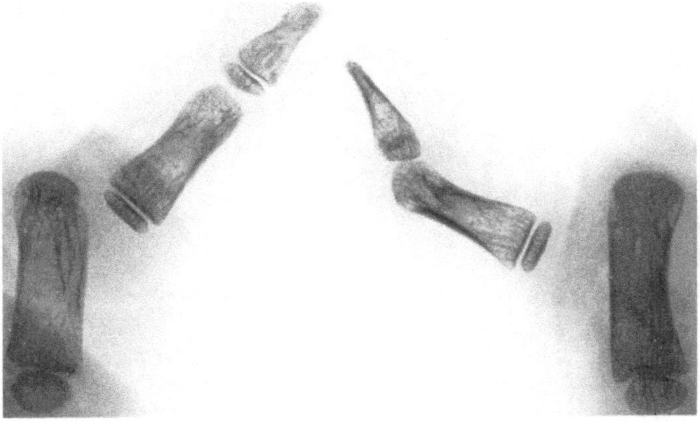

Abb. 79: Geschlossene Verrenkung des Daumens bei einem 5jährigen Mädchen, das mit dem Dreirad stürzte. Der Daumen ist im Grundgelenk um volle Schaftbreite zur Speichen- und um doppelte Schaftbreite zur Streckseite luxiert. Die konservative Einrichtung gelang nicht. Bei der Operation fand sich als Repositionshindernis die Sehne des M. flex. poll. longus.

da ein Repositionshindernis anzunehmen ist. Eingeschlagene Kapselanteile stellen selten, die Sehne des M. flex. poll. longus, die um das Köpfchen des 1. Mittelhandknochens herumgeschlagen ist, das häufigste Repositionshindernis dar. Interpositionen sind meist dann vorhanden, wenn im Röntgenbild die Verrenkung des Daumens in einer Richtung mehr als volle Schaftbreite beträgt.

In Allgemeinnarkose soll nochmals versucht werden, die Verrenkung konservativ zu beheben. Gelingt dies nicht, ist die Operation anzuschließen. Dazu wird der Hautschnitt streck-radialseitig über dem Daumengrundgelenk angelegt. Je nach Repositionshindernis wird entweder die verlagerte Beugesehne um das 1. Mittelhandköpfchen herumgehebelt oder eingeschlagene Kapselanteile zurückverlagert und der Daumen eingerichtet, so daß wieder normale Gelenksverhältnisse bestehen. Kapsel- und Hautnaht. Die Ruhigstellung erfolgt für 3 Wochen mit einer dorsalen Gipsschiene mit Einschluß des Daumens in mittlerer Beugestellung. Nach konservativer Einrichtung ist das Daumengrundgelenk in der Regel nicht aufklappbar, also bandfest. Im Schrifttum wird immer wieder angenommen, daß bei einer Daumenverrenkung das radiale Seitenband reißen muß. Wenn keine Bandlockerung besteht, genügt auch bei den konservativ eingerichteten Verrenkungen eine Ruhigstellung mit einer dorsalen Gipsschiene mit Daumeneinschluß für 3 Wochen.

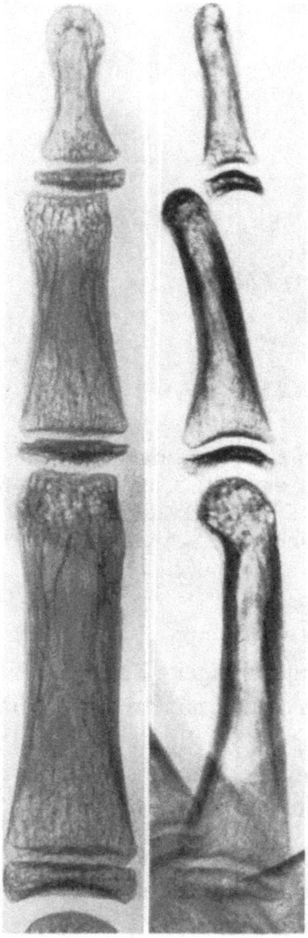

Abb. 80: Verrenkung des Zeigefingerendgliedes um volle Schaftbreite zur Streckseite bei einem 13jährigen Knaben, entstanden beim Ballspiel. Die Reposition gelang leicht ohne Anästhesie durch entsprechenden Zug und Durck.

Verrenkungen der Langfinger

Bei den 3-gliedrigen Fingern kann es in jedem Gelenk zu einer Verrenkung kommen. Am häufigsten ist das Grundgelenk betroffen. Als Unfallursache steht das Ballspiel an 1. Stelle.

Behandlung

Geschlossene Verrenkungen im Mittel- und Endgelenk können meist ohne Anästhesie durch kräftigen und ruckartigen Zug eingerichtet werden (Abb. 80). Nach der Reposition genügt zur Ruhigstellung ein Heftpflaster-Dachziegelverband für 2 Wochen.

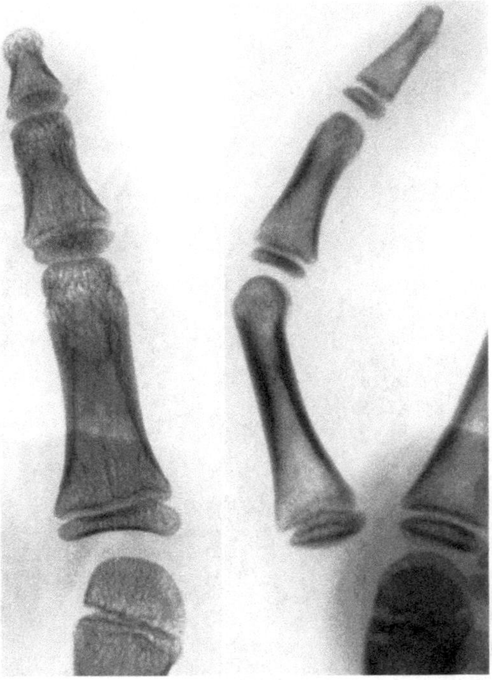

Abb. 81: Geschlossene Verrenkung des Zeigefingers um mehr als volle Schaftbreite zur Streckseite bei einem 10jährigen Knaben, entstanden beim Fußballspiel.
In Lokalanästhesie gelang die geschlossene Reposition **nicht**. Bei der anschließenden Operation fanden sich als Repositionshindernis die zur Dorsalseite verlagerten Beugesehnen.

Verrenkungen im Grundgelenk sind in Lokalanästhesie zu reponieren. Gelingt es durch entsprechenden Zug und Druck nicht leicht, die Verrenkung zu beheben, so liegt ein Repositionshindernis (Abb. 81) vor. Ursache sind meist die Beugesehnen, die um die Mittelhandknochenköpfchen herum auf die Dorsalseite verlagert sind und seltener Gelenkskapselanteile.

Bei der Operation wird das Grundgelenk durch einen volaren Hautschnitt freigelegt und die Beugesehnen oder die interponierten Kapselanteile werden wieder an ihre richtige Stelle gelagert. Hierauf läßt sich die Verrenkung leicht beheben. Kapsel- und Hautnaht. Die Ruhigstellung erfolgt mit einer dorsalen Gipsschiene und Fingerschiene für 4 Wochen.

Brüche und Epiphysenlösungen des Daumens und der Langfinger

Über Brüche und Epiphysenverletzungen des Daumens und der Langfinger bei Kindern gibt es kaum ein Schrifttum. Selbst in den einschlägigen unfallchirurgischen Standardwerken finden sich nur kurze Hinweise, obwohl bei allen Epiphy-

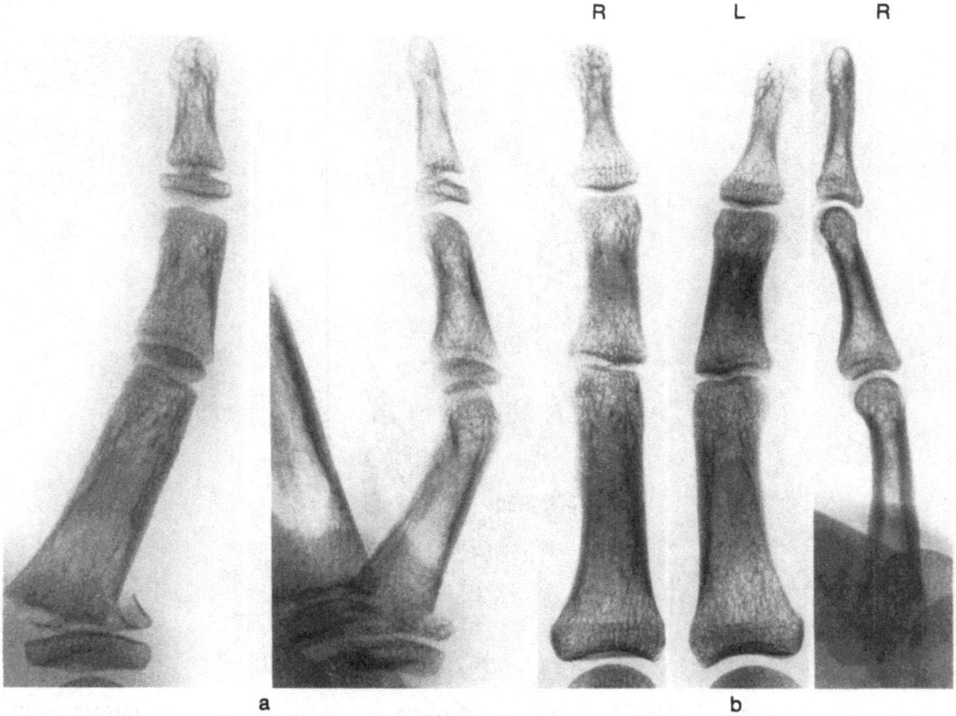

Abb. 82 a u. b: Epiphysenlösung des Fingergrundgliedes mit Ausbruch eines Keiles von der Metaphyse bei einem 12jährigen Mädchen, entstanden beim Handballspiel (Abb. 82 a). Einrichtung in Lokalanästhesie. Ruhigstellung mit dorsaler Gipsschiene und Fingerschiene. 6 Jahre später findet sich keine Wachstumsstörung. Die Finger sind aktiv frei beweglich (Abb. 82 b).

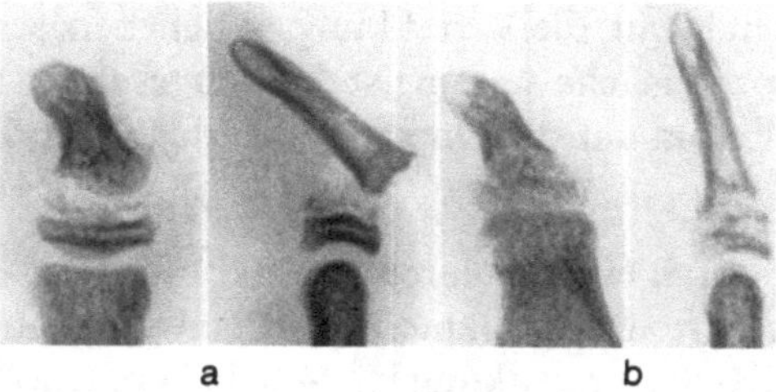

Abb. 83 a u. b: 13jähriges Mädchen, das beim Laufen stürzte und sich eine offene Epiphysenlösung am Fingerendglied zuzog (Abb. 83 a). In Lokalanästhesie Wundausschneidung und Reposition. Dorsale Gipsschiene und Fingerschiene für 3 Wochen. Die Wunde heilte p. p. Nach der Gipsabnahme bestand eine anatomische Stellung (Abb. 83 b).

senverletzungen die der Finger mit 9,2% an 1. Stelle und bei den Brüchen bei Kindern die Brüche der Finger mit 5,7% an 5. Stelle stehen!

Der Lokalisation nach kann man im Daumen- und Fingerbereich folgende Verletzungen unterscheiden:

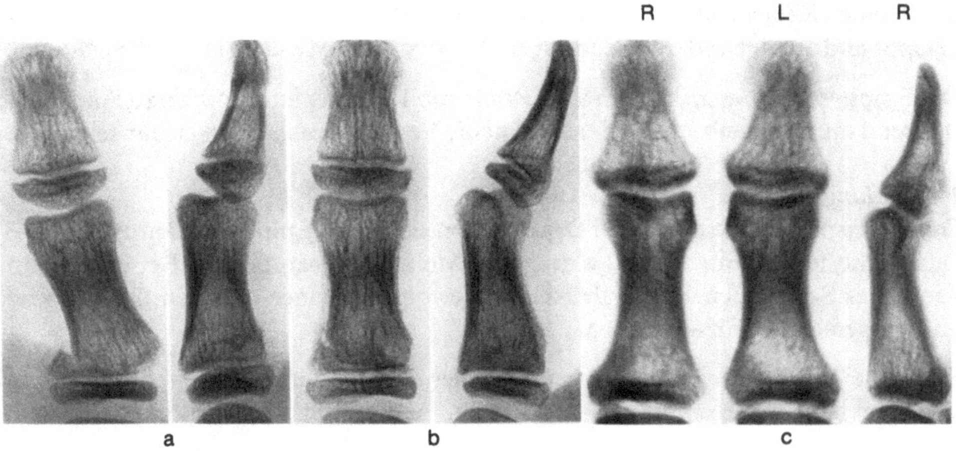

Abb. 84a-c: Epiphysenlösung am Daumengrundglied mit Ausbruch eines metaphysären ulnarseitigen Keiles bei einem 12jährigen Knaben durch Sturz beim Hochsprung (Abb. 84a). Die Epiphysenlösung wurde in Lokalanästhesie reponiert und eine dorsale Gipsschiene mit Daumeneinschluß für 3 Wochen angelegt (Abb. 84b).
4 Jahre später waren die Daumengelenke aktiv frei beweglich. Es bestand keine Wachstumsstörung (Abb. 84c).

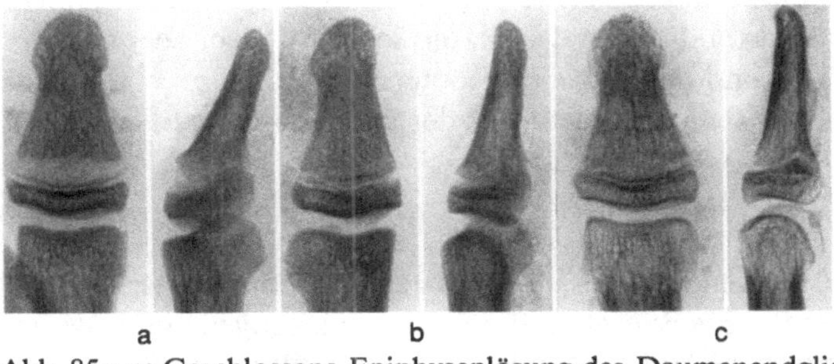

Abb. 85a-c: Geschlossene Epiphysenlösung des Daumenendgliedes bei einem 14jährigen Knaben durch Einklemmen in eine Autotür (Abb. 85a). In Lokalanästhesie Reposition und Ruhigstellung mit einer dorsalen Gipsschiene mit Daumeneinschluß für 3 Wochen (Abb. 85b).
1 Jahr später bestanden eine normale Wachstumsfuge und seitengleiche Länge der Daumenendglieder (Abb. 85c).

1. Epiphysenlösungen mit oder ohne Ausbruch eines metaphysären Keiles
2. Brüche der Diaphyse
3. Brüche im Rollenbereich und
4. Brüche des Nagelfortsatzes.

1. Epiphysenlösungen (Abb. 82-85)
37% der Epiphysenlösungen der Finger entstehen beim Sport. Erfolgt die Gewalteinwirkung schräg zur Epiphysenfuge, so entsteht eine Epiphysenlösung mit Aus-

bruch eines Keiles von der Metaphyse. Dabei ist die Diaphyse zur Seite des Keils gekippt und auf der anderen Seite gegenüber der Epiphyse nach lateral verschoben.

Die Epiphysenlösungen sind im a. p.-Röntgenbild immer einwandfrei zu erkennen, während im Röntgenbild von der Seite keine Verschiebung nachweisbar sein muß.

Behandlung
Durch entsprechenden Zug und Druck lassen sich diese Epiphysenlösungen in Lokalanästhesie fast immer ideal einrichten. Meist hört man bei der Reposition ein deutliches Schnappen. Die Ruhigstellung erfolgt mit einer dorsalen Gipsschiene und Fingerschiene für 4 Wochen.

Selbst bei nicht ganz exakter anatomischer Einrichtung der Epiphysenlösung kommt es beim weiteren Wachstum zu keiner Fehlstellung, sondern zum Ausgleich.

2. Diaphysenbrüche
Bei den Diaphysenbrüchen müssen Wulstbrüche und Brüche unterschieden werden.

a) Wulstbrüche
Wenn die einwirkende Gewalt nicht zu stark ist und die Diaphyse fast senkrecht trifft, kommt es zu einer Wulstbildung an der Diaphysenbasis, nicht aber zu einer Verschiebung zwischen Epi- und Diaphyse. Im Röntgenbild ist dieser Wulst deutlich an der Streckseite und meist nur angedeutet an der Speichen- bzw. Ellenseite zu sehen.

Behandlung
Eine Einrichtung ist nicht notwendig, da es im Laufe des Wachstums innerhalb von wenigen Monaten zu einer Spontankorrektur der Achsenknickungen dieser Wulstbrüche kommt. Zur Schmerzausschaltung genügt die Ruhigstellung des Fingers mit einer Schiene für 1-2 Wochen.

b) Brüche (Abb. 86-88)
Die meisten Brüche der Diaphyse entstehen durch eine direkte Gewalteinwirkung, wobei 25% dieser Brüche offene Frakturen sind.

Behandlung
Die Behandlung soll konservativ sein. Nur bei instabilen **offenen** Brüchen kann die Stabilisierung mit Bohrdrähten notwendig werden (Abb. 86). Die Dauer der Ruhigstellung mit einer dorsalen Gipsschiene und Fingerschiene beträgt 4 Wochen.

3. Brüche der Gelenkrollen
Segmüller schreibt, daß diese Brüche einer befriedigenden Behandlung schwer zugänglich sind. Trotzdem fordert Segmüller eine sorgfältige Osteosynthese, obwohl

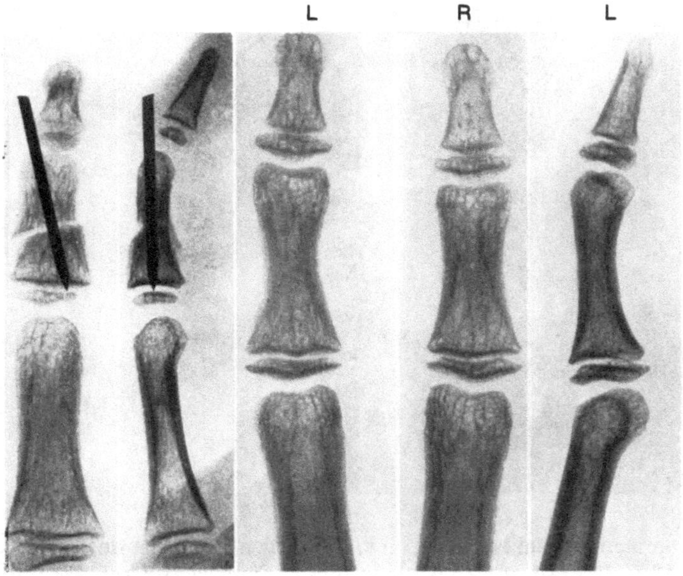

Abb. 86 a u. b: Offener Bruch des Mittelgliedes des Kleinfingers bei einem 5jährigen Knaben, der sich an einer Schneidemaschine verletzte. Da der Bruch instabil war, erfolgte nach der Wundausschneidung und Reposition eine temporäre Fixation mit einem Bohrdraht (Abb. 86 a).
6 Jahre nach der Verletzung bestand eine freie Beweglichkeit der Finger. Im Röntgenbild fand sich eine Verlängerung des Mittelgliedes um 2 mm gegenüber der Vergleichsseite (Abb. 86 b).

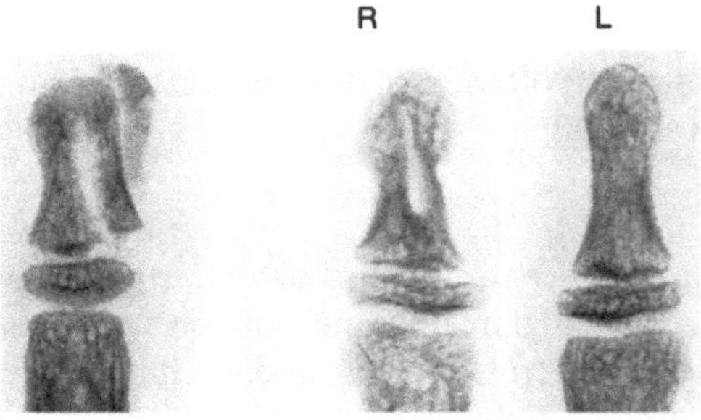

Abb. 87 a u. b: Offener Längsbruch des Endgliedes bei einem 7jährigen Knaben, entstanden beim Holzhacken (Abb. 87 a). Die Behandlung bestand in Reinigung der Wunde und Adaptionsnähten. Ruhigstellung mit einer dorsalen Gipsschiene und Fingerschiene für 4 Wochen. Die Heilung erfolgte p. p.
5 Jahre nach der Verletzung bestand keine Wachstumsstörung und eine freie Beweglichkeit der Fingergelenke (Abb. 87 b).

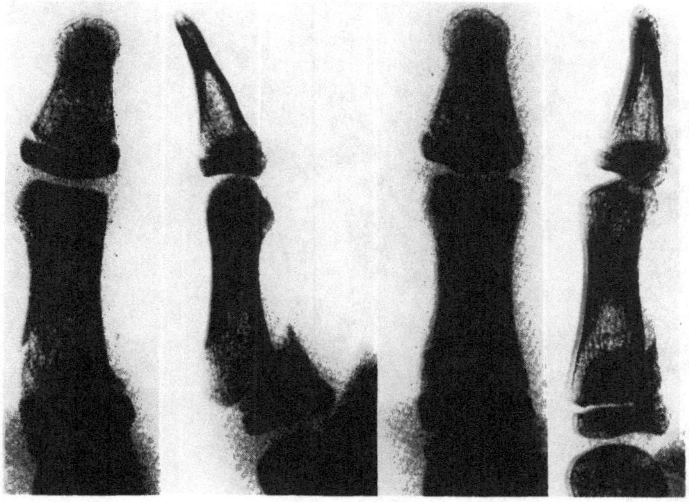

a b

Abb. 88 a u. b: Bruch des Daumengrundgliedes bei einem 13jährigen Mädchen durch Sturz beim Handballspiel (Abb. 88 a). Reposition in Lokalanästhesie. Dorsale Gipsschiene und Fingerschiene für 4 Wochen. Nach der Gipsabnahme ist der Bruch in achsengerechter Stellung geheilt (Abb. 88 b).

von ihm keine praktischen Erfahrungen vorliegen, sondern nur theoretische Überlegungen. Unseres Erachtens sind die schlechten Ergebnisse nicht nur auf die nicht ideale Einrichtung zurückzuführen, sondern vor allem auf die Tatsache, daß bei diesen Rollenbrüchen immer größere Knorpel- und Weichteilschäden vorliegen.

Die Behandlung soll konservativ erfolgen (Abb. 89).

4. Brüche des Nagelfortsatzes

Die Brüche des Nagelfortsatzes sind oft offene Brüche und entstehen immer durch eine direkte Gewalteinwirkung (Abb. 90).

Behandlung

Besteht ein offener Bruch, erfolgt die Versorgung in Lokalanästhesie. Die Wunde wird ausgeschnitten und mit einigen wenigen Situationsnähten verschlossen. Ist nur ein Nagelrest vorhanden, soll dieser entfernt, ein vollständig erhaltener, wenn auch gelöster Nagel soll jedoch zur äußeren Schienung des Nagelfortsatzbruches verwendet werden. Er wird dazu, wenn nötig gereinigt und mit U-Nähten in seinem alten Bett fixiert. Der gebrochene Nagelfortsatz braucht, auch wenn röntgenologisch eine Verschiebung besteht, nicht eingerichtet zu werden.

Störungen im weiteren Knochenwachstum treten nicht auf, jedoch kommt es häufig durch die Schädigung der Matrix zur Furchenbildung am Fingernagel.

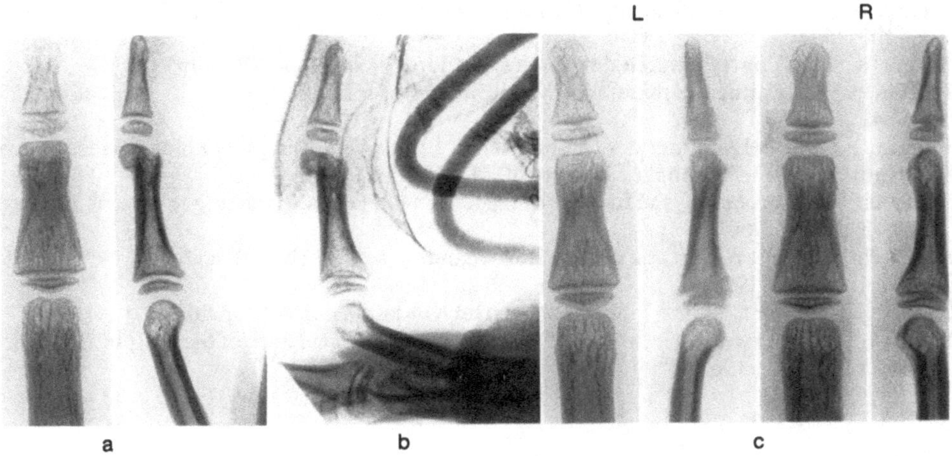

Abb. 89a-c: Bruch der Rolle des Mittelgliedes mit Verschiebung zur Streckseite bei einem 5jährigen Mädchen (Abb. 89a). Ohne den Bruch zu reponieren wurde eine Fingerschiene für 3 Wochen angelegt (Abb. 89b). 4 Jahre später waren die Finger aktiv frei beweglich. Die Röntgenkontrolle war unauffällig (Abb. 89c).

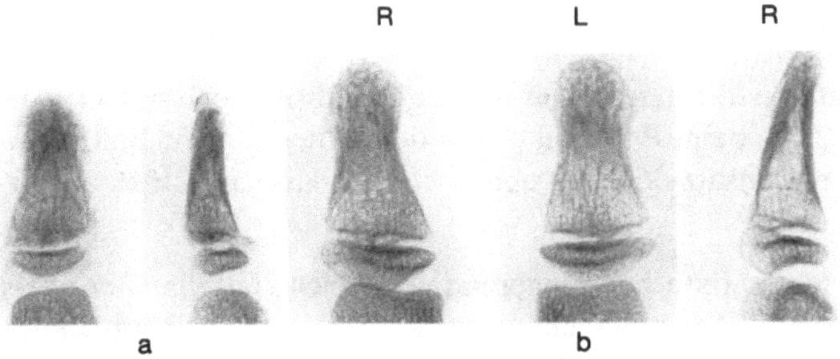

Abb. 90a u. b: Offener Abbruch vom Nagelfortsatz des Daumens bei einem 5jährigen Mädchen durch Quetschung mit einer Autotür (Abb. 90a).
Der Nagelrest wurde entfernt und ein Schutzverband angelegt. 5 Jahre später war das Daumenendglied seitengleich entwickelt (Abb. 90b). Der Nagel zeigt Längsfurchen.

Henkert, K.: Kindliche Handfrakturen. Beitr. Orthop. **21**, 181-187 (1974)

Jonasch, E.: Behandlung und Behandlungsergebnisse von Strecksehnenausrissen. Verh. Dtsch. Orthop. Ges. **48**, Kongr. 90-92 (1961)

ders.: Knochenbrüche und Epiphysenlösungen am Daumen bei Kindern und Jugendlichen bis zu 16 Jahren. Z. Kinderchir. **13**, 462-466 (1973)

ders.: Verrenkungen des Daumens im Grundgelenk bei Kindern und Jugendlichen. Mschr. Unfallheilk. **77**, 280-282 (1974)

Motta, C.: Über eine seltene traumatische Epiphysenlösung am Fingerendglied. Mschr. Unfallheilk. **70**, 26-31 (1967)

Narakas, A.: Interphalangeal joint injuries in Children. The Hand **4**, 163-167 (1972)

Pannike, A.: Die Osteosynthesen epiphysennaher Frakturen einschließlich der Korrektur-

eingriffe: Die Osteosynthesen im Hand- und Fingergelenksbereich. Aktuelle Traumatol. **4**, 93-100 (1974)
Parsch, K.: Die Fingerfrakturen des Kindes. Orthop. Praxis **15**, 942-944 (1979)
Raffler, v. W.: Irreducible juxta-epiphysial fracture of a finger. J. Bone Jt. Surg. **46 A**, 229 (1964)
Rauhut, F.: Die Behandlung der traumatischen Epiphysenlösung des Fingergliedes durch Zuggurtung. Beitr. Orthop. u. Traumatol. **25**, 150-154 (1978)
Seymour, N.: Juxta-epiphysial fracture of the terminal phalanx of the finger. J. Bone Jt. Surg. **48 B**, 347-349 (1966)
Segmüller, G.: Zur Problematik der Frakturbehandlung am wachsenden Handskelett. Handchir. **3**, 109-115 (1971)
Steinert, V.: Mittelhand- und Fingerfrakturen im Kindesalter. Zbl. Chir. **96**, 113-124 (1971)
Stener, B.: Hyperextension injuries to the metacarpophalangeal joint of the thumb. Acta chir. Scand. **124**, 1-19 (1962)

Strecksehnenausrisse an den Fingern

Die gedeckten Ausrisse der Fingerstrecksehnen an ihren Ansatzstellen an den Endgliedern stehen nach der Häufigkeit der subkutan auftretenden Sehnenrisse an den Extremitäten bei den Erwachsenen an erster Stelle. Bei den Kindern hingegen kommen sie selten vor.

Wenn bei einem mit Kraft gestreckten Finger das Endglied plötzlich mit Gewalt übermäßig gebeugt wird, z. B. beim Ballspiel durch den auftreffenden Ball, kann die Strecksehne nahe ihrem Ansatz oder mit einem kleinen Knochenstück ausreißen.

Klinisch sind die Strecksehnenrisse am Fingerendglied leicht festzustellen. Das Endglied hängt herunter und kann aktiv nicht gestreckt werden. Eine Röntgenaufnahme von der Seite gibt die Aufklärung, ob die Sehne allein oder mit ihrem knöchernen Ansatz ausgerissen ist.

Behandlung (Abb. 91)
Die Ruhigstellung erfolgt mit einer Fingergipshülse. Dabei muß das Mittelgelenk 60-70° gebeugt sein, da bei dieser Beugestellung des Mittelgelenkes die beiden Zügel der Streckaponeurose nach volar rutschen und es zu einer Entspannung der Strecksehne kommt. Bei den knöchernen Strecksehnenausrissen soll das Endgelenk in Streckstellung eingegipst werden, so daß zwischen dem Fingerendglied und dem knöchernen Strecksehnenausriß Knochenkontakt besteht. Durch eine seitliche Röntgenkontrolle überzeugt man sich von der richtigen Stellung. Die Dauer der Ruhigstellung beträgt 4 Wochen.

Bei den **nicht** knöchernen Strecksehnenausrissen muß das Endgelenk in der Fingerhülse überstreckt sein, damit sich die beiden gerissenen Sehnenenden einander nähern können. Durch eine Röntgenkontrolle überzeugt man sich von der Überstrek-

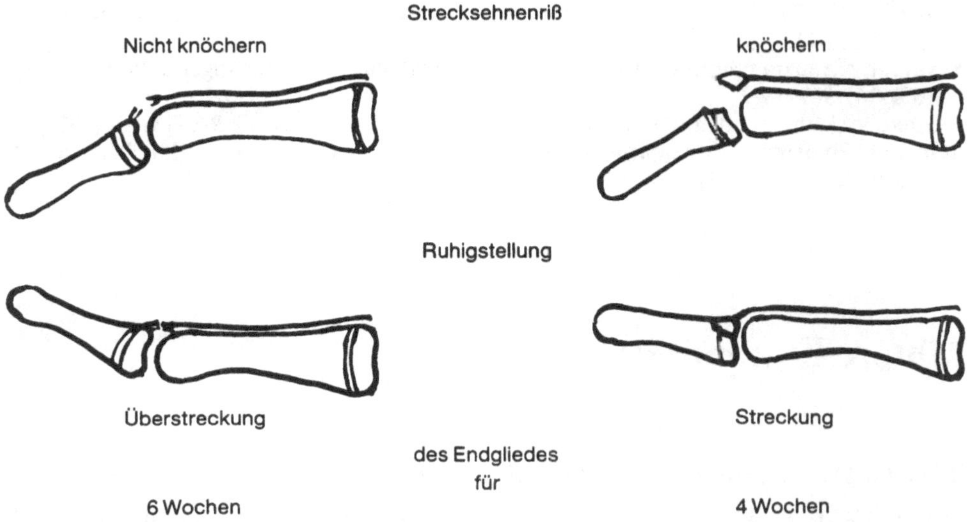

Abb. 91: Strecksehnenriß-Behandlung.

kung des Endgelenkes. Die Dauer der Ruhigstellung in der Fingergipshülse beträgt 6 Wochen. Die Ergebnisse sind um so besser, je früher nach dem Unfall ruhiggestellt wurde. Ist der Riß älter als 1 Woche, hat es keinen Zweck mehr, ihn mit einer Fingerhülse ruhigzustellen. Man gibt bis zur Schmerzfreiheit eine Stock-Schiene.

Einige wenige Grade Streckausfall des Endgliedes können bei der konservativen Behandlung bestehen bleiben. Trotzdem erscheint ein operatives Vorgehen bei Kindern wegen der Gefährdung der Wachstumszone des Endgliedes nicht angezeigt.

Henkert, K.: Kindliche Handfrakturen. Beitr. Orthop. **21**, 181-187 (1974)

Jonasch, E.: Behandlung und Behandlungsergebnisse von Strecksehnenausrissen. Verh. Dtsch. Orthop. Ges. **48**, Kongr. 90-92 (1961)

ders.: Knochenbrüche und Epiphysenlösungen am Daumen bei Kindern und Jugendlichen bis zu 16 Jahren. Z. Kinderchir. **13**, 462-466 (1973)

ders.: Verrenkungen des Daumens im Grundgelenk bei Kindern und Jugendlichen. Mschr. Unfallheilk. **77**, 280-282 (1974)

Motta, C.: Über eine seltene traumatische Epiphysenlösung am Fingerendglied. Mschr. Unfallheilk. **70**, 26-31 (1967)

Narakas, A.: Interphalangeal joint injuries in Children. The Hand **4**, 163-167 (1972)

Pannike, A.: Die Osteosynthesen epiphysennaher Frakturen einschließlich der Korrektureingriffe: Die Osteosynthesen im Hand- und Fingergelenksbereich. Aktuelle Traumatol. **4**, 93-100 (1974)

Raffler, v. W.: Irreducible juxta-epiphysial fracture of a finger. J. Bone Jt. Surg. **46 A**, 229 (1964)

Rauhut, F.: Die Behandlung der traumatischen Epiphysenlösung des Fingergliedes durch Zuggurtung. Beitr. Orthop. u. Traumatol. **25**, 150-154 (1978)

Segmüller, G.: Zur Problematik der Frakturbehandlung am wachsenden Handskelett. Handchir. **3**, 109-115 (1971)
Seymour, N.: Juxta-epiphysial fracture of the terminal phalanx of the finger. J. Bone Jt. Surg. **48 B**, 347-349 (1966)
Steinert, V.: Mittelhand- und Fingerfrakturen im Kinderalter. Zbl. Chir. **96**, 113-124 (1971)
Stener, B.: Hyperextension injuries to the metacarpophalangeal joint of the thumb. Acta chir. Scand. **124**, 1-19 (1962)

Untere Extremitäten

Traumatische Hüftgelenksverrenkungen

Durch die elastische Gelenkskapsel und elastischen Gelenksbänder, die eine weite Ausschlagmöglichkeit des Oberschenkelkopfes im Hüftgelenk zulassen, kommt es bei Kindern viel seltener zu einer Hüftgelenksverrenkung als bei den Erwachsenen. Die Arten der Verrenkung bei Kindern und Erwachsenen sind jedoch die gleichen. Bei den hinteren Verrenkungen wird die obere als Luxatio iliaca (Abb. 92) und die hintere untere als Luxatio ischiadica (Abb. 93) bezeichnet. Bei den vorderen Hüftgelenksverrenkungen wird die obere äußere Luxatio pubica und die untere innere Luxatio obturatoria genannt. Wie bei den Erwachsenen ist bei den Kindern und Jugendlichen die Luxatio iliaca, also die hintere obere am häufigsten.

Zu einer Verrenkung kommt es nur bei einer starken Gewalteinwirkung. Klinisch ist das Bein im Hüftgelenk in einer Fehlstellung federnd und schmerzhaft fixiert. Um eine gleichzeitig entstandene Verletzung von Nerven und Gefäßen ausschließen zu können, muß vor jeder Einrichtung eine genaue Prüfung der Fußpulse, der Beweglichkeit der Zehen und des Fußes und der Sensibilität erfolgen.

Behandlung
Die Einrichtung der Hüftgelenksverrenkung soll in Allgemeinnarkose so bald als möglich erfolgen, um die Gefahr einer Schenkelkopfnekrose weitgehend zu verhindern. Zur Einrichtung hat sich die Methode nach Perschl bewährt: Das verletzte Kind wird im Bett auf den Rücken gelagert und um das Kniegelenk eine Extensionslasche angelegt. Besteht eine stärkere Verschiebung des Schenkelkopfes nach oben, wird zuerst bei nur geringer Beugung der Hüfte am Bein ein Längszug nach distal ausgeübt, um den Schenkelkopf in Höhe der Pfanne herunterzuholen. Anschließend werden die Hüfte und das Kniegelenk rechtwinkelig gebeugt und das Bein mit Hilfe der Extensionslasche mit einem von der Decke reichenden Flaschenzug verbunden. Mit dem Flaschenzug wird ein gleichmäßiger und langsamer Zug so lange ausgeübt, bis sich die verletzte Beckenseite gerade von der Bettunterlage ab-

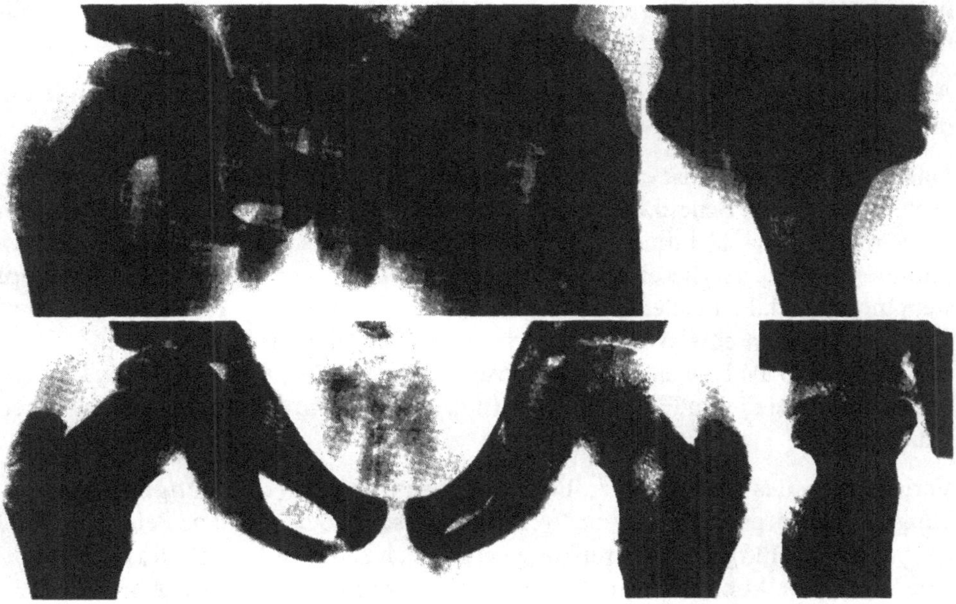

a

b

Abb. 92a u. b: Verrenkung der linken Hüfte nach hinten und oben bei einem 10jährigen Knaben durch Sturz von einer Leiter (Abb. 92a). Reposition in Allgemeinnarkose. Anschließend keine Ruhigstellung oder entlastetes Gehen.
2 Jahre später keine Beschwerden, freie Beweglichkeit des Hüftgelenkes. Im Röntgenbild fanden sich keine Zeichen für eine Kopfnekrose (Abb. 92b).

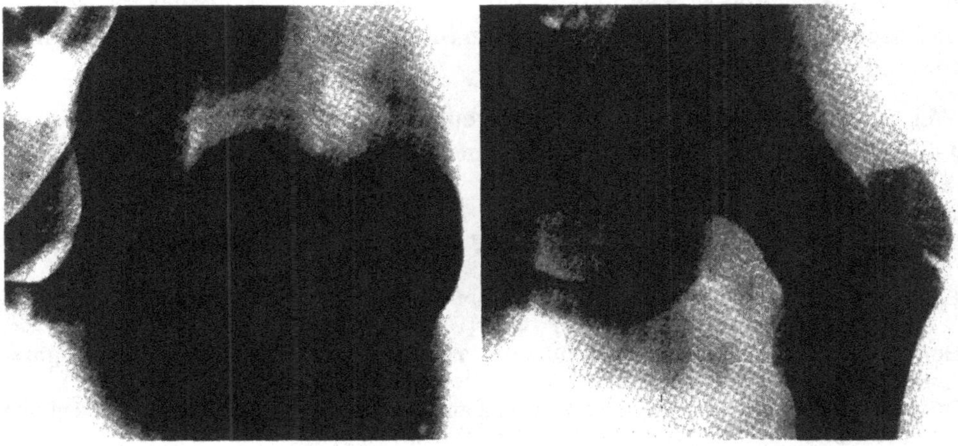

a b

Abb. 93a u. b: Verrenkung der linken Hüfte nach hinten unten bei einem 11jährigen Knaben, der 4 m von einem Baum stürzte (Abb. 93a). Sofortige Einrichtung in Allgemeinnarkose. Anschließend keine Ruhigstellung.
Nach 2 Jahren bestanden keine Beschwerden bei freier Beweglichkeit des Hüftgelenkes. Keine Zeichen für eine Hüftkopfnekrose (Abb. 93b).

hebt. Während dieses Einrichtungsmanövers wird der Fuß gegen eine unkoordinierte Verdrehung mit der Hand gehalten.

Auf diese Art und Weise springt der Schenkelkopf meist in wenigen Sekunden in die Pfanne ein.

Nach dem Einrichten ist eine Röntgenkontrolle des Beckens anzufertigen, um zu sehen, ob sich der Schenkelkopf einwandfrei in der Pfanne befindet. Beim Lesen des Röntgenbildes ist darauf zu achten, daß die Breite des Gelenksspaltes bei **beiden** Hüften gleich ist. Ist dieser auf der verletzten Seite breiter, d. h. der Schenkelkopf steht mehr kaudal und lateral als der gesunde und ist außerdem kein Knochenschatten zu sehen, liegt eine Weichteilinterposition vor. Nach den Angaben im Schrifttum findet sich als Ursache der Interposition meist ein abgelöster Teil des Labrum acetabulare. Bei diesen Fällen muß die Interposition möglichst bald operativ beseitigt werden.

Verletzungen des N. ischiadicus bei kindlichen traumatischen Hüftgelenksverrenkungen sind in der Literatur nur vereinzelt beschrieben worden. Bei unseren 28 beobachteten Hüftgelenksverrenkungen fand sich keine Verletzung des N. ischiadicus. Nach der konservativen Einrichtung ist keine Ruhigstellung erforderlich. Wenn keine Schmerzen mehr bestehen, kann man die Kinder aufstehen und belastend herumgehen lassen. Dies ist meist nach 2-3 Tagen der Fall. Streckverbände oder entlastende Apparate sind nicht notwendig.

In ungefähr 2% der Fälle kommt es als Spätkomplikation zum Auftreten einer Kopfnekrose, die durch die primäre Schädigung der den Schenkelkopf ernährenden Gefäße bedingt ist. Der in der Literatur manchmal gebräuchliche Ausdruck, daß nach einer Hüftgelenksverrenkung ein Morbus Perthes aufgetreten sei, ist irreführend.

Wegen der möglicherweise später auftretenden Kopfnekrose empfiehlt es sich, 1 Jahr lang alle 3 Monate Röntgenkontrollen des Hüftgelenkes vorzunehmen.

Banks, S.: Aseptic necrosis of the femoral head following traumatic dislocation of the hip. J. Bone Jt. Surg. **23**, 759-781 (1941)

Birch-Hirschfeld, A.: Die Schenkelkopfnekrose des Jugendlichen und ihre Bedeutung für die Begutachtung. Mschr. Unfallheilk. **40**, 241-245 (1939)

Bonvallet, J.: 1 cas de luxation traumatique de la hanche chez l'enfant, décollement épiphysaire, fracture du noyan céphalique. Rev. Orthop. (Paris) **51**, 723-728 (1965)

Buchner, H.: Behandlungsprobleme bei vollständiger Kopfkalottenlösung nach Verrenkung der Hüfte bei Jugendlichen. Klin. Med. **21**, 259-262 (1966)

Cros, Juan, A.: Osteochondrosis of the upper femoral epiphysis following traumatic dislocation of the hip joint. J. Bone Jt. Surg. **41 A**, 1335-1338 (1959)

Dialer, S.: Seltene Form einer Hüftverrenkung beim Jugendlichen. Klin. Med. **21**, 221-223 (1966)

Fineschi, G.: Die traumatischen Hüftverrenkungen bei Kindern. Arch. orthop. Unfallchir. **48**, 225-236 (1956)

Flach, A.: Schenkelkopfnekrosen nach traumatischen Hüftluxationen und Schenkelhalsfrakturen Jugendlicher. Zbl. Chir. **87**, 860-871 (1962)
Freemann, G.: Traumatic dislocation of the hip in children. J. Bone Jt. Surg. **43 A**, 401-406 (1961)
Fries, G.: Zur Behandlung veralteter traumatischer Hüftluxationen und Luxationsfrakturen im Kindesalter. Arch. orthop. Unfallchir. **59**, 229-239 (1966)
Funk, J.: Traumatic dislocation of the hip in children. J. Bone Jt. Surg. **44 A**, 1135-1145 (1962)
Glass, A.: Traumatic dislocation of the hip in children. J. Bone Jt. Surg. **43 B**, 29-37 (1961)
Haliburton, R.: Avascular necrosis of the femoral capital epiphysis after traumatic dislocation of the hip in children. J. Bone Jt. Surg. **43 B**, 43-46 (1961)
Jonasch, E.: Traumatische kindliche Hüftverrenkungen. Z. Orthop. **90**, 357-359 (1958)
ders.: Traumatische Hüftluxation. Verh. Dtsch. orthop. Ges. **50**, Kongr. 291-293 (1963)
Klems, H.: Traumatische Hüftgelenksluxation im Kindesalter. Z. Orthop. **110**, 579-581 (1972)
Litton, L.: Traumatic anterior dislocation of the hip in children. J. Bone Jt. Surg. **40 A**, 1419-1422 (1958)
Ostapovicz, G.: Traumatische Hüftgelenkluxation bei einem 4jährigen Knaben. Mschr. Unfallheilk. **71**, 207-213 (1968)
Piggot, J.: Traumatic dislocation of the hip in childhood. J. Bone Jt. Surg. **43 B**, 38-42 (1961)
Sandor, L.: Traumatische Hüftluxation im Kindesalter. Einkrempelung der Pfannenkante als Repositionshindernis. Beitr. Orthop. u. Traumatol. **26**, 32-37 (1979)
Seewald, K.: Traumatische Hüftgelenksluxationen bei Kindern und Jugendlichen. Arch. orthop. Unfallchir. **51**, 635-638 (1960)
Titze, A.: Eine traumatische Hüftgelenksverrenkung beim Kind mit Repositionshindernis. Arch. orthop. Unfallchir. **52**, 259-264 (1960)
Weigand, H.: Spätergebnisse nach reinen traumatischen Hüftluxationen im Kindes- und Erwachsenenalter. Hefte Unfallheilk. **140**, 239-248 (1979)
Wilson, D.: Traumatic dislocation of the hip in children. J. Trauma **6**, 739-743 (1966)

Zentrale Hüftgelenksverrenkungsbrüche

Zu einem zentralen Hüftgelenksverrenkungsbruch – bei Kindern eine äußerst seltene Verletzungsart – kommt es nur durch eine sehr starke Gewalteinwirkung. 80% dieser Brüche entstehen durch den Straßenverkehr. Der jüngste Verletzte war 7 Jahre, der Altersdurchschnitt betrug 10,2 Jahre.

Das Ausmaß der Verletzung im Hüftpfannenbereich ist oft durch eine gewöhnliche Beckenübersichtsaufnahme nicht eindeutig festzustellen. Aus diesem Grund hat Letournel eine besondere Röntgenaufnahmetechnik angegeben:

1. Die **Ala**-Aufnahme. Dazu wird der Verletzte aus der Rückenlage um 45° auf die verletzte Hüftseite gedreht. Der Zentralstrahl ist senkrecht auf das verletzte Hüftgelenk (Abb. 19c) (s. S. 36) und
2. die **Foramen obturatum**-Aufnahme. Der Verletzte wird aus der Rückenlage um 45° auf die nicht verletzte Hüfte gedreht, während der Zentralstrahl wieder senkrecht auf das verletzte Hüftgelenk eingestellt wird (Abb. 19b).

Mit diesen 2 zusätzlichen Aufnahmen kann man einen guten Überblick über die Verletzungen der Hüftgelenkspfanne bekommen.

Behandlung

Die Behandlung erfolgt konservativ. So bald als möglich soll in Allgemeinnarkose durch manuellen Zug und entsprechenden Gegenzug eine möglichst anatomische Einrichtung versucht werden. Anschließend ist ein Streckverband anzulegen, welcher suprakondylär am Oberschenkel angreift. Das Extensionsgewicht beträgt mindestens ⅐ des Körpergewichtes. Bei älteren Kindern kann, wie bei den Erwachsenen, noch ein Seitenzug am verletzten Oberschenkel mit entsprechendem Gegenzug am Becken zur gesunden Seite hin, notwendig werden.

Am nächsten Tag überzeugt man sich durch eine Röntgenkontrolle von der richtigen Höhe des Extensionsgewichtes. Weitere Röntgenkontrollen sind wöchentlich erforderlich. Die Dauer der Ruhigstellung beträgt je nach dem Alter des Kindes 6-10 Wochen.

Rodrigues, K.: Injury of the acetabular epiphysis. Injury **4**, 258–260 (1973)

Stuhler, T.: Kindliche Acetabulumfrakturen – Spätergebnisse. Langenbecks Arch. Chir. **349**, 539-540 (1979)

Oberschenkel

Im Bereich des Oberschenkels sind die Schaftbrüche mit 72,8% am häufigsten, gefolgt von den Epiphysenlösungen am unteren Oberschenkelende mit 10,3% (Abb. 94). Auffallend hoch sind bei Knochenverletzungen im Oberschenkelbereich als Unfallursache der Straßenverkehr mit 28,1% und der Sport mit 24,2% beteiligt, zusammen mit 52,3%.

Das Längenwachstum des Oberschenkels erfolgt zu 30% von der proximalen und zu 70% von der distalen Epiphyse her (Abb. 95). Davon kann man ihre Bedeutung ableiten, daß nämlich eine Verletzung der distalen Oberschenkelepiphyse bezüglich des weiteren Längenwachstums eine bedeutend schlechtere Prognose in sich birgt, als die der proximalen.

Oberschenkelkopfepiphysenlösungen

Die traumatisch bedingte Epiphysenlösung am oberen Oberschenkelende ist eine seltene Verletzung und entsteht nur durch eine starke Gewalteinwirkung.

Hingegen kommt die „schleichende" Epiphysenlösung, deren Ursache bisher nicht einwandfrei geklärt ist, häufiger vor. Als Ursache werden vor allem endokrine Störungen angenommen (Abb. 96). Als wichtigste Unterscheidungsmerkmale möge

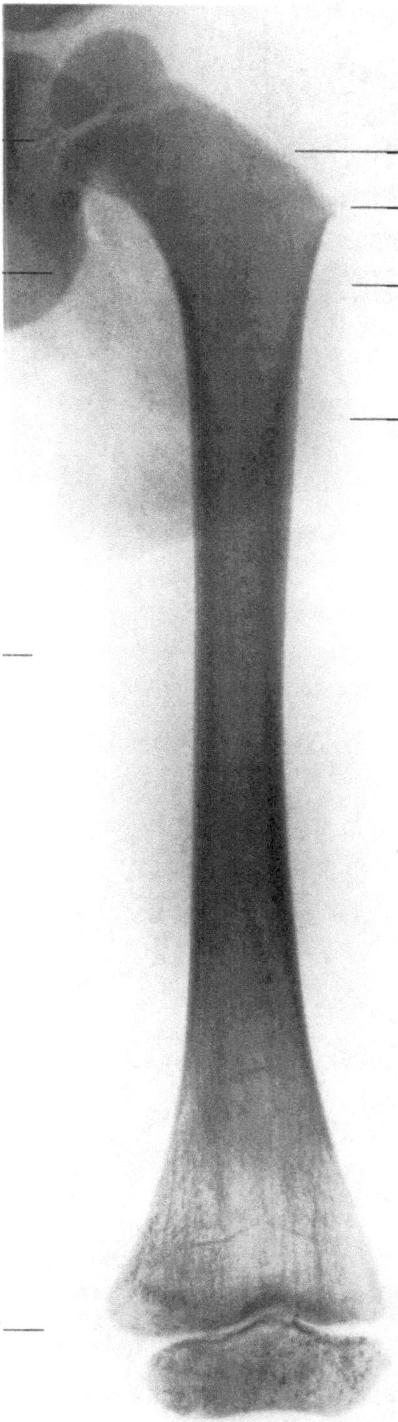

Abb. 94: Häufigkeit der Knochenverletzungen im Oberschenkelbereich in %.

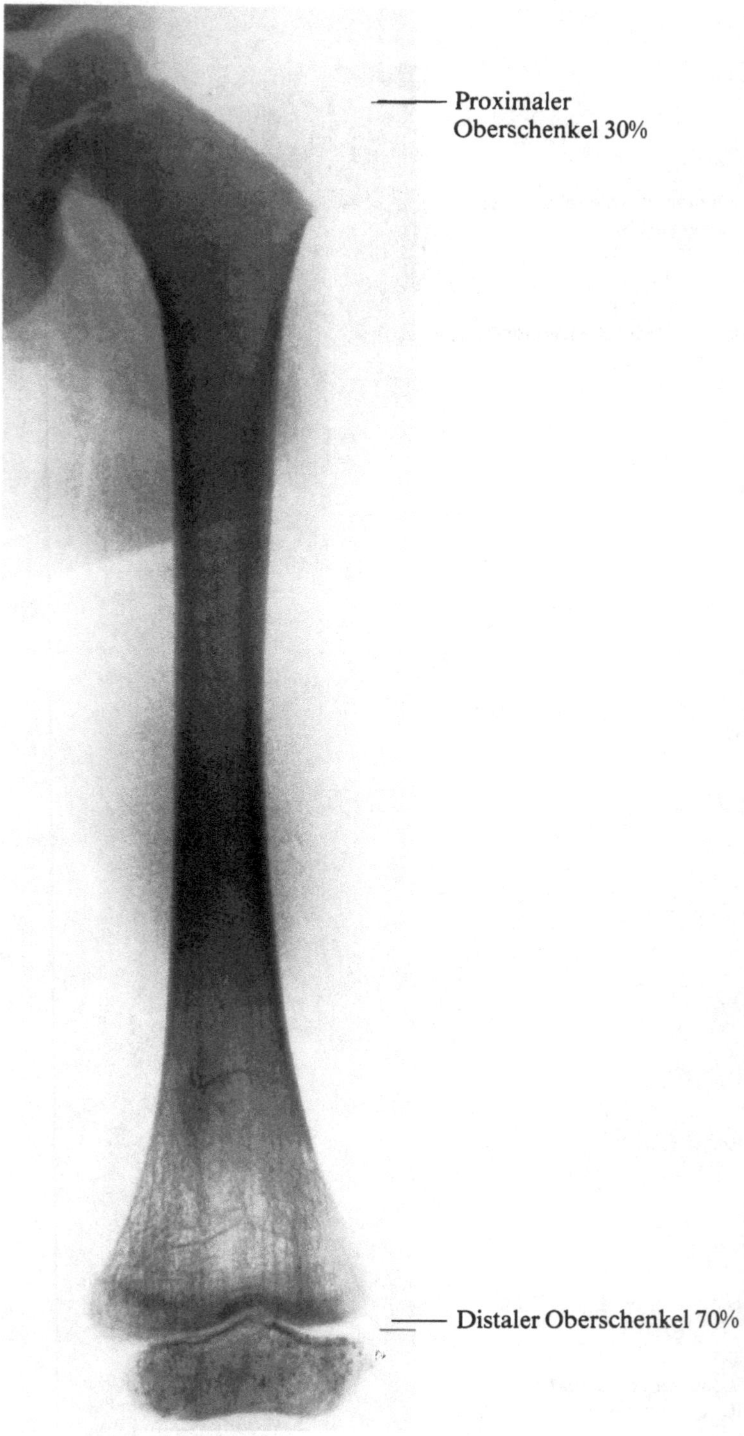

Abb. 95: Längenwachstum ausgehend von den einzelnen Wachstumszonen im Oberschenkelbereich (nach Blount) in %.

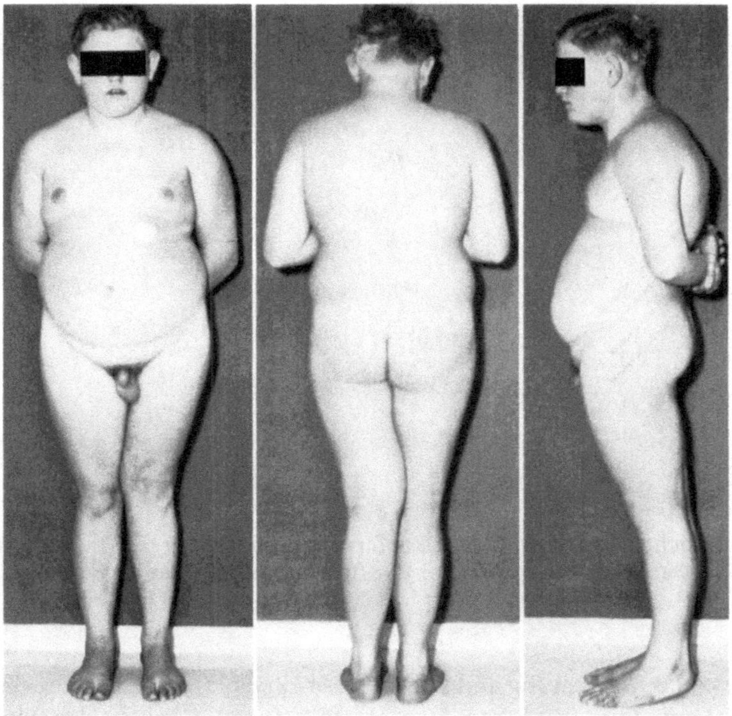

Abb. 96: Typischer Habitus für eine „schleichende" Oberschenkelkopfepiphysenlösung. 13jähriger Knabe, der seit 2 Monaten über Schmerzen im linken Kniegelenk klagte.

gelten, daß die traumatische Epiphysenlösung durch eine starke Gewalteinwirkung entsteht, während die „schleichende" Epiphysenlösung in der Regel mit oft wochenlangen unbestimmten Knie- und Hüftgelenksbeschwerden einhergeht. Rückläufig wird diese Form der Epiphysenlösung oft mit einem sogenannten Unfall in Zusammenhang gebracht.

Bei der traumatischen Epiphysenlösung ist im Röntgenbild oft mit der Epiphyse ein mehr oder minder großer metaphysärer Keil ausgebrochen, der bei der „schleichenden" Lösung immer fehlt. Zur einwandfreien Diagnose ist eine Beckenübersichtsaufnahme **und** eine Aufnahme der Hüftgelenke in Lauensteinscher Lagerung unerläßlich.

Behandlung

1. Traumatische Epiphysenlösungen

Besteht eine rein traumatische Epiphysenlösung am oberen Oberschenkelende, soll die Epiphyse so bald als möglich in Allgemeinnarkose und unter Bildwandlersicht eingerichtet werden. Die Reposition erfolgt in Rückenlagerung des Verletzten am Extensionstisch durch entsprechendem Längszug am Fuß und entsprechender

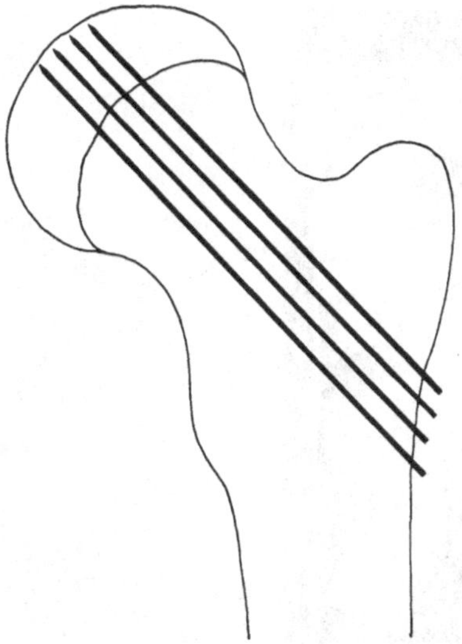

Abb. 97: Nach dem Einrichten der Oberschenkelkopfepiphyse werden vier 2,5 mm starke Bohrdrähte durch den Schenkelhals und die Epiphysenfuge bis knapp unter die Kopfoberfläche vorgebohrt.

Drehung des Beines. Die Einrichtung soll schonend erfolgen, da es durch brüske Repositionsmanöver zur Zerreißung von Kapselgefäßen und damit später zum Auftreten einer Kopfnekrose kommen kann.

Ist die Einrichtung gelungen, so wird die Epiphyse mit 4 oder 5 perkutan eingeführten Bohrdräten von 2,5 mm Stärke, welche durch die Epiphysenfuge bis knapp unter die Kopfoberfläche gebohrt werden, festgehalten. Die Bohrdrähte sollen mit dem Oberschenkelkopf einen Winkel von 135° einschließen (Abb. 97 u. 98).

Nach 3 oder 4 Tagen können die Kinder mit Unterarmgehstützen aufstehen, dürfen das verletzte Bein jedoch 6 Wochen nicht belasten.

Das Festhalten der eingerichteten Schenkelkopfepiphyse mit einem Dreilamellennagel oder mit Schrauben soll man unterlassen, weil dadurch mehr Gewebe zerstört wird und es eher zu einer Oberschenkelkopfnekrose kommen kann.

Die Bohrdrähte sind nach 6 Wochen wieder zu entfernen, um einem vorzeitigen Epiphysenschluß vorzubeugen, der zum Unterschied zur „schleichenden" Epiphysenlösung bei der rein traumatischen **nicht** angestrebt wird.

Abb. 98 a-c: Lösung der proximalen Oberschenkelepiphyse bei einem 14jährigen Knaben, ▶ der beim Hochsprung stürzte und auf die rechte Hüfte fiel. Er konnte nicht mehr aufstehen (Abb. 98 a). Bei der Erhebung der Anamnese ergab sich, daß der Verletzte bereits vor dem Unfall einige Wochen Schmerzen im rechten Kniegelenk hatte. Wahrscheinlich handelt es sich bei diesem Fall um **keine** rein traumatische Epiphysenlösung.

a

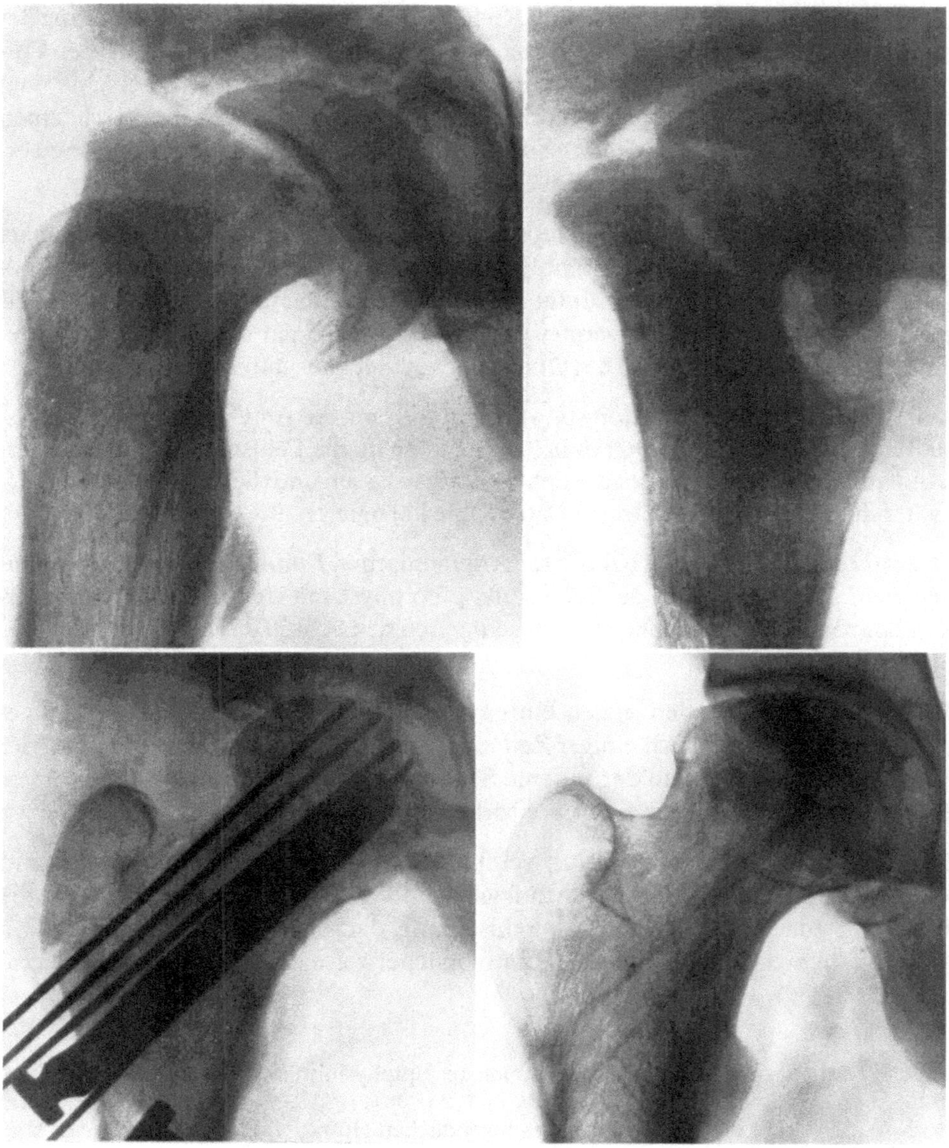

b c

Die Epiphysenlösung ließ sich im Streckverband reponieren. Anschließend operative Fixation mit 4 Bohrdrähten und einem Dreilamellennagel.
Die 4 Bohrdrähte sind für ein gutes Ergebnis vollkommen ausreichend. Die zusätzliche Fixation mit einem Dreilamellennagel ist nicht nur überflüssig, sondern sogar schädlich (Abb. 98b). 3 Jahre später erscheint im Röntgenbild der Oberschenkelkopf im äußeren oberen Quadranten abgeflacht (Abb. 98c). Der Verletzte ist jedoch beschwerdefrei und das Hüftgelenk aktiv frei beweglich.

2. „Schleichende" Epiphysenlösungen

Meist sind davon Kinder um das 13. Lebensjahr betroffen. Wenn die Kinder zur Behandlung kommen, besteht eine mehr oder minder starke Verschiebung der Epiphyse, jedoch fast nie um volle Schaftbreite. Ist bereits eine stärkere Verschiebung der Oberschenkelkopfepiphyse vorhanden, kann man versuchen, durch einen Streckverband eine bessere Stellung der gelösten und verschobenen Epiphyse zu erreichen. Brüske Einrichtungsmanöver sollen nicht durchgeführt werden.

Für den Streckverband wird ein suprakondylärer Draht durch den Oberschenkel gebohrt und als Extensionsgewicht ⅐ des Körpergewichtes verwendet. Der suprakondylär angelegte Extensionsdraht muß, um Wachstumsstörungen wegen Verletzung der Epiphysenfuge zu vermeiden, mindestens 6-7 cm oberhalb des Kniegelenksspaltes und in der Mitte des Oberschenkelknochens durchgebohrt werden.

Durch entsprechende Rotation soll versucht werden, die Ante- oder Rekurvationsstellung zu beseitigen. Gelingt es in 3-4 Tagen nicht, die Fehlstellung im Streckverband auszugleichen, soll man die Fehlstellung belassen und diese, wenn notwendig, später durch eine subtrochantere Osteotomie korrigieren.

Operativ soll genau so wie bei der rein traumatischen Epiphysenlösung vorgegangen werden, d. h. Fixation der Schenkelkopfepiphyse mit vier bis fünf 2,5 mm starken Bohrdrähten. Diese sollen bis zum eingetretenen Schluß der Epiphysenfuge belassen werden.

Wie das Schrifttum in den letzten Jahren zeigt, sind immer mehr Fälle bekannt geworden, bei denen es nach einiger Zeit auch zu einer „schleichenden" Lösung der Schenkelkopfepiphyse auf der anderen Seite kam. Daher soll die noch nicht gelöste Epiphyse präventiv ebenfalls mit Bohrdrähten fixiert werden.

Bestand nach der Operation keine wesentliche Verschiebung der Epiphyse mehr, kann das Kind nach einigen Tagen aufstehen und voll belastend gehen. Erfolgte die Fixierung jedoch in einer stärkeren Fehlstellung, darf das Bein nach der Operation 4-6 Monate nicht belastet werden, um möglicherweise einer Kopfnekrose vorzubeugen.

Beck, E.: Beitrag zum familiären Vorkommen der Epiphysiolysis capitis femoris. Z. Orthop. **105**, 112-118 (1968)
Beck, W.: Die operative Behandlung des jugendlichen Hüftkopfgleitens. Bruns Beitr. klin. Chir. **219**, 150-158 (1971)
Bonjour, C.: Offene Reposition bei Epiphysiolysis capitis femoris acuta. Z. Orthop. **110**, 305-313 (1972)
Carlioz, H.: Les épiphysiolyses fémorales supérieures. Rev. Orthop. (Paris) **54**, 387-491 (1968)
Casey, B.: Reduction of acutely slipped upper femoral epiphysis. J. Bone Jt. Surg. **54 B**, 607-614 (1972)
Cleveland, M.: Study of displaced capital femoral epiphysis. J. Bone Jt. Surg. **33 A**, 955-967 (1951)

Debrunner, A.: Prophylaktische Spickung der „gesunden" Seite bei der Epiphysiolysis capitis femoris. Arch. orthop. Unfallchir., **57**, 243-257 (1965)
Dunn, D.: The treatment of adolescent slipping of the upper femoral epiphysis. J. Bone Jt. Surg. **46 B**, 621-629 (1964)
Durbin, F.: Treatment of slipped upper femoral epiphysis. J. Bone Jt. Surg. **42 B**, 289-302 (1960)
Esser, C.: Zur Frühdiagnose der Epiphysenlösung des Schenkelkopfes. Fortschr. Röntgenstr. **84**, 320-330 (1956)
Exner, G.: Erfahrungen mit der operativen Behandlung bei Epiphysiolysis capitis femoris. Arch. orthop. Unfallchir. **51**, 474-482 (1960)
ders.: Zur operativen Behandlung der Epiphysiolysis capitis femoris durch intraartikuläre Keilosteotomie aus dem Schenkelhals. Verh. Dtsch. orthop. Ges. **49.** Kongr. 279-281 (1962)
Fleißner, H.: Zur Epiphysiolysis capitis femoris. Verh. Dtsch. orthop. Ges. **49.** Kongr. 266-269 (1962)
Gekeler, J.: Intertrochantere oder zervikale Korrektur der schweren Hüftkopfepiphysendislokation? Z. Orthop. **114**, 693-696 (1976)
Grasshoff, H.: Röntgenologische Veränderungen an der Trochanter minor Apophyse beim jugendlichen Hüftkopfgleiten. Beitr. Orthop. **21**, 215-217 (1974)
Imhäuser, G.: Therapie der Epiphysenlösung unter Zugrundelegung ihrer Pathogenese. Verh. Dtsch. orthop. Ges. **49.** Kongr. 241-252 (1962)
Kaiser, G.: Die Epiphysiolyse und deren Behandlung. Beitr. Orthop. **1**, 181-217 (1954)
Kampner, S.: Anterior slipping of the capital femoral epiphysis. J. Bone Jt. Surg. **54 A**, 1531-1536 (1972)
Krakovits, G.: Neue Methode zum frühzeitlichen Erkennen der Lösung der Hüftkopfepiphyse. Z. Orthop. **102**, 406-417 (1967)
Mattäus, H.: Schwierigkeiten in Diagnostik und Therapie der traumatischen Epiphysenlösung der Neugeborenen. Z. Orthop. **104**, 273-276 (1968)
Mattner, H.: Zur Behandlung der Hüftkopfepiphysenlösung. Z. Orthop. Traumatol. **12**, 488-499 (1965)
Matzen, P.: Zum Krankheitsbild der Epiphysiolysis capitis femoris. Zbl. Chir. **78**, 828-843 (1953)
Nicod, L.: Die Behandlung der Epiphysiolysis lenta durch eine subkapitale Osteotomie. Verh. Dtsch. orthop. Ges. **49.** Kongr. 281-283 (1962)
Petersen, D.: Ein Fall von Hüftkopfepiphysenlösung mit Abweichung nach vorne-unten. Z. Orthop. **108**, 206-209 (1970)
Ratliff, A.: Traumatic separation of the upper femoral epiphysis in young children. J. Bone Jt. Surg. **50 B**, 757-770 (1968)
Salenius, P.: Results of treatment of slipped upper femoral epiphysis. Acta orthop. Scand. Supp. **114**, 1-56 (1968)
Salzer, M.: Die prophylaktische Operation der „gesunden" Seite bei der Epiphysiolysis capitis femoris. Arch. orthop. Unfallchir. **72**, 350-354 (1972)
Schreiber, A.: Beitrag zur Kenntnis der Epiphysiolysis capitis femoris. Z. Orthop. **104**, 368-375 (1968)
Southwick, W.: Osteotomy throug the lesser trochanter for slipped capital femoral epiphysis. J. Bone Jt. Surg. **49 A**, 807-835 (1967)
Taillard, W.: Die hormonelle Grundlage der Epiphysenlösung. Verh. Dtsch. orthop. Ges. **49.** Kongr. 219-229 (1962)
Tönnis, D.: Die Epiphysiolysis capitis femoris. Actuelle Chir. **8**, 141-150 (1973)
Viernstein, K.: Die operative Behandlung der Epiphysiolysis capitis femoris. Z. Orthop. **106**, 129-147 (1969)

Oberschenkelhalsbrüche

Der jüngste zur Beobachtung gekommene Schenkelhalsbruch war bei einem 3jährigen Mädchen. Als Unfallursache erscheint der Straßenverkehr mit 41,7%, der Sport mit 8,3% und „andere" Ursachen mit 50,0% auf. Auffallend hoch sind mit 59% die Mädchen bei den Schenkelhalsbrüchen vertreten.

Der Schenkelhalsbruch ist an und für sich eine typische Verletzung des alten Menschen. Während beim alten Menschen keine große Gewalteinwirkung für die Entstehung des Bruches notwendig ist, muß sie hingegen bei Kindern und Jugendlichen stark sein.

Bei Kindern ist der Bruch meist im lateralen Anteil des Schenkelhalses und nur selten im medialen Anteil, weil es dann eher zu einer Epiphysenlösung des Oberschenkelkopfes kommt. Im Röntgenbild sind die Bruchflächen auffallend glatt begrenzt. Als Folge eines Schenkelhalsbruches können 2 schwerwiegende Komplikationen auftreten: nämlich die Oberschenkelkopfnekrose und die Pseudarthrose. Je größer die primäre Verschiebung des Bruches ist, um so mehr kann man annehmen, daß es zu einem Zerreißen der ernährenden Gefäße gekommen ist, damit zu einer Mangeldurchblutung und daß als Folge davon eine Kopfnekrose erwartet werden kann. Die medialen Schenkelhalsbrüche sind mehr nekrosegefährdet als die lateralen. In der Literatur schwanken die Angaben über Kopfnekrosen bei Kindern und Jugendlichen nach medialen und lateralen Schenkelhalsbrüchen um 40%.
Die nicht beseitigte Coxa vara-Stellung kann eine Pseudarthrose zur Folge haben, da der Bruch nicht auf Belastung, sondern auf Scherung beansprucht wird. Eine weitere Ursache für eine Pseudarthrose kann eine nicht beseitigte Diastase zwischen den Bruchstücken sein. Nach Imhäuser soll man von einer Schenkelhalspseudarthrose sprechen, wenn der Bruch innerhalb von 5 Monaten nicht geheilt ist.

Die Behandlung muß dahin gehen, möglichst die anatomischen Verhältnisse wiederherzustellen, da sich in diesem Bereich im weiteren Wachstum Seitenverschiebungen und Achsenknickungen nicht ausgleichen.

Behandlung
Zur richtigen Erkennung der tatsächlichen primären Verschiebung des Bruches sollen 3 Röntgenaufnahmen gemacht werden und zwar von vorn nach hinten in der pathognomonischen Stellung, dann in Einwärtsrotation des Beines und von der Seite. Besteht ein Schenkelhalsbruch, soll das intraartikulär auftretende Hämatom abpunktiert werden, damit es nicht durch einen erhöhten Gelenkinnendruck zu einer weiteren Kompression der noch intakten Gefäße kommt.

Anschließend wird ein Streckverband angelegt und zwar mit einem suprakondylär am Oberschenkel angreifenden Bohrdraht. Der Draht muß, um nicht die Wachstumsfuge zu schädigen, 6-7 cm oberhalb des Kniegelenksspaltes und in der Knochenmitte eingebohrt werden. Das Bein wird anschließend maximal abduziert und um die vorhandene Antekurvation des Bruches auszugleichen, mehr oder minder stark innenrotiert. Das Extensionsgewicht beträgt $\frac{1}{7}$-$\frac{1}{10}$ des Körpergewichtes des Kindes. Am nächsten Tag überprüft man durch eine Röntgenkontrolle die Stellung des Bruches im Streckverband, sowie die richtige Größe des Extensionsgewichtes.

Von dem Gedanken ausgehend, daß der mediale Schenkelhalsbruch nicht ohne Verletzung der Epiphysenfuge operativ stabil behandelt werden kann, soll bei der Behandlung prinzipiell zwischen medialem und lateralem Schenkelhalsbruch unterschieden werden.

Medialer Schenkelhalsbruch

Um beim medialen Schenkelhalsbruch operativ eine genügende Stabilität zu erreichen, muß die Wachstumsfuge des Oberschenkelkopfes durchbohrt werden. Daher erscheint bei dieser Bruchform die konservative Behandlung angezeigt. Am besten eignet sich der Streckverband, da damit gleichzeitig eine Entlastung des Oberschenkelkopfes erreicht wird. Die Dauer der Ruhigstellung im Streckverband beträgt 8-10 Wochen.

Gelingt es im Streckverband nicht, eine anatomische Stellung des Bruches zu erzielen, soll nach einigen Tagen versucht werden, in Allgemeinnarkose auf dem Extensionstisch den Bruch schonend einzurichten. Bei gelungener Reposition legt man einen Brust-Becken-Beingipsverband in maximaler Abduktion und Innenrotation des Beines an.

Lateraler Schenkelhalsbruch

Beim lateralen Schenkelhalsbruch ist primär ebenfalls eine suprakondyläre Extension anzulegen, um damit den Bruch einzustellen. Gelingt die anatomische Einrichtung, kann im Streckverband weiterbehandelt werden. Läßt sich keine anatomische Einrichtung erzielen, ist operativ weiterzubehandeln.

Zur Osteosynthese eignen sich am besten Spongiosaschrauben mit kurzem Gewinde, wobei die Schrauben die Oberschenkelkopfepiphysenfuge nicht berühren dürfen (Abb. 99). Meist ist bei Verwendung von 3 Schrauben eine genügende Stabilität des Bruches gewährleistet. Bei Verwendung eines Dreilamellennagels ist keine Rotationsstabilität zu erzielen.

Nach der Operation soll das Kind 2 Monate mit Unterarmstützen entlastend gehen. Eine besondere krankengymnastische Nachbehandlung ist nicht erforderlich. In der Folgezeit sollen wegen der Möglichkeit einer auftretenden Kopfnekrose alle 3 Monate Röntgenkontrollen gemacht werden. Um das weitere Wachstum nicht zu stören, sind die Spongiosaschrauben 3-4 Monate nach der Operation wieder zu entfernen.

Eingekeilte Schenkelhalsbrüche

Bisher ist im zugänglichen Schrifttum kein Schenkelhalsbruch vom Abduktions- oder Valgustyp bei Kindern und Jugendlichen beschrieben worden.

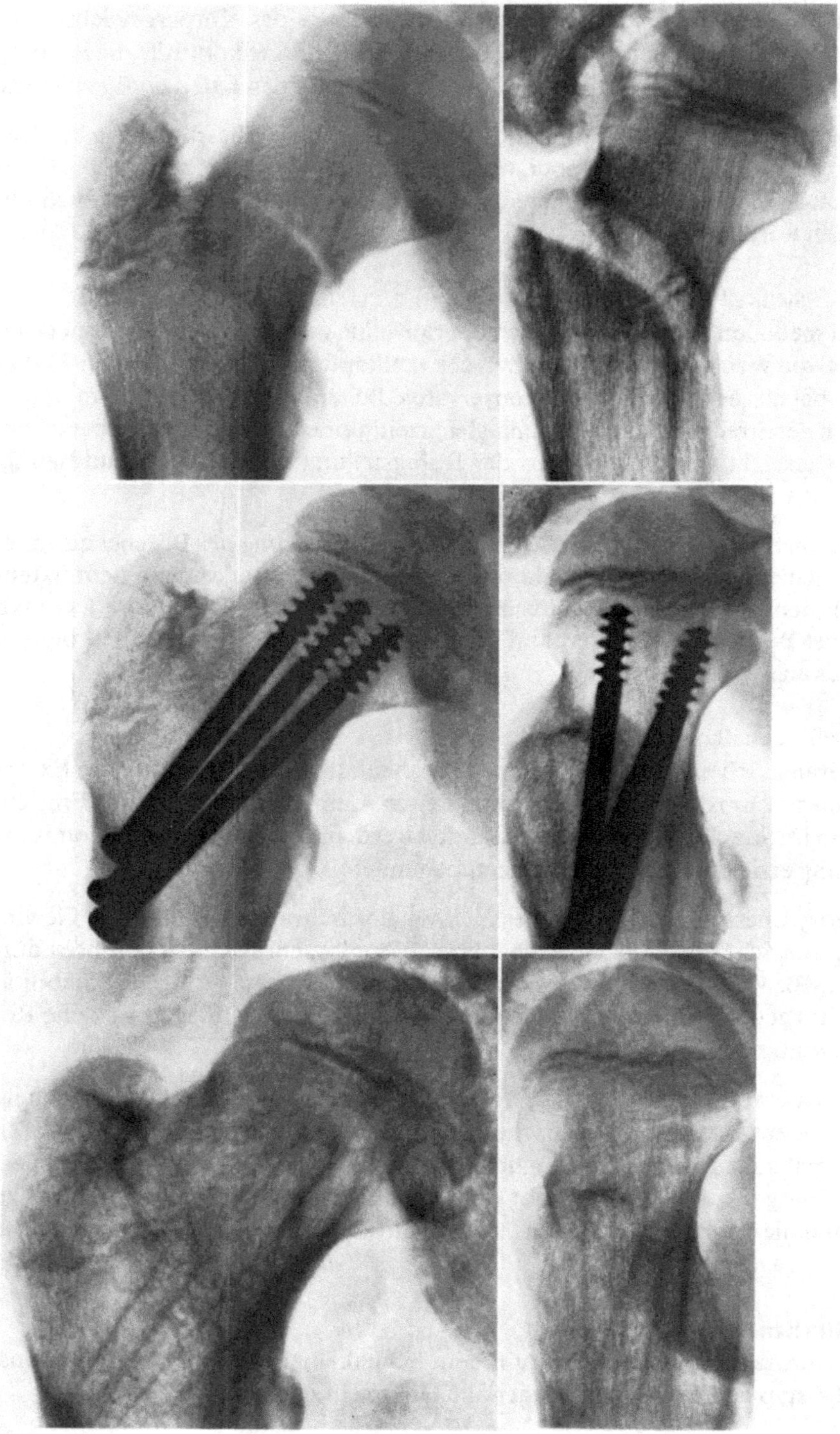

a

b

c

Daß es auch bei Kindern einen eingekeilten Schenkelhalsbruch gibt, zeigt folgende Beobachtung (Abb. 100):

Ein 11jähriges, normal entwickeltes Mädchen stürzte beim Hochsprung und fiel auf die rechte Hüfte. Das Kind konnte, wenn auch unter Schmerzen, aufstehen und gehen.

Bei der klinischen Untersuchung bestand am rechten Bein keine Fehlstellung. Die Beweglichkeit im Hüftgelenk war schmerzgehemmt. Die Behandlung bestand in 2 Wochen Bettruhe. Danach konnte das Kind ohne Schmerzen bei voller Belastung aufstehen und herumgehen. Bei einer Kontrolle nach 1 Jahr war das Kind beschwerdefrei und konnte das Hüftgelenk aktiv frei bewegen. Röntgenologisch bestanden keine Zeichen für eine Oberschenkelkopfnekrose.

Behandlung

Bei einem eingekeilten Schenkelhalsbruch bei Kindern ist ein operatives Vorgehen nicht notwendig. Es genügen einige Tage Bettruhe bis bei Belastung des Beines keine Schmerzen mehr bestehen, das ist meist in der 2. Woche der Fall.

Ansorg, P.: Schenkelhalsbrüche bei Kindern und Jugendlichen. Zbl. Chir. **105**, 721-727 (1980)

Durbin, F.: Avascular necrosis complicating undisplaced fractures of the neck of femur in children. J. Bone Jt. Surg. **41 B**, 758-762 (1959)

Goymann, V.: Zur Behandlung der Schenkelhalspseudarthrose beim Kinde. Arch. orthop. Unfallchir. **80**, 275-282 (1974)

Hoffmann, W.: Über Schenkelhalsfrakturen bei Kindern. Beitr. Orthop. **11**, 412-418 (1964)

Imhäuser, G.: Der Schenkelhalsbruch des Kindes und seine Komplikationen. Insbesondere die Pseudarthrose. Arch. orthop. Unfallchir. **55**, 274-288 (1963)

Ingram, A.: Fractures of the hip in children. Treatment and results. J. Bone Jt. Surg. **35 A**, 967-987 (1953)

Jakobs, W.: Schenkelhalsfraktur bei einer 6jährigen. Zbl. Chir. **87**, 598-600 (1962)

Lam, S.: Fractures of the neck of the femur in children. J. Bone Jt. Surg. **53 A**, 1165-1179 (1971)

Lauritzen, J.: The arterial supply to the femoral head in children. Acta orthop. Scand. **45**, 724-736 (1974)

Lennert, K.: Erfahrungen mit hüftgelenknahen Femurfrakturen im Kindesalter. Bruns Beitr. klin. Chir. **220**, 620-625 (1973)

Mattner, H.: Schenkelhalsfrakturen im Kindesalter. Arch. orthop. Unfallchir. **49**, 473-479 (1958)

McDougall, A.: Fracture of the neck of the femur in children. J. Bone Jt. Surg. **43 B**, 16-28 (1961)

◄ Abb. 99 a-c: Lateraler Oberschenkelhalsbruch bei einem 12jährigen Knaben, der mit dem Fahrrad stürzte (Abb. 99 a). Der Bruch wurde reponiert und mit 3 Spongiosaschrauben fixiert. Die Röntgenkontrolle nach 7 Monaten zeigt, daß der Bruch knöchern geheilt ist (Abb. 99 b). Die Schrauben wurden entfernt. 2 Jahre nach dem Unfall war der Knabe beschwerdefrei, das Hüftgelenk aktiv frei beweglich. Röntgenologisch finden sich keine Zeichen für eine Kopfnekrose (Abb. 99 c).

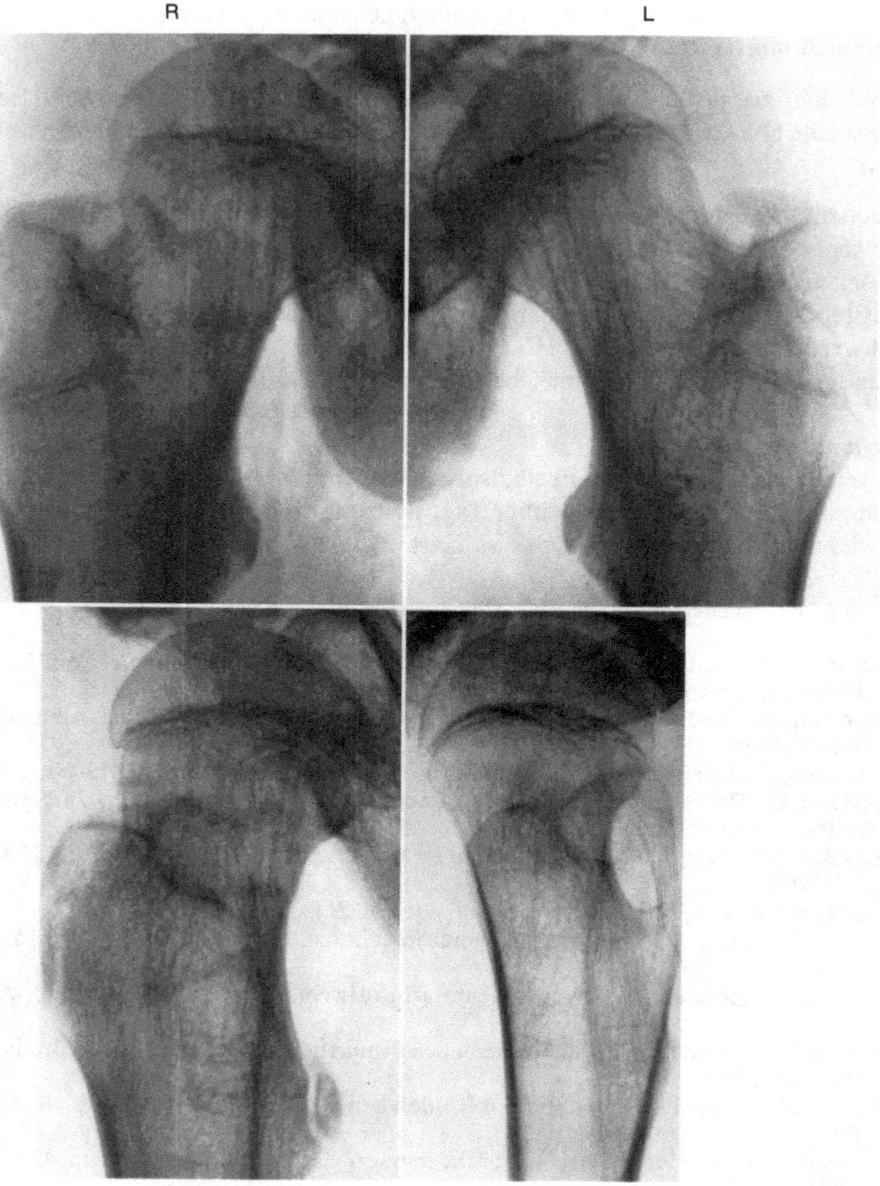

Abb. 100: Medialer Schenkelhalsbruch rechts vom Abduktions- oder Valgustyp bei einem 11jährigen Mädchen, entstanden durch Sturz und Fall auf die Hüfte. Auffallend ist der steile Schenkelhalsschaftwinkel, der auf der nicht verletzten Seite 155° beträgt.

Miller, W.: Fractures of the hip in children from birth to adolescence. Clin. Orthopaedics **92**, 155-188 (1973)
Müller, M.: Schenkelhalsfraktur beim Kind. Orthop. Praxis **10**, 65-67 (1974)
Nöh, E.: Die Behandlung von Schenkelhalsfrakturen am wachsenden Skelett. Aktuelle Traumatol. **5**, 141-146 (1975)
Papadimitriou, D.: Fractures of the neck of the femur in children. Amer. J. Surg. **95**, 132-137 (1958)
Parrini, L.: Le fratture del collo del femore nei bambini. Minerva ortop. (Torino) **6**, 293-298 (1955)
Peltokallio, P.: Fractures of the femoral neck in children. Ann. Chir. Gynaec. Fenn. **48**, 151-163 (1959)
Pförringer, W.: Schenkelhalsfrakturen im Kindesalter. Arch orthop. Unfallchir. **88**, 281-308 (1977)
ders.: Schenkelhalsfrakturen bei Jugendlichen. Arch. orthop. Unfallchir. **90**, 169-185 (1977)
Ratliff, A.: Fractures of the neck of the femur in children. J. Bone Jt. Surg. **44 B**, 528-542 (1962)
Rettig, H.: Die kindliche Schenkelhalsfraktur und ihre Spätfolgen. Mschr. Unfallheilk. Bei-H. **91**, 70-72 (1967)
Rigault, P.: Fractures du col de fémur chez l'enfant. Rev. Orthop. (Paris) **52**, 325-336 (1966)
Streicher, H.: Schenkelhalsfrakturen bei Kindern und Jugendlichen. Langenbecks Arch. u. Dtsch. Z. Chir. **287**, 716-721 (1957)
Weiner, D.: Fractures of the hip in children. J. Trauma **9**, 62-76 (1969)

Lösungen des Trochanter minor und major

Lösungen des Trochanter major sind nur vereinzelt im Schrifttum bekannt geworden. Sie können entweder durch eine direkte Gewalteinwirkung oder durch eine plötzliche Anspannung der Mm. glutaei medii und minimi entstehen.

Bei der Lösung des Trochanter minor ist fast ausschließlich die Sportausübung Unfallursache. Wir finden diese Verletzung vor allem bei Knaben. Das Durchschnittsalter der Verletzten beträgt 11 Jahre. Die Lösung des Trochanter minor entsteht durch eine plötzliche starke Anspannung, des M. iliopsoas, z. B. beim Hochsprung, während des Startes beim Kurzstreckenlauf oder seltener reflektorisch bei einem Sturz (Abb. 101).

Klinisch bestehen plötzlich starke Schmerzen im Hüftgelenksbereich, doch können die Verletzten, wenn auch mühsam, gehen. Die richtige Diagnose kann nur durch das Röntgenbild gestellt werden. Die gelöste Epiphyse ist durch den Muskelzug mehr oder weniger stark nach kopfwärts zu verschoben.

Behandlung
Ein operatives Einrichten des gelösten Trochanter minor oder major und eine Fixation mit Nähten oder Schrauben ist nicht notwendig, ebenfalls keine Ruhigstellung mit einem Gipsverband. Es genügen als Behandlung einige Tage Bettruhe ohne besondere Lagerung. Sobald keine Schmerzen mehr bestehen, kann der Verletzte aufstehen und herumgehen.

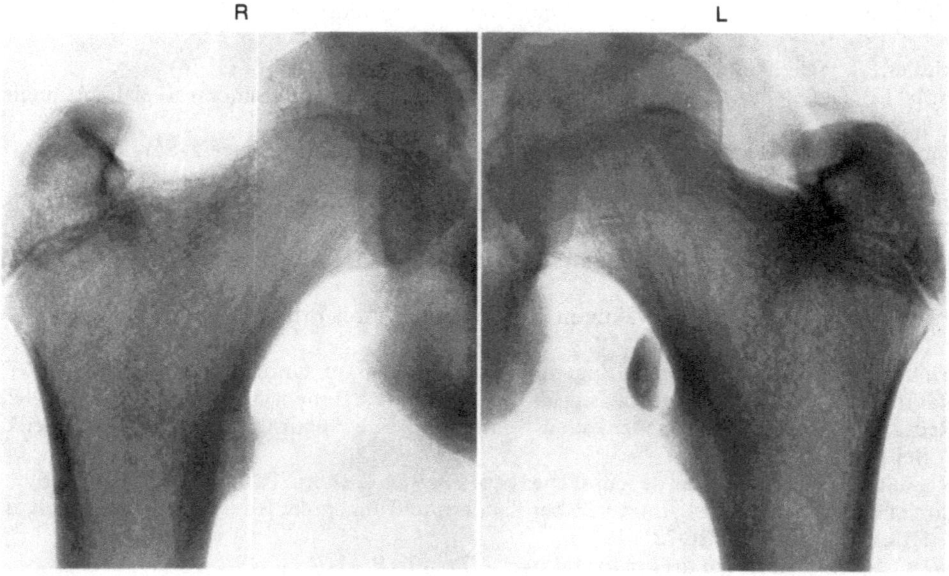

Abb. 101: 12jähriges Mädchen, das bei Glatteis stürzte und sich eine Lösung des Trochanter minor zuzog. Nach 3 Tagen Bettruhe stand die Verletzte auf und belastete voll das Bein ohne Schmerzen. 2 Wochen nach dem Unfall war das Hüftgelenk wieder aktiv frei beweglich.

Fasting, O.: Avulsion of the lesser trochanter. Arch. orthop. Traumat. Surg. **91**, 81-83 (1978)
Franke, K.: Abrißfraktur des Trochanter minor und Horizontalluxation der Patella als seltene Verletzung beim Rodelsport. Med. Sport **6**, 42-45 (1966)
Hove, v. R.: Fracture isolée du petit trochanter. Acta chir. Belg. **48**, 574-588 (1949)
Imreh, G.: Sportverletzungen der Hüftgegend beim Jugendlichen. Zbl. Chir. **92**, 1008-1011 (1967)
Jonasch, E.: Epiphysenlösung des Trochanter minor. Mschr. Unfallheilk. **68**, 50-52 (1965)
ders.: Abbrüche und Epiphysenlösungen des Trochanter major und minor. H. Unfallheilk. **106**, 132 (1970)
Kremser, K.: Abrißfraktur des Trochanter minor. Röntgenpraxis **6**, 370-371 (1934)
Otto, H.: Beitrag zur Diagnostik und Therapie der isolierten Abrißfrakturen des Trochanter major und minor. Mschr. Unfallheilk. **67**, 312-318 (1964)
Romer, U.: Die Apophysenlösung am Trochanter minor. Arch. orthop. Unfallchir. **73**, 114-119 (1972)
Waschulewski, H.: Epiphysenlösung des Trochanter minor als Sportunfall. Mschr. Unfallheilk. **51**, 32-34 (1944)

Pertrochantere Oberschenkelbrüche

Pertrochantere Oberschenkelbrüche sind bei Kindern seltener wie die des Schenkelhalses und entstehen nur durch eine starke Gewalteinwirkung.

Behandlung

Beim pertrochanteren Oberschenkelbruch soll die Behandlung bei Kindern konservativ sein. Der Dauerzug wird mittels eines Schienbeindrahtes ausgeübt, das Extensionsgewicht beträgt $1/7$-$1/10$ des Körpergewichtes. Durch eine Röntgenkontrolle am Tag nach der Verletzung überzeugt man sich von der richtigen Höhe des Extensionsgewichtes und von der Stellung des Bruches. Weitere Röntgenkontrollen sind dann wöchentlich erforderlich. Gelingt es nach 1 Woche nicht, eine gute Stellung des Bruches zu erreichen, soll der Bruch in Allgemeinnarkose reponiert und anschließend in einem Brust-Becken-Beingipsverband ruhiggestellt werden.

Dabei ist zu berücksichtigen, daß sich in diesem Bereich Parallelverschiebungen kaum und Achsenknickungen nur bis maximal 5° im Verlauf des weiteren Wachstums ausgleichen. Die Dauer der Ruhigstellung beträgt bei den pertrochanteren Oberschenkelbrüchen je nach dem Alter des Kindes 5-7 Wochen.

Gelingt es konservativ nicht, eine annähernd anatomische Stellung zu erreichen, so ist bei Kindern ungefähr ab dem 10. Lebensjahr operativ vorzugehen. Der Bruch soll anatomisch eingestellt und mit einem Dreilamellennagel, der bis 5 mm an die Oberschenkelkopfepiphysenfuge heranreichen kann, und einer Platte fixiert werden. Oberschenkelkopfnekrosen nach pertrochanteren Oberschenkelbrüchen bei Kindern sind trotz primär starker Verschiebung nicht beobachtet worden.

Subtrochantere Oberschenkelbrüche

Auffallend hoch ist der Sport als Unfallursache mit 32,3% vertreten. Durch den Straßenverkehr entstanden 16,1% und durch „andere" Ursachen 51,6% der subtrochanteren Oberschenkelbrüche.

Von Fall zu Fall verschieden muß die Behandlung der subtrochanteren Oberschenkelbrüche entweder konservativ oder operativ sein. In der Regel besteht eine stärkere Verschiebung der Bruchenden, da das zentrale Bruchstück durch die Glutealmuskulatur abduziert und durch den Zug des M. psoas gebeugt wird. Die dadurch bedingte Varus- und Antekurvationsstellung läßt sich im Streckverband öfter konservativ nicht ausgleichen, so daß eine einwandfreie Achsenstellung des Bruches nicht erzielt werden kann.

Behandlung
Es soll dem Alter entsprechend entweder eine Vertikalextension oder ein Streckverband, der am Schienbein angreift, angelegt werden. Stellt sich der Bruch im Streckverband achsengerecht ein, ist der Dauerzug je nach Alter des Kindes 6-8 Wochen zu belassen. Gelingt es in 3-4 Tagen nicht, eine achsengerechte Stellung der Bruchstücke zu erzielen, ist bei Kindern ab dem 10. Lebensjahr ein operatives Vorgehen angezeigt, da sich Achsenfehlstellungen in diesem Bereich des Oberschenkels durch das weitere Wachstum kaum ausgleichen. Auch stärkere Verkürzungen sind nicht erwünscht, da das vermehrte Längenwachstum, falls eines auftritt, in diesem Bereich maximal 10 mm beträgt.

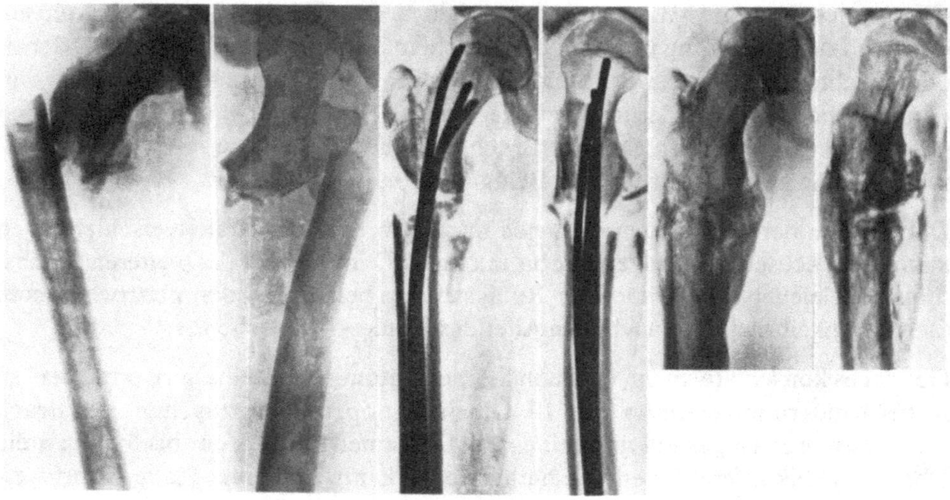

a b c

Abb. 102a-c: Subtrochanterer Oberschenkelbruch bei einem 12jährigen Knaben, der von einem PKW erfaßt wurde (Abb. 102a). Der Bruch ließ sich im Streckverband nicht einstellen. Nach 1 Woche wurde eine Ender-Nagelung durchgeführt (Abb. 102b). Obwohl nach der Operation eine Diastase bestand, heilte der Bruch in 10 Wochen in achsengerechter Stellung von beiden Seiten (Abb. 102c).

Für die operative Behandlung stehen derzeit 3 schonende Verfahren zur Verfügung:

1. Die gedeckte Stabilisierung des Bruches mit der Bündelnagelung nach Ender von peripher,
2. der Trochanter-Nagel nach Küntscher, ebenfalls von peripher und
3. die gedeckte Marknagelung von zentral mit einem Schienbeinnagel der AO.

Die Marknagelung nach Küntscher eignet sich nicht bei Kindern, da es dabei zu einer Verletzung der Epiphysenfuge des Trochanter major kommt und gleichzeitig zur Zerstörung von Gefäßen. Die Folge ist ein Ausfall der proximalen metaphysären Gefäßversorgung. Durch diese lokale Durchblutungsstörung kann sich im Verlauf des weiteren Wachstums eine Valgusdeformität des Schenkelhalses entwikkeln.

Bündelnagelung nach Ender (Abb. 102)
Die Einführungsstelle der Nägel liegt 4 cm proximal der distalen Epiphysenfuge an der Oberschenkelinnenseite. Nach dem Einrichten des Bruches wird ein Loch in die Kortikalis gemeißelt und mit dem Pfriem auf einen Ø von 20 mm erweitert. Von hier aus werden nacheinander 3 Ender-Nägel von entsprechender Länge in den Markraum eingeführt und bis in den Oberschenkelhals vorgeschlagen.

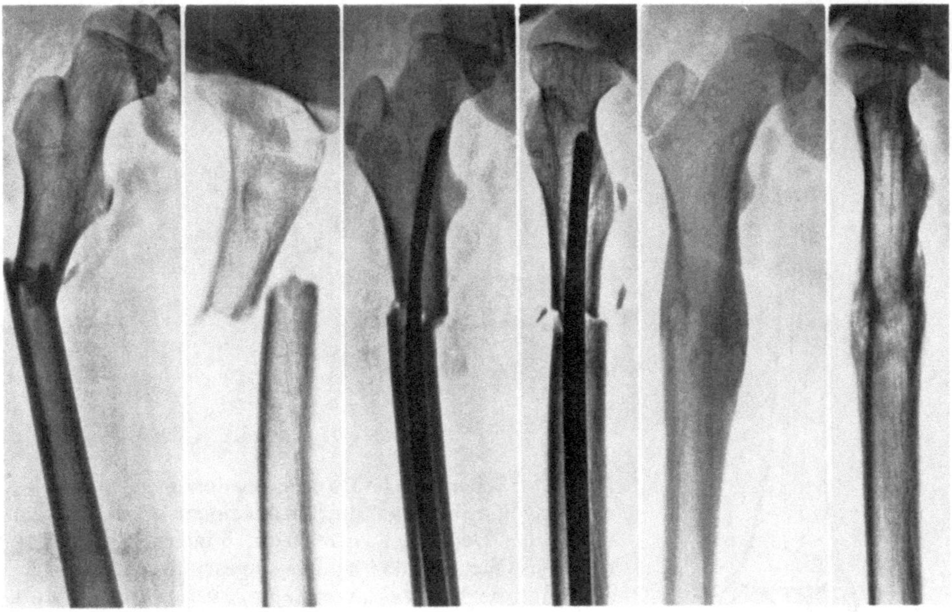

a b c

Abb. 103 a-c: Subtrochanterer Oberschenkelbruch bei einem 11jährigen Mädchen, entstanden bei einem PKW-Unfall (Abb. 103 a). Im Streckverband konnte keine achsengerechte Stellung des Bruches erzielt werden. Deswegen Operation mit Verwendung eines Trochanternagels nach Küntscher (Abb. 103 b). Nach 3 Monaten war der Bruch in achsengerechter Stellung von beiden Seiten knöchern geheilt (Abb. 103 c).

Trochanternagel nach Küntscher (Abb. 103)
Die Einführungsstelle ist die gleiche wie bei der Ender-Nagelung an der Innenseite des distalen Oberschenkels. Die Rotationsstabilität des Trochanternagels ist jedoch nicht so gut wie die der Ender-Nägel (Fächerung!).

Gedeckte Marknagelung (Abb. 104)
Zur Nagelung wird ein Schienbeinnagel der AO von entsprechender Länge und Stärke verwendet. Er wird von dorso-lateral eingeführt und zwar unterhalb der Epiphysenfuge des Trochanter major, damit es zu keiner Schädigung derselben kommt. Damit der Schienbeinnagel mit seiner proximalen Krümmung leichter in den Oberschenkelknochen eingeschlagen werden kann, ist es vorteilhaft, die Kortikalis nach dem Aufbohren mit einer Kugelfräße schräg nach distal abzuschrägen. Nach dem Einrichten des Bruches wird ein Führungsspieß in den Markraum eingeführt. Gelingt es am Extensionstisch nicht den Bruch ideal einzustellen, kann trotzdem die gedeckte Marknagelung durchgeführt werden. Mit dem in das zentrale Bruchstück eingeschlagenen Marknagel als verlängerten Hebelarm gelingt es, das zentrale Bruchstück auf das periphere einzustellen, so daß der Führungsspieß nach peripher

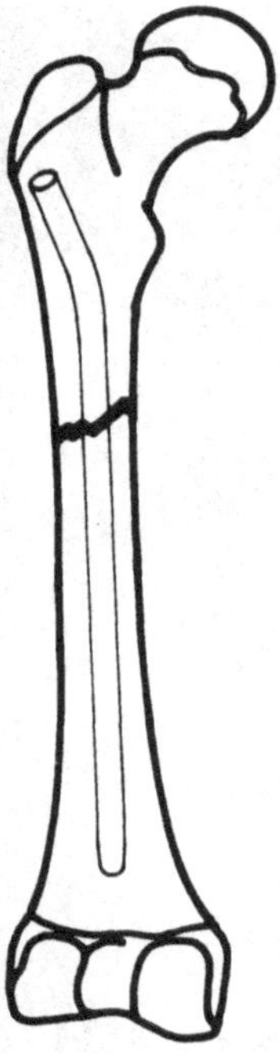

Abb. 104: Schematische Darstellung der Oberschenkelmarknagelung bei Jugendlichen mit einem AO-Schienbeinmarknagel. Der Nagel wird von dorso-lateral in den Markraum des Oberschenkelschaftes eingeschlagen, um nicht die Epiphyse des Trochanter major zu verletzen. Der Marknagel soll auch nicht weiter als 4 cm bis an die untere Oberschenkelepiphysenfuge vorgeschlagen werden.

vorgeschlagen werden kann. Ein Aufbohren des Markraumes selbst soll bei Kindern nicht erfolgen. Um keine Irritation der peripheren Epiphysenfuge hervorzurufen, soll der Marknagel maximal bis 4 cm an die periphere Oberschenkelepiphysenfuge herangeschlagen werden.

Nach knöchernem Durchbau des Bruches, d. i. nach 3-4 Monaten, soll der Marknagel wieder entfernt werden.

Alle 3 Verfahren haben den Vorteil, daß sie gedeckt durchgeführt werden können, und daß bei der Operation keine Epiphysenfuge geschädigt wird.

Daum, R.: Subtrochantere und suprakondyläre Femurfrakturen im Kindesalter, Behandlung und Ergebnisse. Chirurg **40**, 217-220 (1969)

Jonasch, E.: Zur Behandlung der subtrochanteren Oberschenkelbrüche bei Kindern und Jugendlichen. Z. Kinderchir. **20**, 289-291 (1977)

Lambrecht, R.: Zur Behandlung der Frakturen am kindlichen Oberschenkel. Chirurg **25**, 536-539 (1954)

Oberschenkelschaftbrüche

Die meisten Brüche im Bereich des Oberschenkelschaftes sind im mittleren Drittel. Der Bruchform nach sind am häufigsten die Drehbrüche, seltener die Querbrüche, die meist durch eine direkte Gewalteinwirkung entstehen. Trümmerbrüche, wie sie beim Erwachsenen vorkommen, findet man bei Kindern praktisch nicht.

Unfallursache ist in 36,2% der Straßenverkehr, in 17,8% der Sport und in 46% „andere" Ursachen. Auffallend hoch ist bei den Oberschenkelschaftbrüchen die Beteiligung der Knaben mit 74,6%. Ungefähr 2% der Schaftbrüche sind offene Frakturen.

Behandlung

Die Behandlung des geschlossenen Oberschenkelschaftbruches soll in der Regel konservativ sein. Die Art der Behandlung ist sowohl von der Bruchform, als auch vom Alter des verletzten Kindes abhängig. Am besten hat sich die Einteilung nach der Bruchform bewährt.

Selbst bei Interposition von Muskulatur zwischen den Bruchstücken kommt es nicht wie beim Erwachsenen unter Umständen zu einer Pseudarthrose, sondern zu einer knöchernen Heilung. Pseudarthrosen nach kindlichen Oberschenkelschaftbrüchen wurden bisher in der Literatur nur bei operativ behandelten Brüchen, meist bei Drahtumschlingungen oder Verplattungen beschrieben. Bei unseren 839 konservativ behandelten Oberschenkelschaftbrüchen fand sich keine Pseudarthrose.

Eine Operationsindikation ist bei Kindern und Jugendlichen ohne Rücksicht auf Bruchform und Alter bei Polytraumatisierten oder bei gleichzeitigem schweren Schädel-Hirntrauma gegeben. Durch die operative Versorgung des Oberschenkelbruches wird bei diesen Fällen die Pflege wesentlich erleichtert.

Querbrüche

Querbrüche des Oberschenkelschaftes **ohne** Verschiebung werden primär im Gipsverband behandelt.

Bei Brüchen oberhalb der Mitte des Oberschenkels muß ein Brust-Becken-Beingipsverband angelegt werden. Bei Brüchen unterhalb der Mitte des Oberschenkels genügt ein Becken-Beingipsverband. Die richtige Achsenstellung des Bruches erzielt man durch entsprechende Ab- oder Adduktion des Beines. Dabei kann man nach folgendem Grundsatz vorgehen: Je weiter proximal der Oberschenkelbruch ist, desto mehr muß das Bein **ab**duziert werden. Bei Epiphysenlösungen des Oberschenkelkopfes muß das Bein maximal abduziert und wegen der meist vorhandenen Antekurvation maximal innengedreht werden. Bei Brüchen distal der Mitte des Oberschenkels ist nur eine geringe oder überhaupt keine Abduktion mehr notwendig.

Bei den primär angelegten Gipsverbänden ist der Beinteil von der Leistenbeuge bis zum Fußende vollkommen durchzuspalten, um Durchblutungsstörungen zu vermeiden. Nach 2 Wochen wird der gespaltene Beinteil mit zirkulären Gipsbinden geschlossen und ein Gehabsatz angelegt. Das Kind kann aufstehen und herumgehen.

Bei Säuglingen und Kleinkindern kann man eine Gipshose anlegen. Dabei müssen die Hüft- und Kniegelenke rechtwinkelig gebeugt werden. Beim Anlegen der Gipshose wird zuerst das verletzte Bein versorgt. Wenn die Röntgenkontrolle eine gute Stellung des Oberschenkelbruches zeigt, wird auch das gesunde Bein in den Verband mit eingeschlossen. Zusätzlich kann man aus Cramer-Schienen einen Sitzteil anfertigen und an die Gipshose fixieren. Bei Säuglingen soll kein Sitzteil angelegt werden, um das Stillen nicht zu erschweren. Mit einer Gipshose ist die Pflege der Kinder einfacher.

Bei Querbrüchen mit Seitenverschiebung der Bruchstücke, meist besteht gleichzeitig eine Verkürzung, ist ein Streckverband anzulegen. Der Dauerzug zur Behandlung von Oberschenkelschaftbrüchen wird je nach Alter des Kindes verschieden ausgeführt:

1. Vertikalextension

Bei Kindern bis zu 4-5 Jahren wird eine Vertikalextension verwendet. Da ein Heftpflasterzug oft zu Reizerscheinungen der Haut führt und auch bei Tubegauze-Schlauchverbänden Drucknekrosen der Haut auftreten können, hat sich am besten die Extension bewährt, die mit einem Bohrdraht durch das Fersenbein angreift (Abb. 105). Damit der Draht nicht den Knochen durchschneidet, muß er eine Stärke von 2,0-2,5 mm haben. Der Draht wird mit einer Bohrmaschine nach Desoutter durch den Knochen gebohrt und in einem drehbaren Bügel eingespannt, an dem die Schnur für das Zuggewicht angreift.

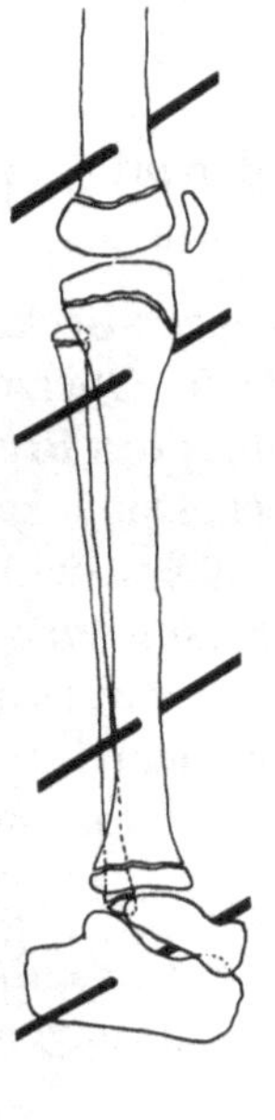

Abb. 105: Die richtige Lage der Extensionsdrähte im Fersenbein, am unteren und oberen Schienbein, sowie am unteren Oberschenkelende.

Vorteilhaft für den Dauerzug bei Kindern ist die Verwendung des drehbaren Extensionsbügels nach Ehalt. Für diesen Bügel muß jedoch ein 2,5 mm dicker, amagnetsicherer und starrer Draht zur Verfügung stehen. Durch den drehbaren Bügel erfolgen die Bewegungen nicht durch Drehen des Drahtes im Knochen, sondern der Bügel dreht sich um den Draht.

Die gleiche Vertikalextension soll auch am nicht verletzten Bein angelegt werden, da dadurch Rotationsfehlstellungen – auf die besonders geachtet werden muß – leicht erkannt und vermieden werden können. Um eine Infektion der Extensionsdrahtstellen möglichst auszuschalten, hat sich das Anlegen eines Unterschenkelgipsverbandes mit Einschluß des Extensionsdrahtes bewährt, wobei der Draht durch beiderseits aufgesetzte Gipsreiter noch zusätzlich gesichert werden soll.

Die Extensionsgewichte werden so über Rollen geführt, daß sie **nie** auf das Kind fallen können (Abb. 106). Das Gewicht der Extension soll so groß sein, daß das Gesäß des Kindes gerade von der Unterlage abgehoben wird. Ist der Streckverband an beiden Beinen angelegt, sollen beide Beine in die gleiche normale Drehstellung gebracht werden. Diese richtige Stellung wird durch ein Holzbrettchen, das auf die

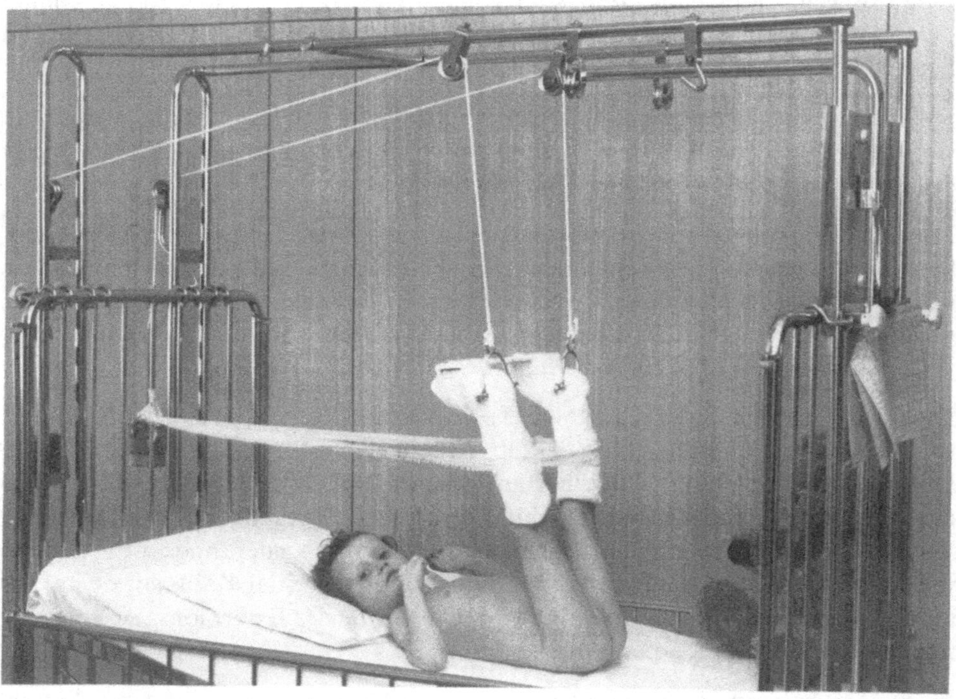

Abb. 106: Vertikalextension für einen Oberschenkelschaftbruch nach Schwemmle. Der Streckverband wird an beiden Fersenbeinen angelegt. Um Drehfehlstellungen des Oberschenkels zu verhindern, sind beide Unterschenkelgipsverbände fest mit einem Brettchen verbunden.

Sohlenplatten der Unterschenkelgipse mit Gipsbinden fixiert wird, aufrecht erhalten (Schwemmle). Mit dieser einfachen Vertikalextension erübrigen sich alle anderen oft komplizierten Extensionsanordnungen, die wegen der Verdrehung angegeben worden sind.

Der Draht für die Vertikalextension kann auch am unteren Schienbein angelegt werden, doch muß er 6-7 cm proximal der distalen Schienbeinepiphyse und in der Mitte des Schienbeins zu liegen kommen, um Wachstumsstörungen zu vermeiden.

2. Längsextension

Ist das Kind älter als 5 Jahre, so wird wegen möglicher Durchblutungsstörungen keine Vertikal-, sondern eine Längsextension angelegt. Für die Längsextension wird der Draht durch das obere Schienbeinende gebohrt.

Damit der Bohrdraht die Wachstumsfuge der proximalen Schienbeinepiphyse nicht verletzt, muß er distal und dorsal von der Tuberositas tibiae eingebohrt werden (Abb. 105). Die Epiphysenfuge verläuft am Schienbeinkopf von hinten nach vorne zunächst parallel zur Schienbeingelenksfläche, um dann jedoch ventral die Tuberositas tibiae zungenförmig umgreifend nach distal zu erreichen. Wird der Draht zu weit ventral eingebohrt, so daß er die Tuberositas tibiae schädigt, kommt es zu einer vorzeitigen Verknöcherung der Wachstumsfuge an der Vorderseite und dadurch zur Ausbildung eines Genu recurvatum (Titze).

Steinmann-Nägel sollen bei Kindern und Jugendlichen nicht verwendet werden, da sie für den kindlichen Knochen einen zu großen Durchmesser haben. Die Lagerung des Beines selbst erfolgt auf einer Braunschen Schiene.

Bevor der Bügel angelegt wird, werden beiderseits auf den Draht je eine 55 mm große, in der Mitte gelochte sterile Filzscheibe von 10 mm Stärke aufgesteckt und diese mit gewölbten Metallscheiben, die Stellschrauben besitzen, fest an der Haut fixiert. Damit soll ein Rutschen des Drahtes und das Auftreten von Infektionen möglichst verhindert werden (Abb. 107 u. 108).

Die Schnur mit dem Extensionsgewicht soll höhenmäßig so über eine Rolle geführt werden, daß sie in Verlängerung des Oberschenkels ist. Eine Ausnahme bilden die kniegelenksnahen Brüche. Auf die Anordnung des Streckverbandes bei diesen Brüchen wird im entsprechenden Abschnitt besonders eingegangen. Um die richtige Rotation des Beines zu erhalten, legt man je nach Bedarf an der Innen- oder Außenseite des Extensions-Bügels einen Rotationszug mittels einer Kalikobinde an, der am Längsgalgen des Bettes befestigt wird. Die Größe des Extensionsgewichtes beträgt ungefähr $1/10$ des Körpergewichtes.

Nach dem Anlegen des Streckverbandes soll eine Röntgenkontrolle gemacht werden, um größere Fehlstellungen des Bruches sofort – eventuell in Narkose – ausgleichen zu können. Am nächsten Tag überprüft man durch eine neuerliche Röntgenkontrolle die Stellung des Bruches. Besteht eine Diastase oder eine Valgusstellung,

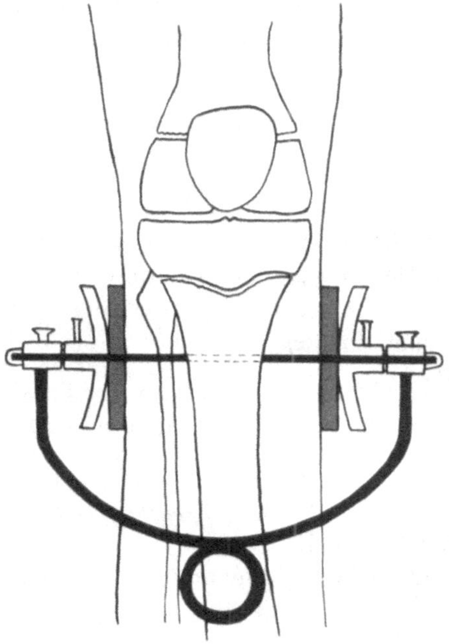

Abb. 107: Schematische Darstellung der Längsextension am Schienbein angreifend. Die Filzscheiben an der Haut liegend, werden durch Metallscheiben mit Stellschrauben festgehalten.

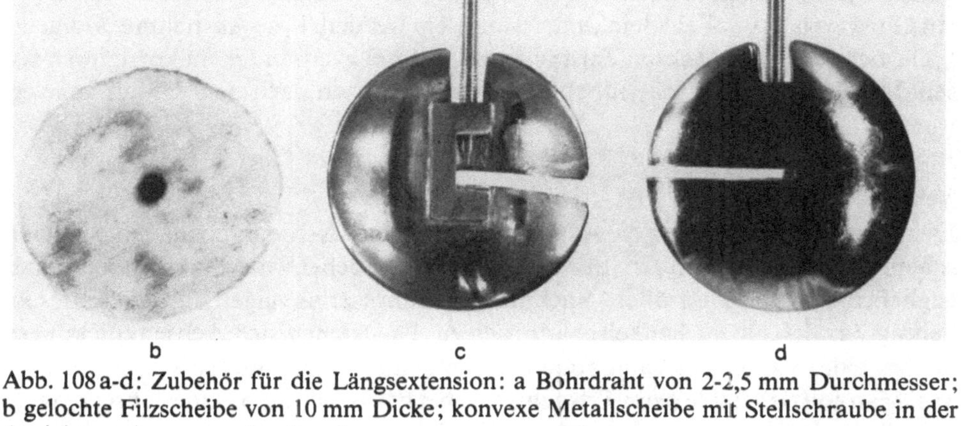

a

b c d

Abb. 108 a-d: Zubehör für die Längsextension: a Bohrdraht von 2-2,5 mm Durchmesser; b gelochte Filzscheibe von 10 mm Dicke; konvexe Metallscheibe mit Stellschraube in der Ansicht von innen c und außen d.

kann man annehmen, daß das Extensionsgewicht zu groß ist. Eine Varusstellung weist auf ein zu geringes Extensionsgewicht oder auf eine zu wenig weite Abduktion des Beines hin.

Um Infektionen der Bohrdrähte frühestens zu erfassen, müssen diese täglich 2 mal kontrolliert werden.

Durch wöchentliche Röntgenkontrollen überzeugt man sich von der Stellung des Bruches. Gelingt es innerhalb von 3 Wochen im Streckverband nicht, eine achsengerechte Stellung des Bruches zu erzielen, ist in Narkose der Streckverband zu entfernen, die Achsenfehlstellung zu korrigieren, das bei dem noch weichen Kallus leicht gelingt, und ein entsprechender Gipsverband anzulegen.

Auch bei der Kombinationsbehandlung – Streckverband-Gipsverband – soll man nicht vor Ablauf von 3 Wochen den Gipsverband anlegen, da es sonst zu sekundären Verkürzungen der Bruchenden kommen kann.

Die Dauer der Ruhigstellung beträgt bei Kindern bis zum 6. Lebensjahr 6 Wochen, bis zum 10. Jahr 10 Wochen und bis zum 16. Lebensjahr 12 Wochen.
Eine gedeckte Marknagelung kann bei gut entwickelten Jugendlichen ab dem 14. Lebensjahr durchgeführt werden (s. S. 163).

Im Schrifttum findet man Angaben, daß bereits ab dem 2½. Lebensjahr ein Oberschenkelbruch markzunageln sei. Da durch ein operatives Vorgehen immer eine Infektion oder Wachstumsstörungen auftreten können, soll man vor dem 14. Lebensjahr von einem operativen Eingriff absehen, zumal die konservative Behandlung der Oberschenkelschaftbrüche gute Ergebnisse erzielt. Der Auffassung, „nicht zuletzt trägt die operative Behandlung zur Entlastung des Personals bei, und die Behandlung ist billiger“ (W. Hiemer), kann man nicht zustimmen.

Drehbrüche
Drehbrüche werden am besten bis zur Heilung im Dauerzug behandelt. Primär soll ein Gipsverband nur bei Kleinkindern angelegt werden. Eine Ausnahme bilden die Fälle, bei denen sich Achsenfehlstellungen im Streckverband nicht korrigieren lassen. Der Gipsverband soll jedoch nicht vor 3 Wochen nach dem Unfall angelegt werden.

Achsenknickungen (Abb. 109)
Es wird oft in der Literatur die Ansicht vertreten, daß Achsenknickungen bei Oberschenkelbrüchen bei Kindern durch das weitere Knochenwachstum von selbst ausgeglichen werden. Wie größere Nachuntersuchungsserien zeigen, trifft dies nur sehr bedingt für den Oberschenkelschaftbruch zu. Es gleichen sich Achsenknickungen im Sinne des Varus oder Valgus oder der Ante- und Rekurvation bis höchstens 10° aus. Man soll daher wie beim Erwachsenen bei der Behandlung eine achsengerechte Stellung des Bruches während der Heilung anstreben.

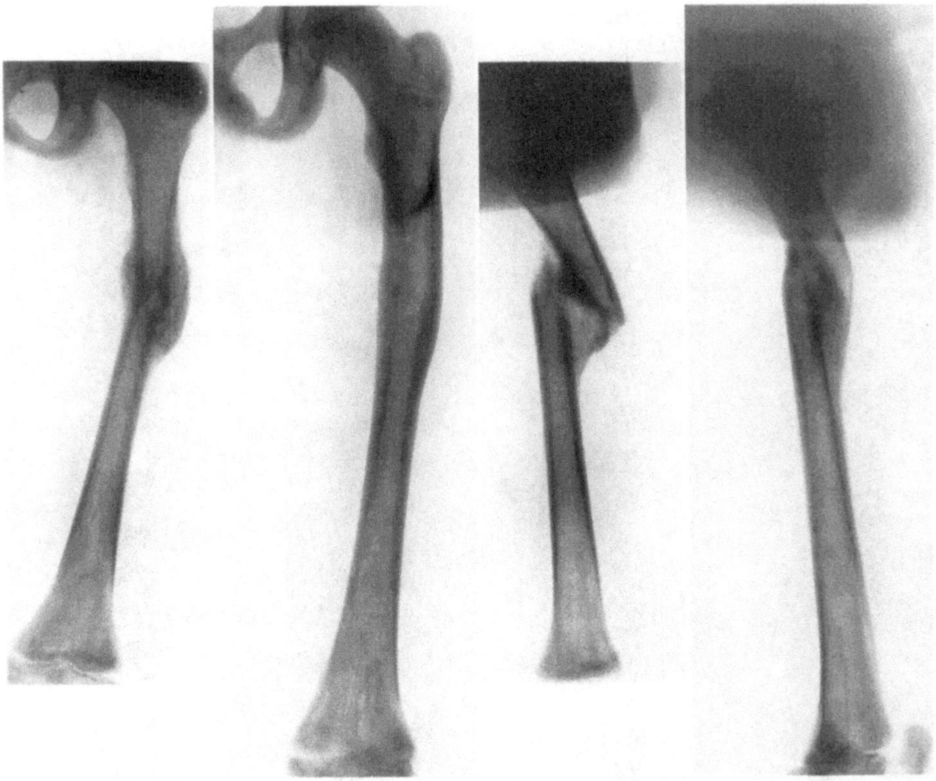

a b a b

Abb. 109 a u. b: 7jähriger Knabe, der von einem PKW niedergestoßen wurde. Konservative Behandlung im Gipsverband. Der Oberschenkelschaftbruch heilte mit einem Varus von 12° und einer Antekurvation von 20° (Abb. 109 a). 3 Jahre später bestand ein Varus von 10° und eine unveränderte Rekurvation von 20° (Abb. 109 b). An Hand dieses Falles ersieht man, daß sich im Oberschenkelschaftbereich Achsenfehlstellungen kaum ausgleichen.

Während eine Fehlstellung äußerlich nicht sichtbar zu sein braucht, kann es trotzdem im Laufe der Jahre durch die Fehlbelastung zu einer vorzeitigen Arthrose mit Beschwerden im Kniegelenk, in der Hüfte und schließlich in der Wirbelsäule kommen.

Verdrehung

Keinerlei Ausgleichstendenz während des weiteren Wachstums besteht bei mit Verdrehung geheilten Oberschenkelbrüchen. Daher ist bei der Behandlung besonders darauf zu achten, daß keine Rotationsfehlstellung besteht.

Seitenverschiebungen (Abb. 110)

Seitenverschiebungen der Bruchstücke um volle Schaftbreite und mehr werden durch das weitere Wachstum innerhalb von 2 Jahren ausgeglichen. Es ist daher

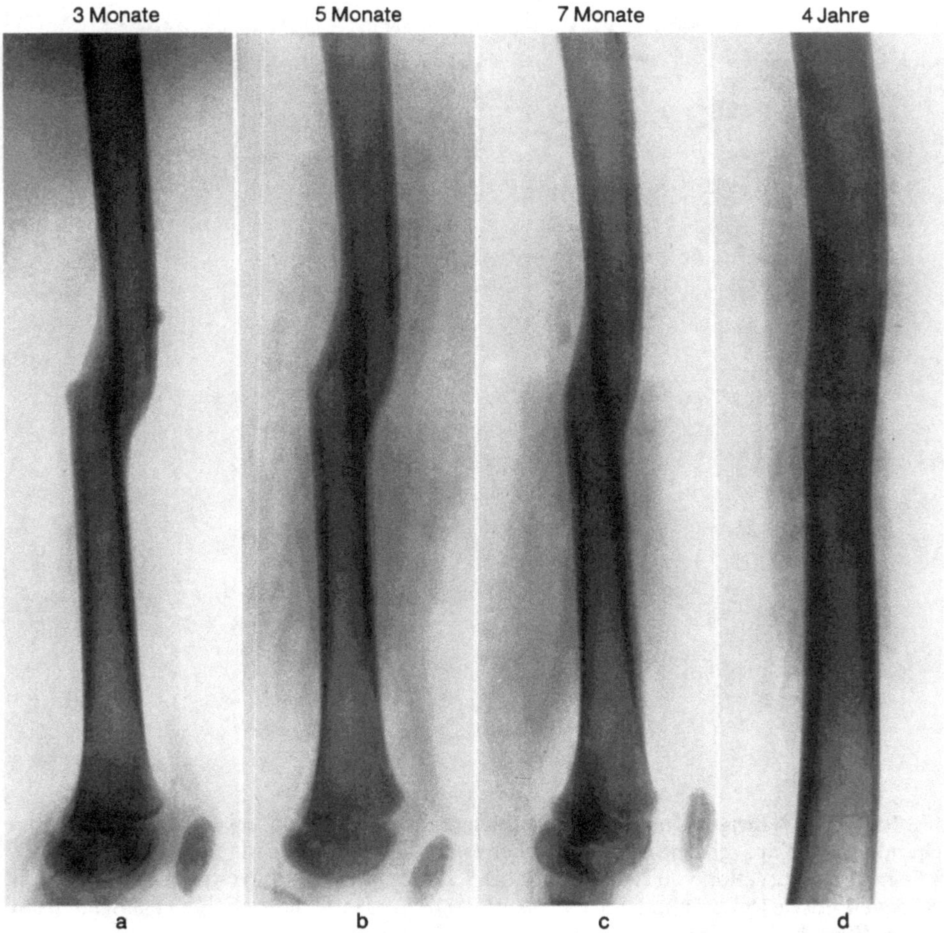

Abb. 110a-d: 8jähriger Knabe, der beim Rodeln stürzte. Der Oberschenkelschaftbruch wurde konservativ im Streckverband behandelt. Der Bruch heilte im Seitenbild in achsengerechter Stellung bei Verschiebung um volle Schaftbreite nach hinten (Abb. 110a). An Hand der Verlaufsserie ersieht man, wie die Seitenverschiebung durch An- und Abbau innerhalb von 4 Jahren ausgeglichen wird (Abb. 110b-d).

nicht richtig, von einer Fehlstellung zu sprechen, wenn eine Verschiebung um volle Schaftbreite besteht, da dies z. B. bei Querbrüchen die einzige Möglichkeit ist, die gewünschte Verkürzung in Hinblick auf das später zu erwartende Längenwachstum zu erzielen. Der Ausgleich der Seitenverschiebung geht so vor sich, daß es zuerst an beiden Bruchenden zu einer Apposition von Kallus kommt, dann zum Abbau der zentral zu liegen gekommenen Kortikalisanteile und schließlich zur Ausbildung einer neuen Kortikalis an der Außenseite. Dabei gewinnt der Knochen wieder seine einheitliche Struktur und weist nunmehr einen Knick auf, der durch das Längen-

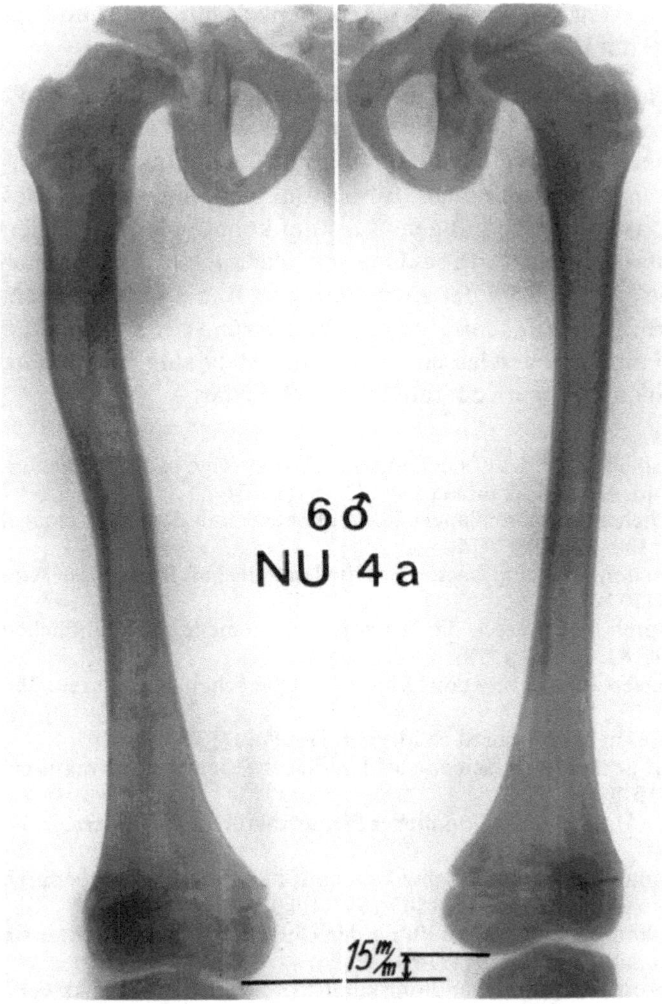

Abb. 111: Vermehrtes Längenwachstum nach Bruch des Oberschenkelschaftes bei einem 6jährigen Knaben. Der Bruch heilte mit einer Verkürzung von 2 mm. 4 Jahre später war der gebrochene Oberschenkelknochen um 15 mm länger, so daß sich ein vermehrtes Längenwachstum von 17 mm ergibt.

und Dickenwachstum immer mehr abgebaut wird, bis er schließlich ganz verschwindet.

Verschiebungen um volle Schaftbreite gleichen sich selbst noch an der Grenze mittleres-distales Oberschenkeldrittel aus.

Vermehrtes Längenwachstum nach Oberschenkelschaftbrüchen (Abb. 111)
Nach einem Oberschenkelschaftbruch kann es zu einem vermehrten Längenwachstum der Knochen kommen. Das Längenwachstum tritt in 70% der Fälle auf, wäh-

rend dies bei Brüchen im proximalen Drittel des Oberschenkels nur in 20% und bei Brüchen im distalen Drittel nur in 10% der Fall ist.

Trueta erklärt dieses gesteigerte Längenwachstum nach Traumen mit einer nachfolgenden Hyperämie im Bereich der Epiphysenfugen. Das gesteigerte Längenwachstum beträgt im Oberschenkelschaftbereich im Durchschnitt 13-18 mm und tritt innerhalb eines Zeitraumes bis zu 1½ Jahren auf. Ein Einfluß des Alters des Kindes oder der Bruchform auf das vermehrte Längenwachstum konnte nicht gefunden werden. Die dadurch erfolgte Verlängerung des Oberschenkelknochens bleibt dauernd bestehen. Dieser Tatsache soll bei der Behandlung, z. B. bei Querbrüchen, Rechnung getragen werden. Das heißt, daß man eine Verkürzung der Bruchenden im Schaftbereich bis zu 15 mm bestehen lassen kann. Daher stellt eine Verkürzung der Bruchenden keine Indikation für ein operatives Vorgehen dar.

Auff'm Ordt, M.: Die Valgusdeformität des Schenkelhalses als Spätfolge nach Oberschenkelmarknagelung beim Kind. Aktuelle Traumatol. **5**, 163-168 (1975)

Brug, E.: Operation der kindlichen Frakturen langer Röhrenknochen mit dem Bündelnagel nach Hackethal. Zbl. Chir. **100**, 466-472 (1975)

Damholt, V.: Quadriceps function following fractures of the femoral shaft in children. Acta orthop. Scand. **45**, 756-763 (1974)

Feldkamp, G.: Welche Faktoren beeinflussen die Wachstumphänomene nach kindlichen Schaftbrüchen? Unfallheilk. **81**, 96-102 (1978)

Festge, O.: Operative und konservative Behandlung kindlicher Oberschenkelfrakturen. Zbl. Chir. **100**, 473-480 (1975)

Fry, K.: Femoral shaft fractures in brain-injured children. J. Trauma **16**, 371-373 (1976)

Gottschalk, E.: Rush-Pin und Becken-Bein-Schiene bei kindlichen Oberschenkelfrakturen. Zbl. Chir. **102**, 1449-1450 (1977)

Herzog, B.: Spätbefunde nach Marknagelung kindlicher Femurfrakturen. Z. Kinderchir. **19**, 74-80 (1976)

Hiemer, W.: Die operative Behandlung der Oberschenkelschaftfraktur im Kindesalter durch Marknagelung nach Küntscher. Zbl. Chir. **105**, 1503-1507 (1980)

Klapp, F.: Ergebnisse nach konservativer Behandlung der Oberschenkelschaftfraktur im Kindesalter. Aktuelle Traumatol. **4**, 205-210 (1974)

ders.: Umbauvorgänge nach konservativer Behandlung kindlicher Schaftfrakturen. Aktuelle Traumatol. **5**, 91-96 (1975)

Klems, H.: Stabile Osteosynthese kindlicher Oberschenkelfrakturen. Indikation und Methode. Chirurg **44**, 511-513 (1973)

Krenn, R.: Ergebnisse der Osteosynthese bei kindlichen Oberschenkelfrakturen. Acta chir. Austriaca **9**, 1-4 (1977)

Mischkowsky, T.: Ergebnisse der operativen Oberschenkelfrakturbehandlung bei mehrfach verletzten Kindern. Langenbecks Arch. klin. Chir. **349**, 539 (1979)

Pasquié, M.: Croissance de l'extrémité supérieure du fémur. Rev. Chir. orthop. **51**, 77-90 (1965)

Päzolt, H.: Zur operativen Behandlung der Oberschenkelfraktur im Kindesalter. Beitr. Orthop. **21**, 472-477 (1974)

Petersen, E.: Unstable fractures in children with acute, severe brain injury. Acta orthop. Scand. **45**, 321-327 (1974)

Römer, K.: Zur Marknagelung kindlicher Oberschenkelfrakturen. Zbl. Chir. **98**, 170-171 (1973)

Saxer, U.: Die Behandlung kindlicher Femurschaftfrakturen mit der Vertikalextension nach Weber. Helv. chir. Acta **41**, 271-276 (1974)
Schäfer, J.: Unfallursachen, Frakturlokalisation und Behandlung der kindlichen Oberschenkelfrakturen. Bruns Beitr. klin. Chir. **221**, 453-460 (1974)
Schickedanz, H.: Die Extensionsbehandlung von Frakturen bei Kindern und ihre Komplikationen. Beitr. Orthop. **23**, 267-271 (1976)
Schoppmeier, K.: Die Behandlung kindlicher Oberschenkelschaftbrüche mit dem „Weber-Bock". Chirurg **48**, 348-350 (1977)
Stock, H.: Die Marknagelung der kindlichen Oberschenkelfraktur unter Schonung der Wachtsumszonen. Zbl. Chir. **103**, 1072-1075 (1978)
Tittel, K.: Zur Behandlung von Oberschenkelschaftfrakturen am wachsenden Skelett. Langenbecks Arch. klin. Chir. **349**, 538 (1979)
Wiesner, F.: Behandlungsergebnisse von Oberschenkelbrüchen bei Kindern. Beitr. Orthop. u. Traumatol. **27**, 260-266 (1980)

Suprakondyläre Oberschenkelbrüche

Bei den suprakondylären Oberschenkelbrüchen war in 29,6% der Straßenverkehr, in 19,7% der Sport und in 50,7% „andere" Ursachen die Unfallursache.

Abhängig vom Alter des Kindes gibt es 2 ganz typische Bruchformen: Nämlich den Grünholzbruch und den Bruch. Bei den Kleinkindern kommt es zu Grünholzbrüchen (Abb. 112). Das Durchschnittsalter beträgt dabei 4 Jahre. Bei den älteren Kindern findet man wie bei den Erwachsenen Brüche mit Verschiebung der Bruchstükke bis mehr als volle Schaftbreite. Durch den Zug des M. gastrocnemius und des

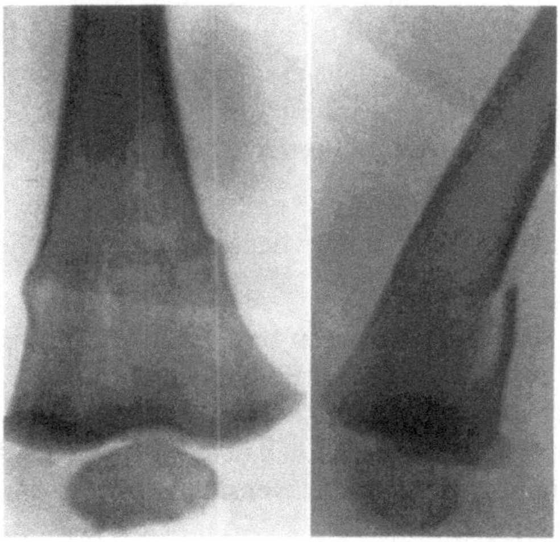

Abb. 112: Suprakondylärer Oberschenkelgrünholzbruch bei einem 6 Monate alten Mädchen. Außer Bettruhe für 2-3 Wochen ist keine Behandlung erforderlich. Diese Brüche heilen ohne Wachstumsstörungen aus.

kurzen Bizepskopfes tritt eine mehr oder minder starke Abknickung des peripheren Bruchstückes in der Sagittalebene nach dorsal auf, so daß ein ventral offener Winkel entsteht.

Behandlung

Bei Grünholzbrüchen ist bei Kleinstkindern außer Bettruhe für 2-3 Wochen keine Behandlung notwendig. Bei schon etwas größeren Kindern kann, wenn Schmerzen bestehen, eine Oberschenkelgipshülse für 3 Wochen gegeben werden. Der Bruch ist nach ungefähr 4 Monaten im Röntgenbild nicht mehr nachweisbar.

Brüche sind so bald als möglich, am besten unter Sicht eines Röntgenbildverstärkers, einzurichten (Abb. 113 u. 114). Bei Kleinkindern legt man anschließend einen Becken-Beingipsverband an. Bei Jugendlichen kann man unter Umständen die ideal eingerichtete Stellung mit perkutan von medial und lateral eingeführten Bohrdrähten, die die Epiphysenfuge nicht berühren dürfen, festhalten, um bei der Weiterbehandlung keine Schwierigkeiten durch Auftreten einer neuerlichen Fehlstellung zu bekommen.

Für den Streckverband wird ein Bohrdraht durch das obere Schienbeinende angelegt und das Bein auf einer Braunschen Schiene gelagert. Damit keine neuerliche Rekurvationsstellung auftritt, muß der Schienenwinkel **zentral** vom Bruch eingestellt werden. Außerdem darf die Zugrichtung bei diesen Brüchen nicht in Verlängerung des Oberschenkels wirken, sondern muß so weit gesenkt werden, daß sie sich in Höhe des 5. Mittelfußköpfchens befindet. Als Zuggewicht ist ⅐ des Körpergewichtes am Dauerzug anzubringen.

Treten im Streckverband neue Achsenknickungen nach der primären Einrichtung auf und lassen sich diese nicht beseitigen, soll der Streckverband nach 3 Wochen abgenommen werden. In Narkose gleicht man die Fehlstellung aus und legt einen Becken-Beingipsverband an. Wenn der Bruch eine mehr oder minder starke Rekurvationsstellung und eine Verschiebung des peripheren Fragments nach dorsal aufweist und instabil ist, muß das Kniegelenk, im Gipsverband oft bis zu 90° gebeugt, eingegipst werden.

Die Dauer der gesamten Ruhigstellung bei Kindern liegt je nach Alter zwischen 6-8 Wochen.

Die suprakondylären Oberschenkelbrüche müssen bezüglich der Achse und der Rotation genau eingestellt werden, da es in diesem Bereich im Verlauf des weiteren Wachstums zu keinem Ausgleich der Fehlstellung kommt. Die Achsenfehlstellungen bleiben bestehen und wandern beim weiteren Längenwachstum nach proximal. Parallelverschiebungen kann man bei richtiger Achsenstellung belassen, da diese durch Umbau ausgeglichen werden.

a

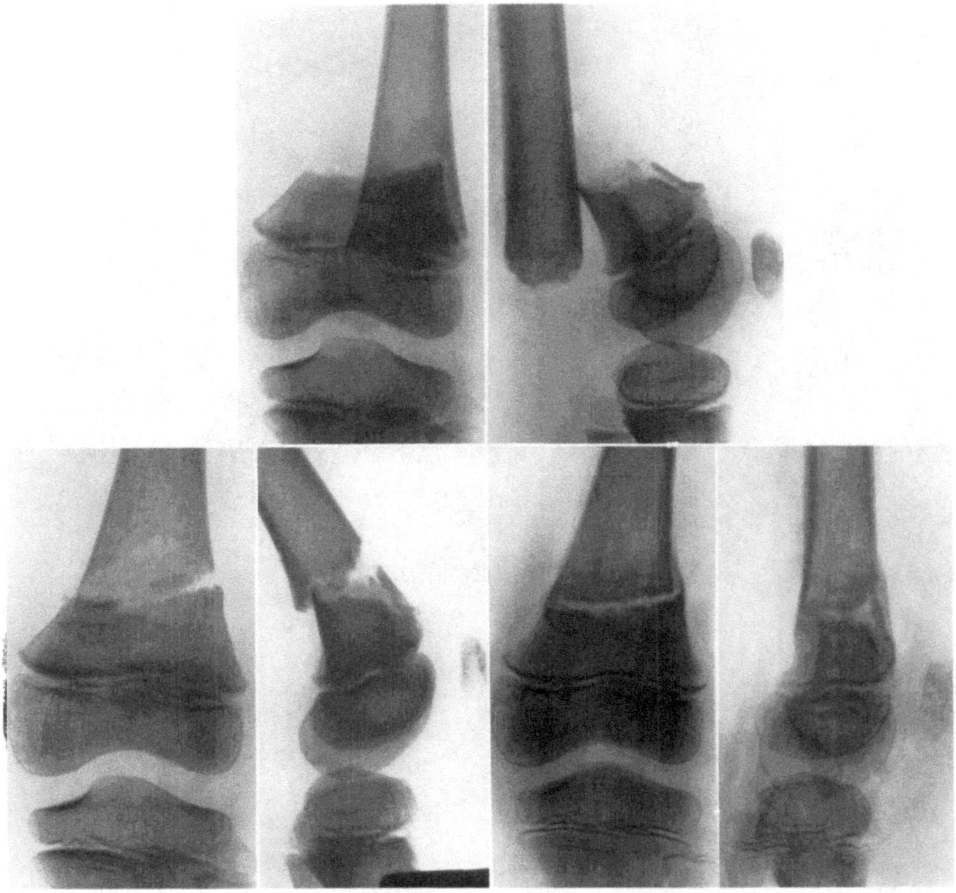

b c

Abb. 113 a-c: Suprakondylärer Oberschenkelbruch bei einem 7jährigen Knaben, der von einem PKW angefahren wurde (Abb. 113 a). Die Durchblutung war in Ordnung, keine Nervenausfälle. Sofortige konservative Reposition mittels Zug an einem proximalen Schienbeindraht (Abb. 113 b). Becken-Beingipsverband gespalten, der nach 1 Woche geschlossen wurde. Nach 2 Wochen volle Belastung. Nach 4 Wochen war der Bruch in achsengerechter Stellung mit deutlicher periostaler Kallusbildung geheilt (Abb. 113 c).

Epiphysenlösungen am unteren Oberschenkelende

Das Längenwachstum des Oberschenkels erfolgt zu 70% von der unteren Wachstumsfuge her. Dadurch ist bei einer distalen Oberschenkelepiphysenlösung die Möglichkeit einer Wachstumsstörung durch vorzeitigen Epiphysenschluß gegeben. Gefährdet sind vor allem die offenen Verletzungen und die Fälle, bei denen noch zusätzlich ein Bruch der Epiphyse besteht. Außerdem werden die Wachstumsstörungen um so schwerer sein, je jünger der Verletzte ist.

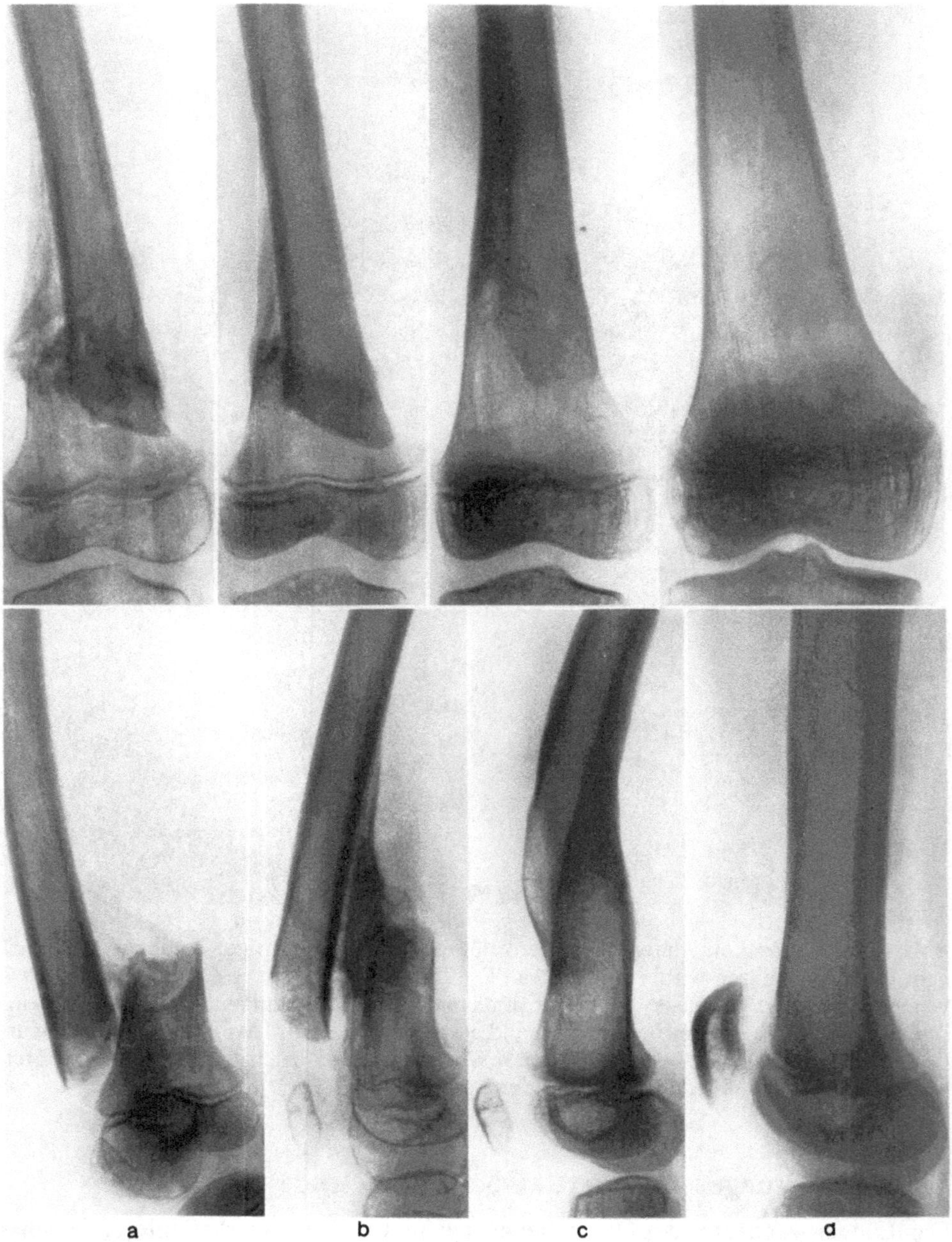

Abb. 114a-d: Typisches Beispiel, daß sich bei einem suprakondylären Oberschenkelbruch wohl Parallelverschiebungen, nicht aber Achsenfehlstellungen ausgleichen.
3 Wochen alter suprakondylärer Oberschenkelbruch bei einem 10jährigen Knaben, der von einem LKW niedergestoßen wurde. Die primäre Behandlung bestand nur in Lagerung des Beines ohne Reposition und ohne Streckverband. Keine Durchblutungsstörungen oder Nervenausfälle! (Abb. 114a). In Narkose wurde die Verdrehung und die Rekurvation beseitigt

39,5% der Epiphysenlösungen am unteren Oberschenkelende entstehen beim Skifahren und 16,8% durch den Straßenverkehr. Am häufigsten ist die Altersgruppe von 10-14 Jahren betroffen. Auffallend ist das Überwiegen der Knaben bei dieser Verletzungsart gegenüber den Mädchen mit 71%.

In der Regel kommt es bei diesen Epiphysenlösungen zum Ausbruch eines mehr oder minder großen Keiles aus der Metaphyse. Die Verschiebung der Epiphyse kann nach allen Richtungen erfolgen. Meist ist sie vor das untere Ende des Oberschenkels geschoben. Bei Verschiebung der Epiphyse nach vorne um volle Schaftbreite kann das untere Oberschenkelende die Popliteagefäße verletzen. Daher sind bei der Erstuntersuchung unbedingt die Fußpulse und die Beweglichkeit der Zehen zu prüfen.

Behandlung
Die Einrichtung der gelösten Epiphyse soll in Vollnarkose so früh wie möglich erfolgen (Abb. 115). Die Verwendung eines Röntgenbildverstärkers ist dabei von Vorteil.

Der Unterschenkel wird unter kräftigem Längszug im Kniegelenk bis zum rechten Winkel gebeugt. Zuerst wird die Seitenverschiebung in der Frontalebene durch entsprechenden Druck und Gegendruck beseitigt und anschließend die Verschiebung in der Sagittalebene. Die Ruhigstellung erfolgt mit einem Becken-Beingipsverband, wobei z. B. bei einer Überstreckungsverletzung das Kniegelenk in einer Beugestellung von 120° sein soll. Nach dem Anlegen des Gipsverbandes überzeugt man sich durch eine Röntgenkontrolle in beiden Ebenen von der guten Stellung. Anschließend ist der Beinteil zu spalten, um Durchblutungsstörungen zu vermeiden. Die Dauer der Ruhigstellung beträgt 6 Wochen.

Ist nach dem Einrichten die Epiphysenlösung unstabil und besteht kein größerer Biegungskeil von der Metaphyse, werden zur Fixation unter Sicht des Röntgenbildverstärkers von lateral und medial je 1 Bohrdraht von der Epiphyse über die Wachstumsfuge hinweg gekreuzt in die Metaphyse eingebohrt. Wenn die Drähte so bald als möglich nach der Gipsabnahme entfernt werden, kommt es in der Regel zu keiner Wachstumsstörung. Unter keinen Umständen dürfen durch die Wachstumsfuge Schrauben gebohrt werden, da es in diesem Bereich zum vorzeitigen Schluß der Wachstumsfuge und damit zu einer Fehlstellung kommt.

Ist mit der Epiphyse ein größerer Biegungskeil von der Metaphyse ausgebrochen, so daß im Keil Bohrdrähte oder Schrauben genügend Halt finden, soll nach der

◀ und ein Becken-Beingipsverband angelegt. Bei der Gipsabnahme nach 7 Wochen war der Bruch in Antekurvation von 15°, Verschiebung um mehr als Schaftbreite und Verkürzung von 35 mm geheilt (Abb. 114b). 11 Monate nach dem Unfall beginnt sich die Seitenverschiebung auszugleichen (Abb. 114c). Nach 6 Jahren ist keine Seitenverschiebung mehr nachweisbar. Es besteht eine Verkürzung von 20 mm (Abb. 114d).

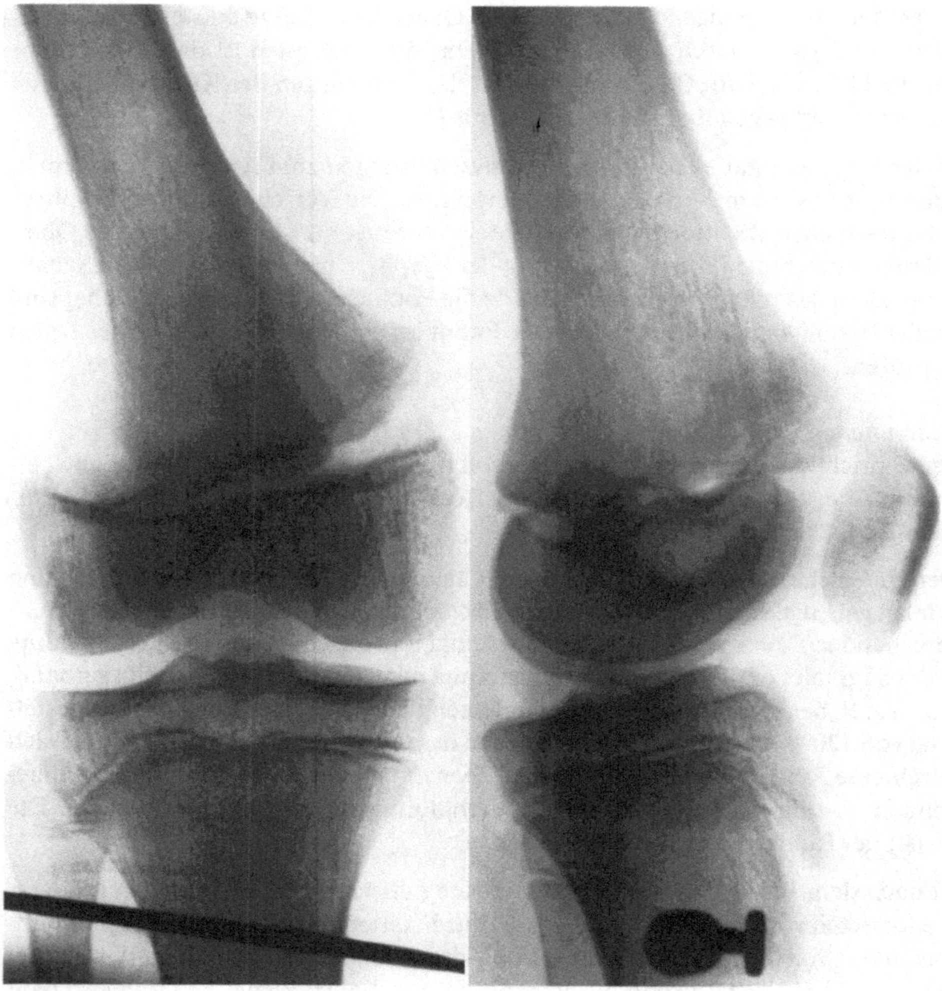

a

Abb. 115a u. b: Epiphysenlösung am unteren Oberschenkelende bei einem 12jährigen Mädchen, entstanden durch Sturz vom Baum (Abb. 115a). Die Reposition erfolgte in Allgemeinnarkose durch Zug an einem entsprechend eingeschlagenen Steinmann-Nagel am Schienbein. Anschließend Becken-Beingipsverband.
1 Jahr später ist die distale Oberschenkelepiphysenfuge bereits teilweise geschlossen (Abb. 115b).

konservativen Einrichtung der Biegungskeil mit perkutan gekreuzt eingeführten Bohrdrähten oder Schrauben an die Oberschenkelmetaphyse fixiert werden. Ist die Epiphysenlösung auf diese Art und Weise versorgt, braucht kein Becken-Beingipsverband, sondern nur eine Oberschenkelgipshülse für 6 Wochen angelegt werden. Während dieser Zeit ist das verletzte Bein nicht zu belasten.

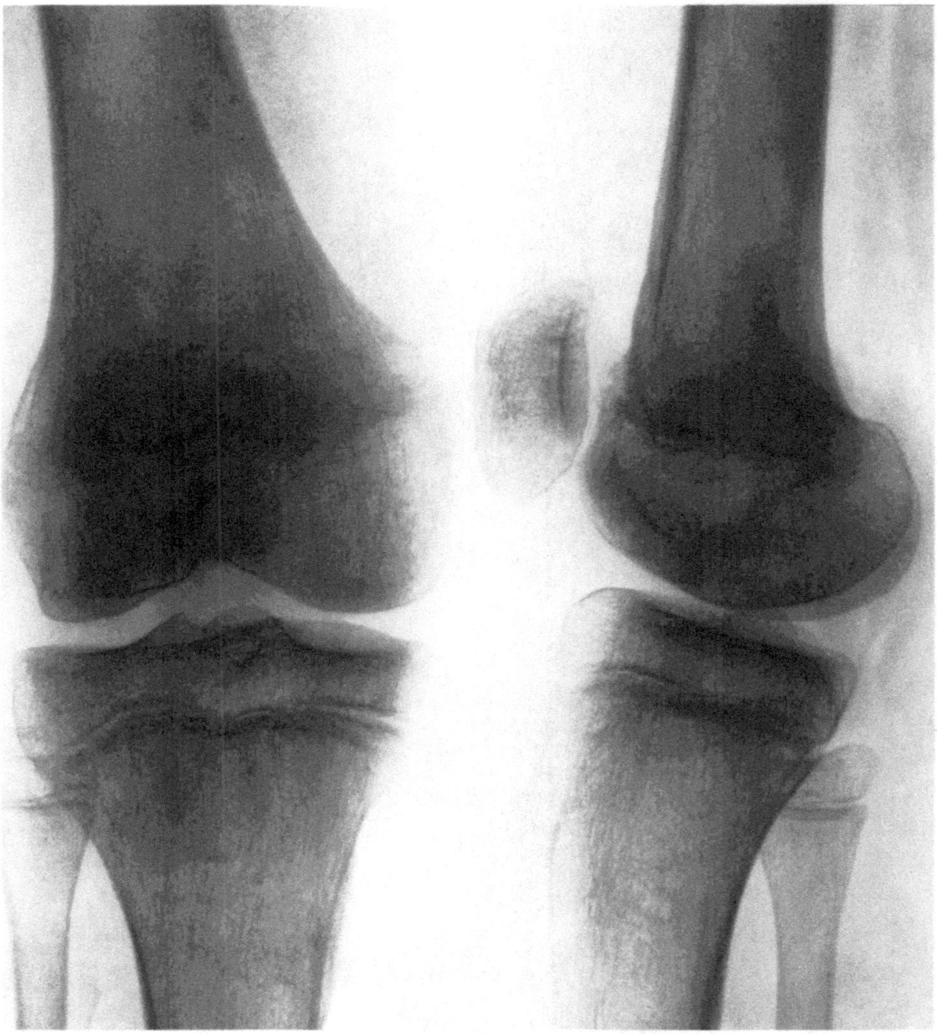

b

Veraltete Epiphysenlösungen am unteren Oberschenkelende
Die konservative Einrichtung einer Epiphysenlösung am unteren Oberschenkelende gelingt nach Böhler bis zum 12. Tag nach der Verletzung. Besteht eventuell auch eine stärkere Verschiebung, so soll man trotzdem mit einer Operation zurückhaltend sein, um zu sehen, ob es im Verlauf des weiteren Wachstums zu einem weitgehenden Ausgleich dieser Fehlstellung kommt oder nicht. Meist kommt es zu einem Genu valgum.

Die Fehlstellung kann nach Abschluß des Wachstums durch eine suprakondyläre Oberschenkelosteotomie korrigiert werden.

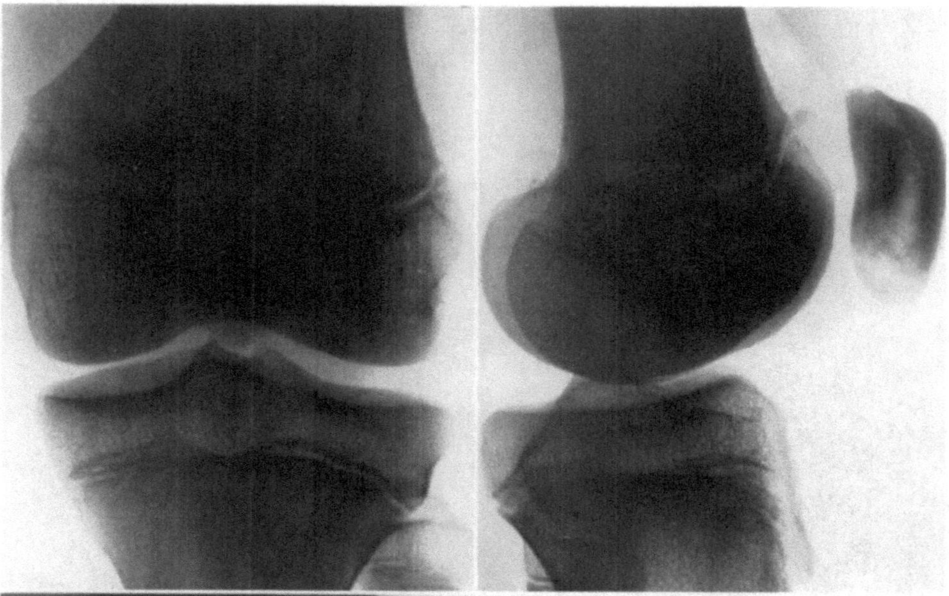

a

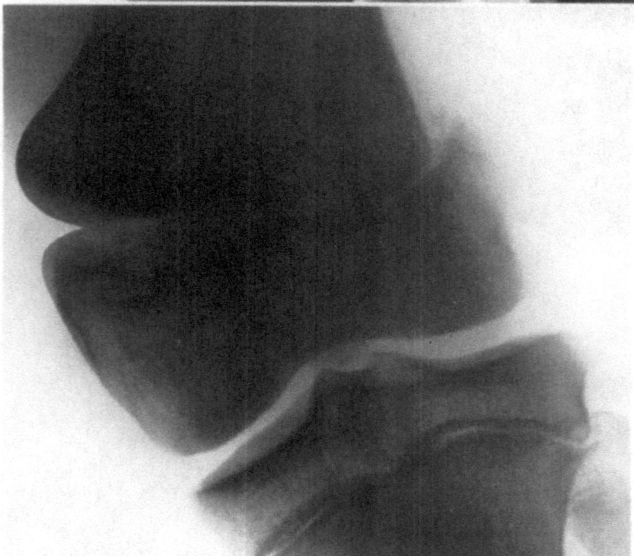

b

Abb. 116a u. b: 14jähriger Knabe, der mit dem Fahrrad stürzte. Bei der Einlieferung bestanden ein praller Kniegelenkserguß und starke Schmerzen. Bei der normalen Röntgenaufnahme von vorne ist die Wachstumsfuge an der medialen Seite verbreitert (Abb. 116a). Trotzdem wurde in Narkose eine gehaltene Röntgenaufnahme in X-Vermehrung gemacht, um die Epiphysenlösung zu dokumentieren (Abb. 116b). Ein solches Vorgehen ist nicht nur nicht notwendig, sondern sogar schädlich.

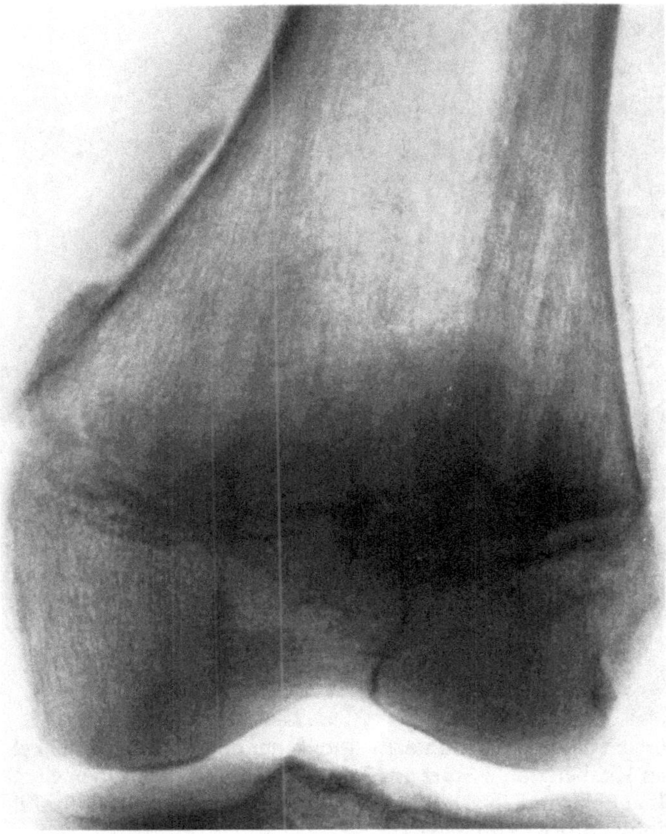

Abb. 117: Röntgenbild 3 Wochen nach einer Epiphysenlockerung am unteren Oberschenkelende bei einem 15jährigen Knaben. Man sieht beiderseits des Oberschenkelschaftes proximal der Wachstumsfuge periostale Auflagerungen.

Epiphysenlockerungen am unteren Oberschenkelende

Klinisch zeigen die Epiphysenlockerungen das Bild einer Verletzung des inneren oder äußeren Knieseitenbandes. Manchmal ist im Röntgenbild die Wachstumsfuge medial oder lateral etwas erweitert. Da die Epiphysenfugen eine unterschiedliche Breite haben, sind Vergleichsaufnahmen der nicht verletzten Seite notwendig. Unter keinen Umständen sollen gehaltene Röntgenaufnahmen zur einwandfreien Diagnosestellung gemacht werden, da es dadurch zusätzlich zu einer Schädigung der Wachstumsfuge bzw. zur Interposition von Periost kommen kann (Abb. 116).

Behandlung

Ist eine Epiphysenlockerung am unteren Oberschenkelende anzunehmen, so stellt man das Kniegelenk mit einer Oberschenkelgipshülse für 3 Wochen ruhig.

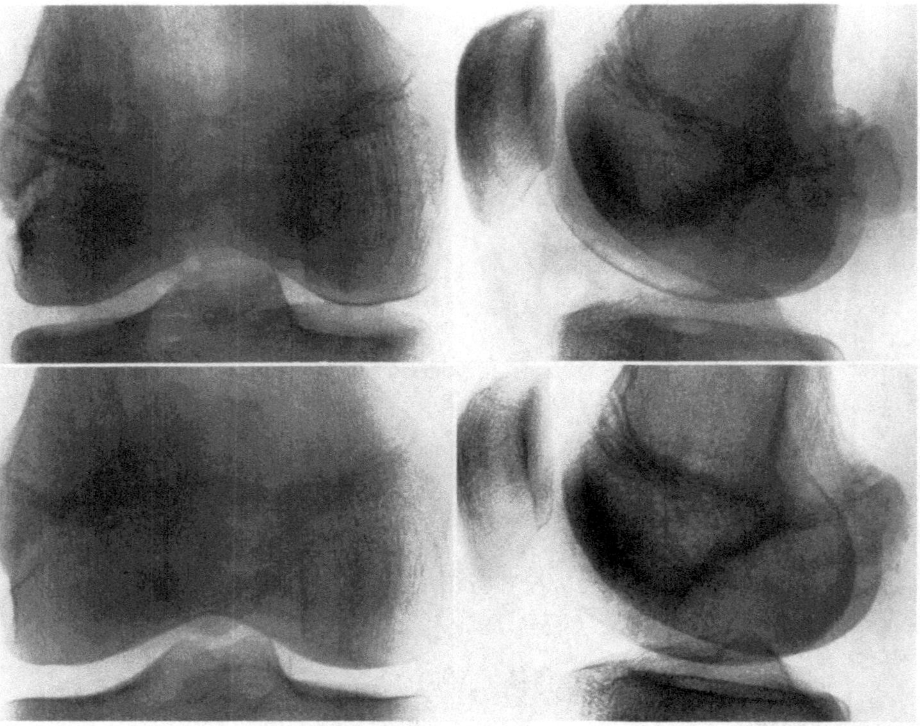

Abb. 118a u. b.: Bruch im Bereich des lateralen hinteren Anteils der unteren Oberschenkelepiphyse bei einem 15jährigen Knaben durch Sturz aus 3 m Höhe (Abb. 118a). Oberschenkelgipshülse für 6 Wochen ohne Belastung. Nach 5 Monaten deutliche periostale Kallusbildung bei noch erhaltener Epiphysenfuge (Abb. 118b).

Wurde eine Epiphysenlockerung nicht erkannt, so sieht man 2-3 Wochen nach der Verletzung im Röntgenbild von vorne entsprechend dem subperiostalen Hämatom streifenförmige Auflagerungen beiderseits am Oberschenkelschaft oberhalb der Epiphysenfuge (Abb. 117).

Brüche der unteren Oberschenkelepiphyse

Die Brüche im Bereich der unteren Oberschenkelepiphyse (Abb. 118) sind meist in der Mitte der Epiphyse in der Sagittalebene, wobei oft der mediale Anteil der Epiphyse gelöst und im Sinne des Valgus gekippt ist. Dadurch kommt es zu einer Stufenbildung von wenigen Millimetern an der Gelenksfläche. Diese Verletzung findet man vor allem bei Jugendlichen kurz vor dem Epiphysenschluß.

Behandlung

Besteht nur ein Bruch der Epiphyse und keine Fehlstellung, soll konservativ vorgegangen werden. Es genügt die Ruhigstellung mit einer Gipshülse für 6 Wochen, jedoch ohne Belastung.

Besteht durch den Epiphysenbruch eine Stufe im Gelenk oder eine Diastase von mehr als 2 mm, so ist eine exakte anatomische Einrichtung notwendig. In Allgemeinnarkose und unter Sicht des Röntgenbildverstärkers soll man versuchen, manuell oder mit Hilfe eines Steinmann-Nagels das verschobene Bruchstück einzurichten. Anschließend wird der Bruch mit einer perkutan eingeführten Spongiosaschraube oder mit 2 perkutan eingeführten Bohrdrähten in richtiger Stellung festgehalten, ohne daß dabei die Wachstumsfuge von Fremdmaterial berührt wird.

Gelingt es auf diese Weise nicht, den Epiphysenbruch anatomisch einzustellen, so muß operativ vorgegangen werden. Der Bruch wird durch einen entsprechenden Hautschnitt freigelegt, anatomisch eingerichtet und mit 1 oder 2 Spongiosaschrauben in dieser guten Stellung fixiert. Auch hier ist darauf zu achten, daß die Epiphysenfuge selbst nicht von Osteosynthesematerial berührt wird. Nach der Einrichtung ist eine gespaltene Oberschenkelgipshülse anzulegen. Die Dauer der Ruhigstellung beträgt 6 Wochen. Nach Abnahme des Gipsverbandes ist das Osteosynthesematerial so bald als möglich wieder zu entfernen.

Aitken, A.: Fractures involving the distal femoral epiphyseal plate. J. Bone Jt. Surg. **34 A**, 96-108 (1952)

Griswold, A.: Early motion in the treatment of separation of the lower femoral epiphysis. J. Bone Jt. Surg. **10**, 75-77 (1928)

Juzbasic, M.: Beitrag zur Behandlung der Epiphysenlösung am unteren Femurende. Chirurg **23**, 127-128 (1952)

Küsswetter, W.: Behandlungsergebnisse bei Verletzungen des distalen Oberschenkelendes im Kindesalter. Mschr. Unfallheilk. **76**, 245-260 (1973)

Lambrecht, R.: Zur Behandlung der Frakturen am kindlichen Oberschenkel. Chirurg **25**, 536-539 (1954)

Neer, C.: Separation of the lower femoral epiphysis. Amer. J. Surg. **99**, 756-761 (1960)

Paraskevas, M.: Zur Behandlung der Epiphysenlösung am unteren Ende des Oberschenkels. Chirurg **29**, 179-180 (1958)

Renkielski, J.: Beitrag zur konservativen Behandlung der veralteten Epiphysenlösung des distalen Femur. Zbl. Chir. **88**, 375-377 (1963)

Rüter, A.: Korrektureingriffe nach Epiphysenverletzungen im Bereich des Kniegelenkes. Unfallheilkunde **81**, 649-660 (1978)

Schneider, H.: Die traumatische Epiphysenlösung am peripheren Oberschenkelende. Actuelle Chir. **9**, 301-312 (1974)

Tscherne, H.: Die Osteosynthesen epiphysennaher Frakturen im Kniegelenksbereich einschließlich der Korrektureingriffe. Aktuelle Traumatol. **4**, 101-107 (1974)

Kniegelenk

Kniegelenksverrenkungen

Die Behandlung von traumatischen Kniegelenksverrenkungen bei Kindern ist in der einschlägigen Fachliteratur ab und zu beschrieben, jedoch durch keinen Fall dokumentiert. In unserer Unfallstatistik über kindliche Unfälle bis zum 14. Lebensjahr kam keine Kniegelenksverrenkung zur Beobachtung.

Die angeborene Kniegelenksverrenkung, die je nach dem Schweregrad auch als Genu recurvatum congenitum, Subluxatio genus oder Luxatio genus congenita bezeichnet wird, stellt eine Entwicklungsanomalie dar.

Verletzungen der Seiten- und Kreuzbänder des Kniegelenkes

Die meisten Seiten- und Kreuzbandverletzungen bei Kindern entstehen beim Skifahren mit 87,7% und beim Sport gesamt mit 91,3%. Der Straßenverkehr ist als Unfallursache mit 0,1% vertreten. Zerreissungen der Seiten- und Kreuzbänder kommen bei Kindern nur durch starke Gewalteinwirkung zustande, da die Bänder und die Gelenkskapsel in diesem Alter äußerst elastisch sind.

Nach den heutigen Erkenntnissen sind einfache Instabilitäten (mediale, laterale, vordere, hintere) und Rotationsinstabilitäten (anteromedial, anterolateral, posterolateral, posteromedial) zu unterscheiden. Liegt der Verdacht einer Seiten- oder Kreuzbandzerreißung vor, sollen in Narkose gehaltene Röntgenaufnahmen der verletzten und nicht verletzten Seite gemacht werden, um die Schwere der Verletzung eindeutig festzustellen.

Bei Verdacht auf eine Verletzung der Seitenbänder werden die Röntgenbilder in X- oder O-Vermehrung des Kniegelenkes und bei Verdacht auf eine Verletzung der Kreuzbänder in „vorderer oder hinterer Schublade" gemacht. Die Vergleichsaufnahmen der nicht verletzten Seite sind deswegen anzufertigen, da es bezüglich der Kapsel- und Bandelastizität in diesem Alter oft große Unterschiede gibt.

Behandlung

Bei den Zerrungen der Seiten- und Kreuzbänder ist außer einiger Tage Schonung und Tragen einer elastischen Binde für das Kniegelenk keine besondere Behandlung notwendig.

Ist die Differenz der Aufklappbarkeit zwischen verletztem und nicht verletztem Kniegelenksspalt unter 10°, so soll die Behandlung konservativ mit einer Oberschenkelgipshülse erfolgen. Die Dauer der Ruhigstellung beträgt 6 Wochen.

Beträgt die Aufklappbarkeit zwischen verletztem und unverletztem Kniegelenksspalt mehr als 10°, so soll operativ vorgegangen werden. Das gerissene Seitenband und zerissene Kapselanteile werden mit feinen Nähten adaptiert. Die Ruhigstellung erfolgt anschließend mit einer Oberschenkelgipshülse durch 4 Wochen.

Von 1 939 Rissen der Knieseitenbänder bei Kindern mußten nur 13 (0,67%) operativ behandelt werden.

Frische Risse der Kreuzbänder sollen ebenfalls einer operativen Behandlung so bald als möglich zugeführt werden. Ihre Naht soll direkt erfolgen, da sie die besten Ergebnisse zeigt. Die Ruhigstellung nach der Kreuzbandnaht erfolgt ebenfalls mit einer Oberschenkelgipshülse für 6 Wochen.

Wie bei den Erwachsenen gibt es bei den Kindern und Jugendlichen knöcherne Seitenbandausrisse von den Oberschenkelkondylen. Diese Ausrisse heilen oft trotz 6wöchiger Ruhigstellung im Gipsverband pseudarthrotisch. Sie machen aber keine Beschwerden, so daß ein operatives Vorgehen nicht notwendig ist (Abb. 119).

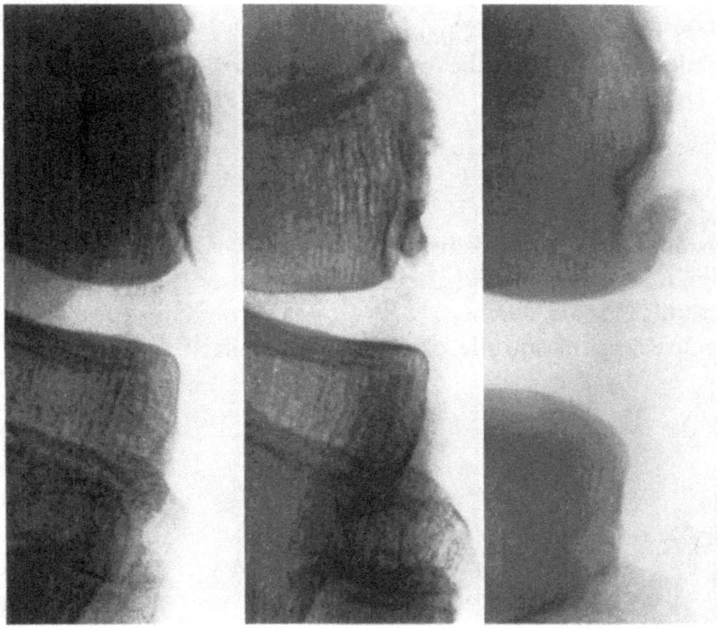

a b c

Abb. 119 a-c: Knöcherner Ausriß des Seitenbandes vom äußeren Oberschenkelkondylus bei einem 13jährigen Knaben, entstanden durch Sturz beim Hochsprung. Die Behandlung erfolgte nur mit einer elastischen Binde (Abb. 119 a). 6 Wochen später hat der knöcherne Ausriß durch periostale Auflagerungen an Größe zugenommen, seine Begrenzungen sind mehr abgerundet (Abb. 119 b). 6 Jahre später war der Verletzte beschwerdefrei und das Kniegelenk aktiv frei beweglich. Der äußere Kniegelenksspalt ließ sich bei Adduktion des Unterschenkels aufklappen, wobei die pseudarthrotisch geheilte obere Ansatzstelle des Knieseitenbandes am Oberschenkelkondylus nach unten gezogen wird (Abb. 119 c).

Jonasch, E.: Die pseudarthrotisch geheilten knöchernen Ausrisse von den Oberschenkelknorren. Fortschr. Röntgenstr. **99**, 692-694 (1963)
Joseph, K.: Traumatic rupture of the medial ligamtent of the knee in a four-year-old boy. J. Bone Jt. Surg. **60 A**, 402-403 (1978)
Marti, R.: Knieverletzungen beim Kind. Z. Unfallmed. **66**, 159-164 (1973)

Kniescheibenbrüche

Kniescheibenbrüche bei Kindern kommen vor allem ab dem 11. Lebensjahr vor. In 31% ist der Sport Unfallursache.

Beim Lesen des Röntgenbildes bei klinischem Verdacht auf einen Kniescheibenbruch ist an Anomalien zu denken wie z. B. an die Larsen-Johannssohnsche Erkrankung (Abb. 120), an einen isolierten Spitzenkern (Abb. 121), bei älteren Kindern an eine Patella partita usw. Die beiden häufigsten Bruchformen im Bereich der Kniescheibe sind bei Kindern

1. Querbrüche ohne Verschiebung (Abb. 122) und
2. Abbrüche von der Kniescheibenspitze, die in der Regel eine größere Diastase haben (Abb. 123).

Querbrüche mit Diastase sind selten, ebenso Trümmerbrüche.

Behandlung
Bei Brüchen ohne Diastase ist der Reservestreckapparat nicht verletzt, d. h. das aktive Beinheben von der Unterlage ist möglich. Bei diesen Fällen genügt das Anlegen einer Oberschenkelgipshülse für 4-6 Wochen. Nach Abnahme der Gipshülse überzeugt man sich durch eine Röntgenkontrolle, ob der Bruch geheilt ist. Eine besonde-

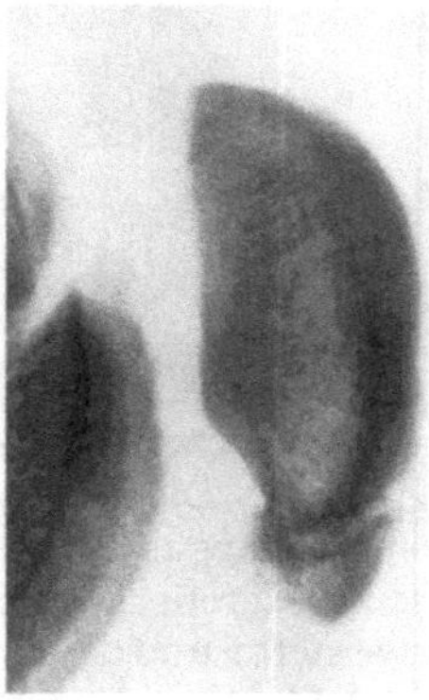

Abb. 120: Larsen-Johanssonsche Erkrankung an der Kniescheibenspitze bei einem 14jährigen Knaben, der beim Skifahren stürzte. Keine Fraktur! Zufallsbefund.

re Nachbehandlung nach der Gipsabnahme ist nicht erforderlich, da das Kniegelenk bei Kinder in 1-2 Wochen wieder frei beweglich wird.

Bei Brüchen mit Diastase ist in der Regel auch der Reservestreckapparat eingerissen oder zerrissen, so daß das Bein nicht gestreckt von der Unterlage abgehoben werden kann. Diese Brüche müssen operativ behandelt werden, um eine knöcherne Heilung in guter Fragmentstellung zu erreichen.

Die Operation soll so bald als möglich erfolgen, d. h. vor Auftreten eines stärkeren Blutergusses. Auch bei frischen Hautabschürfungen kann operiert werden, wenn diese in Narkose vor der Operation mechanisch gereinigt wurden.

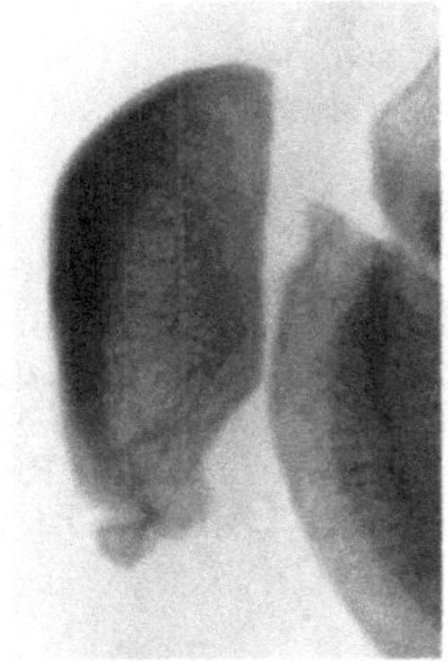

Abb. 121: Isolierter Spitzenkern an der Kniescheibe bei einem 14jährigen Knaben. Kein knöcherner Ausriß.

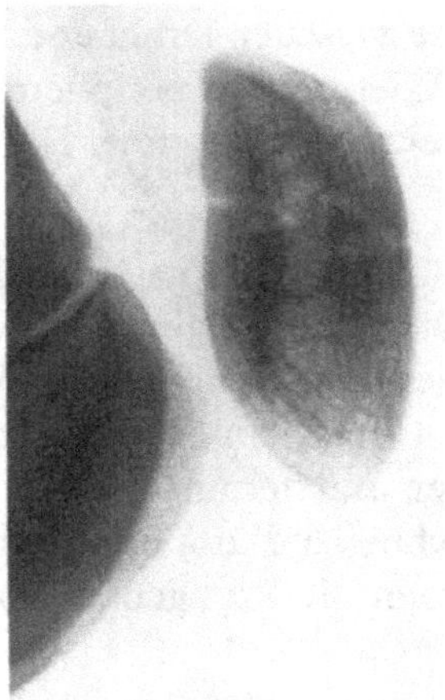

Abb. 122: Bruch der Kniescheibe ohne Diastase bei einem 10jährigen Mädchen, entstanden durch Sturz beim Weitsprung. Aktives Beinheben war möglich, der Reservestreckapparat intakt. Behandlung mit einer Oberschenkelgipshülse für 5 Wochen.

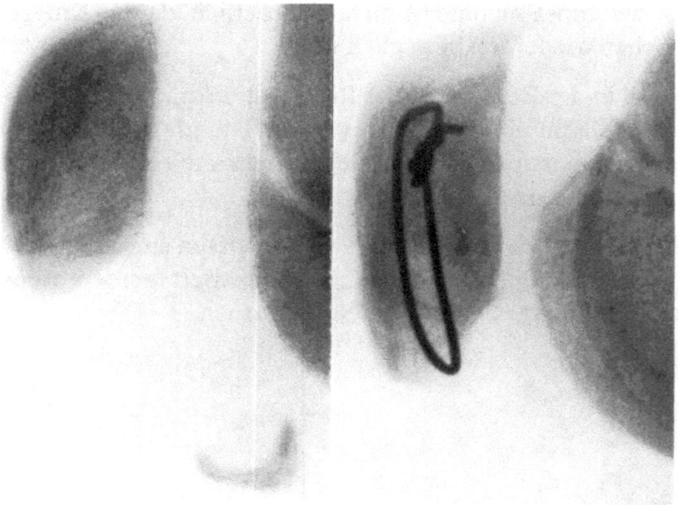

a b

Abb. 123 a u. b: Schalenförmiger Abbruch von der Kniescheibenspitze bei einem 11jährigen Knaben durch Sturz beim Fußball (Abb. 123 a). Das Bein konnte aktiv nicht von der Unterlage abgehoben werden. Sofortige operative Reposition und Drahtumschlingung. Naht des gerissenen Reservestreckapparates. Oberschenkelgipshülse für 6 Wochen. Die Röntgenkontrolle nach 6 Monaten zeigt eine Heilung in anatomischer Stellung (Abb. 123 b). Die Drahtschlinge hätte schon früher entfernt werden müssen.

Bei Querbrüchen mit Diastase macht man wie bei den Erwachsenen eine Zuggurtungsosteosynthese. Bei den knöchernen Abbrüchen von der Kniescheibenspitze ist eine zirkuläre Drahtnaht anzulegen, wobei darauf zu achten ist, daß der Draht dem Knochen eng anliegt und sich keine Weichteile zwischen Draht und Knochen befinden. Die Verwendung von Schrauben zur Fixierung des peripheren Bruchstückes an das zentrale ist ungenügend, da damit kein entsprechender Halt erreicht werden kann.

Anschließend wird der Reservestreckapparat mit U- und Adaptationsnähten vereinigt. Nach der Hautnaht wird eine gespaltene Oberschenkelgipshülse in Streckstellung des Kniegelenkes angelegt. Nach 2 Wochen werden bei glatter Wundheilung die Hautnähte entfernt und eine geschlossene Oberschenkelgipshülse für weitere 4 Wochen angelegt, mit der das Kind aufstehen und herumgehen kann. Nach Abnahme der Gipshülse ist keine besondere Nachbehandlung erforderlich. Das Osteosynthesematerial ist wieder zu entfernen, wenn die Röntgenkontrolle zeigt, daß der Bruch geheilt ist.

Belmann, D.: Transverse fracture of the patella in a child. J. Trauma **13**, 917-918 (1973)
Houghton, G.: Sleeve fractures of the patella in children. J. Bone Jt. Surg. **61 B**, 165-168 (1979)
Ronget, D.: Deux cas de fractures de la rotule méconnues chez l'enfant. Rev. Orthop. (Paris) **16**, 248-254 (1929)

Verletzungen der Kniegelenksmenisci

1. Scheibenmeniskus

Der Scheibenmeniskus, im Schrifttum auch als Diskus bezeichnet, stellt eine Entwicklungsanomalie dar und betrifft vor allem den äußeren Meniskus. Dabei hat der Meniskus nicht seine normale Form, sondern ist eine fast kreisrunde Scheibe von verschiedener Dicke.

Klinisch kann auch durch einen unverletzten Scheibenmeniskus ein „schnappendes" oder „schnellendes" Kniegelenk hervorgerufen werden. Dabei kommt es bei der Beugung des Gelenkes bei ungefähr 160° zu einem Widerstand, der, wenn er überwunden wird, ein deutlich hörbares Knacken verursacht. Ist dieser Widerstand überwunden, kann das Kniegelenk frei gebeugt werden.

Besteht bei einem Scheibenmeniskus ein Riß, so finden sich die gleichen klinischen Zeichen wie bei einem normal geformten verletzten Meniskus. Bei der Doppelkontrastarthrographie sieht man entsprechend der Form des Scheibenmeniskus eine breite Aussparung des Kontrastmittels, die bis zur Eminentia intercondyloidea tibiae reichen kann.

Behandlung

Liegt ein Riß im Scheibenmeniskus vor oder bestehen durch das „Schnellen" stärkere Kniegelenksbeschwerden, kommt nur die operative vollständige Entfernung des Scheibenmeniskus in Frage.

2. Normal geformter Meniskus

Verletzungen eines normal geformten Kniegelenksmeniskus im Kindesalter sind selten und kommen praktisch erst ab dem 12. Lebensjahr vor.

Die richtige Diagnose einer Meniskusverletzung bei Kindern ist oft schwierig zu stellen. Kniegelenksbeschwerden infolge des Wachstums, vor allem bei Mädchen, können als Meniskusverletzung gedeutet werden. Anamnestisch sind Einklemmungserscheinungen kaum nachweisbar.

Bei den als Meniskusverletzung operierten Fällen fanden sich in unserer Statistik **23% Fehldiagnosen!**

Man soll sich bei Kindern nur dann nur Operation entschließen, wenn alle klinischen Zeichen einer Meniskusverletzung vorhanden sind und vor allem, wenn bereits eine Atrophie der Oberschenkelmuskulatur vorliegt.

Behandlung

Ist klinisch der Befund einer Meniskusverletzung gesichert, kommt nur die Operation in Frage. Bei den Kindern finden sich alle Rißformen wie bei den Erwachsenen. Bei der Operation soll nicht der ganze Meniskus entfernt werden, sondern nur das abgerissene Stück. Entfernt man den ganzen Meniskus, kommt es zu einer Fehlbelastung im Kniegelenk und damit zum frühzeitigen Auftreten einer Arthrose.

Abrams, R.: Meniscus lesions of the knee in young children. J. Bone Jt. Surg. **39 A**, 194-195 (1975)
Barucha, E.: Meniskusrisse bei Kindern. Z. Orthop. **102**, 430-436 (1967)
Berson, B.: Torn discoid menisci of the knee in adults. J. Bone Jt. Surg. **61 A**, 303-304 (1979)
Chigot, P.: Morphologie et lésions des ménisques du genou chez l'enfant. Rev. Orthop. (Paris) **50**, 193-204 (1964)
Cuveland, v. E.: Über die Minderausbildung des Tuberculum fibulare der Eminentia intercondyloidea als diagnostisches Merkmal für das Vorliegen eines Scheibenmeniskus. Z. Orthop. **87**, 686 (1956)
Ekesparre, v. W.: Der Diskus im Kniegelenk. Z. Orthop. **87**, 27-37 (1956)
Graßhoff, H.: Differentialdiagnose der Meniskusveränderungen im Kindesalter. Zbl. Chir. **98**, 602-603 (1973)
Jeannopoulos, C.: Observations on discoid menisci. J. Bone Jt. Surg. **32 A**, 649-652 (1950)
Kaplan, E.: Discoid lateral meniscus of the knee joint. J. Bone Jt. Surg. **39 A**, 77-87 (1957)
Lugli, T.: Il menisco discoide. Minerva Ortop. **16**, 501-506 (1965)
Moreau, C.: Difficulté du diagnostic et des indications thérapeutiques dans les lésions méniscales de l'enfant. Rev. Orthop. (Paris) **51**, 67-76 (1965)
Müller, V.: Der „bombierte" Meniscus. Arch. orthop. Unfallchir. **58**, 221-223 (1965)
Niethard, F.: Der kindliche Meniskusschaden. Therapiewoche **29**, 3106-3114 (1979)
Richmond, D.: Two cases of discoid medial cartilage. J. Bone Jt. Surg. **40 B**, 268-269 (1958)
Rojko, A.: Über die diskoidale Deformation des Meniskus. Z. Orthop. **98**, 528-535 (1964)
Roo, J.: Congenital discoid cartilage. J. Bone Jt. Surg. **40 B**, 262-267 (1958)
Saffar, H.: Der Scheibenmeniskus als Ursache jugendlicher Kniegelenksbeschwerden. Z. Orthop. **108**, 217-229 (1970)
Schettler, G.: Beitrag zum Meniskusschaden im Kindesalter. Z. Orthop. **110**, 443-449 (1972)
Schlüter, K.: Die einseitige Abflachung des Tuberculum fibulare im Röntgenbild, ein diagnostischer Hinweis auf das Vorliegen eines Scheibenmeniskus. Z. Orthop. **87**, 656-659 (1956)
Schulitz, K.: Meniscusverletzungen im Kindes- und Jugendalter. Arch. orthop. Unfallchir. **76**, 195-204 (1973)
Springorum, P.: Meniskusläsionen bei Jugendlichen. Zbl. Chir. **84**, 1581-1587 (1959)
Virenque, J.: Des lésions méniscales chez l'enfant. Rev. Orthop. (Paris) **46**, 319-327 (1960)
Weiss, J.: Der Scheibenmeniskus des Kniegelenkes. Bruns Beitr. klin. Chir. **205**, 399-409 (1962)
Zippel, H.: Über Scheibenmenisci im Kniegelenk. Chirurg **35**, 455-458 (1964)
ders.: Zur Biologie, Pathologie und Therapie des Scheibenmeniskus. Beitr. Orthop. **13**, 665-667 (1966)

Unterschenkel

Die häufigste Knochenverletzung im Bereich des Unterschenkels bei Kindern ist der isolierte Schienbeinbruch mit 44,7%, gefolgt von den Epiphysenlösungen am distalen Wadenbein mit 19,7%. Erst an 3. Stelle erscheint der Unterschenkelschaftbruch mit 12,0% (Abb. 124).

Die häufigste Unfallursache für die Knochenverletzungen im Unterschenkelbereich bei Kindern ist der Skisport.

Das von den einzelnen Wachstumszonen ausgehende Längenwachstum des Schien- und Wadenbeines ist aus Abb. 125 ersichtlich.

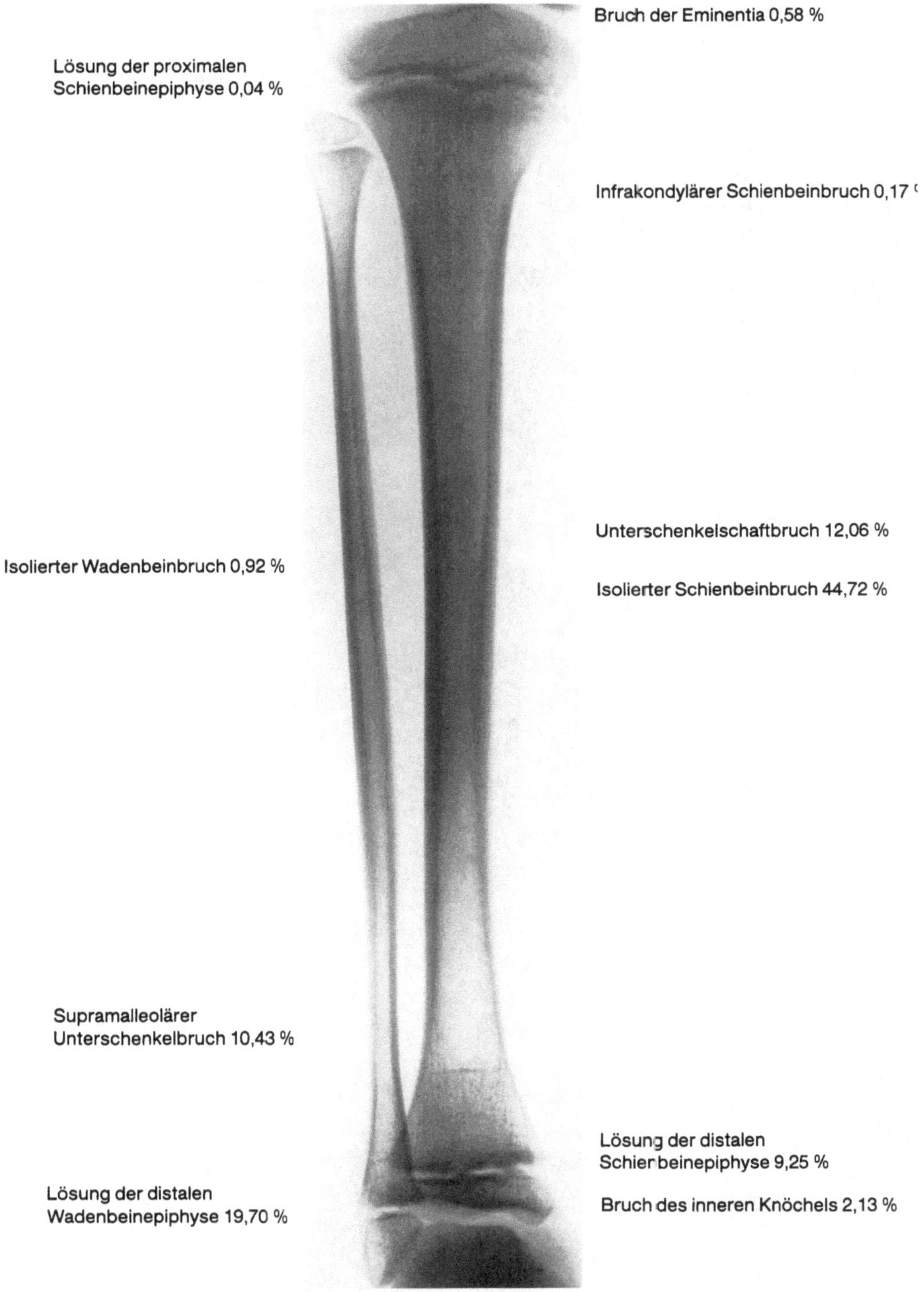

Abb. 124: Häufigkeit der Knochenverletzungen im Unterschenkelbereich in %.

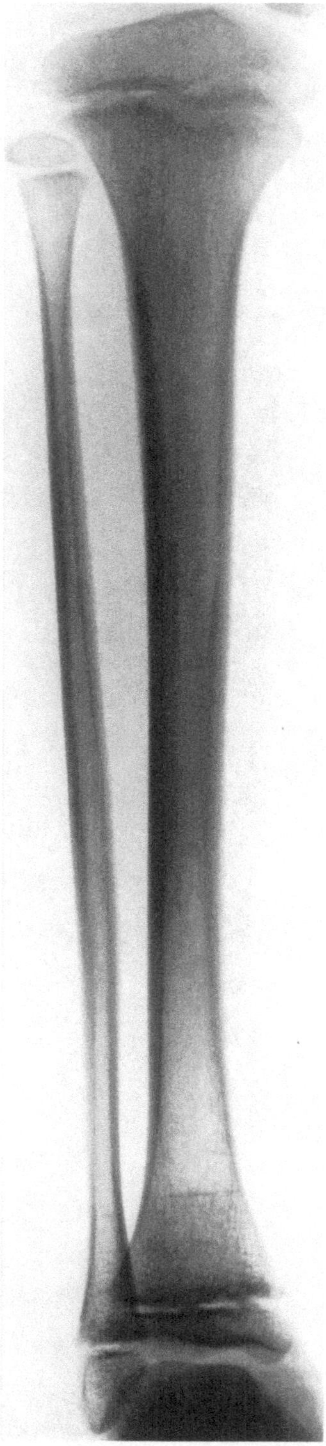

Abb. 125: Längenwachstum ausgehend von den einzelnen Wachstumszonen im Unterschenkelbereich (nach Blount) in %.

Brüche der Eminentia intercondyloidea tibiae

Die Kreuzbänder sind bei Kindern so elastisch, daß sie eher mit ihrer Ansatzstelle – der Eminentia intercondyloidea tibiae – ausreißen, als daß sie selbst reißen.

Die Brüche der Eminentia intercondyloidea finden sich bei den Kinder am häufigsten im 11. und 12. Lebensjahr. Unfallursache ist in 10,2% der Straßenverkehr, in 37,8% der Sport und in 52,0% „andere" Ursachen. Die Diagnose ist durch ein seitliches Röntgenbild des Kniegelenkes einfach zu stellen.

Behandlung
Die Behandlung der Eminentiabrüche soll konservativ sein, da das operative Vorgehen einen schweren Eingriff darstellt.

In Allgemeinnarkose und Rückenlagerung des Verletzten wird das Kniegelenk überstreckt. Zeigt das Röntgenbild von der Seite, daß die ausgerissene Eminentia Kontakt zum Schienbeinplateau gefunden hat – eine anatomische Einrichtung läßt sich nur in seltenen Fällen erzielen –, legt man in dieser Überstreckung eine gespaltene Oberschenkelgipshülse an. Nach 3-4 Tagen, wenn die Schwellung abgeklungen ist, kann sie durch eine geschlossene ersetzt werden, mit der das Kind aufstehen und herumgehen kann (Abb. 126).

Die Dauer der Ruhigstellung beträgt 6 Wochen.

Gelingt es auf konservativem Weg nicht, das ausgerissene Eminentiamassiv einzurichten, soll operativ vorgegangen werden, da es sonst zur Pseudarthrose und zur Kniegelenksinstabilität kommen kann.

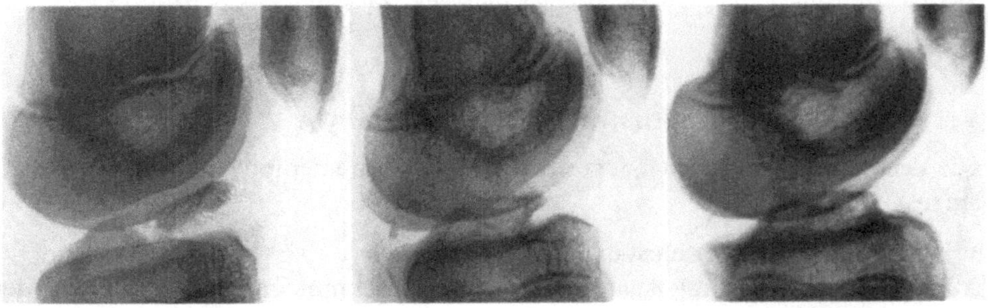

a b c

Abb. 126 a-c: Ausriß des Tuberculum mediale der Eminentia intercondyloidea tibiae bei einem 12jährigen Knaben, entstanden beim Fußball durch Zusammenstoß mit einem Gegenspieler (Abb. 126 a). In Narkose wurde das Kniegelenk überstreckt. Dabei kam es zu keiner anatomischen Reposition, doch hatte das ausgerissene Knochenstück Kontakt mit dem Tibiaplateau. Oberschenkelgipshülse für 6 Wochen.
Nach 1 Jahr ist noch eine Stufe an der Ventralseite des Eminentiamassivs zu erkennen (Abb. 126 b). 2 Jahre nach dem Unfall erscheint die Zwischenkondyluserhebung etwas verplumpt (Abb. 126 c). Die Seiten- und Kreuzbänder sind fest und das Kniegelenk aktiv frei beweglich.

Für die Eröffnung des Kniegelenkes eignet sich am besten ein medialer Parapatellarschnitt, da er eine genügende Übersicht gibt. Dann bohrt man medial und lateral unterhalb der Tuberositas tibiae – ohne dieselbe zu verletzen – je ein Loch von 2 mm Durchmesser in Richtung des Bettes der Eminentia. Durch das eine Bohrloch führt man einen 1 mm starken Draht in Richtung des Kniegelenkes ein, schiebt ihn unter den Synovialüberzug der ausgerissenen Eminentia, damit der Draht nicht im Gelenk liegt und keine Reizung hervorruft und zieht den Draht durch das 2. Bohrloch wieder nach außen. Mit einem Elevatorium preßt man die Eminentia in ihr Bett hinein, spannt den Draht mit einer Spannzange und verknüpft ihn. Die abgezwickten Drahtenden werden gegen den Knochen umgebogen. Nach der Hautnaht wird eine gespaltene Oberschenkelgipshülse in Streckstellung des Kniegelenkes angelegt. Nach 2 Wochen werden die Hautnähte entfernt und die gespaltene Gipshülse durch eine geschlossene ersetzt, mit der der Verletzte aufstehen und herumgehen kann.

Die Dauer der Ruhigstellung beträgt 4 Wochen. Die Drahtnaht soll nach der Gipsabnahme, sobald die Haut in Ordnung ist, wieder entfernt werden.

Bakalim, G.: Closed treatment of fracture of the tibial spine. Injury **5**, 210-212 (1974)
Kuner, S.: Zur transepiphysären Verschraubung des osteochondralen Eminentia-Ausrisses beim Kind. Unfallheilkunde **83**, 495-498 (1980)
Perusi, A.: Su di un caso di frattura totale dell'eminenza intercondiloidea tibiale in un bambino. Arch. di Ortop. **65**, 165-169 (1952)
Scolari, F.: Frattura totale della eminenza intercondiloidea tibiale in un bambino. Arch. di Ortop. **64**, 118-125 (1951)
Seitz, W.: Die Brüche der Eminentia intercondylica im Kindesalter. Z. Kinderchir. **14**, 104-108 (1974)
Tischer, W.: Kniegelenksverletzungen im Kindesalter. Zbl. Chir. **102**, 988-997 (1977)

Verletzungen der proximalen Schienbeinepiphyse

Die Verletzungen im Bereich der proximalen Schienbeinepiphyse lassen sich einteilen in

1. Brüche der Epiphyse selbst und
2. Epiphysenlösungen mit Ausbruch eines mehr oder minder großen Keiles von der Schienbeinmetaphyse.

Sowohl der Bruch der Epiphyse selbst, als auch die Epiphysenlösungen am oberen Schienbeinende gehören zu den seltenen Verletzungen bei Kindern. Das Durchschnittsalter von diesen Verletzungen liegt bei 12 Jahren.

1. Brüche der proximalen Schienbeinepiphyse

Man kann im wesentlichen 2 Formen von Epiphysenbrüchen im Bereich des proximalen Schienbeinendes unterscheiden, nämlich den reinen Epiphysenbruch und

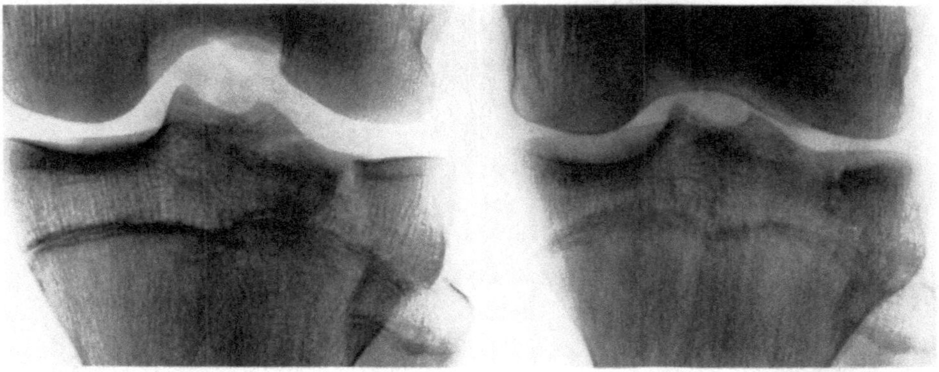

a b

Abb. 127 a u. b.: Bruch der oberen Schienbeinepiphyse im lateralen Anteil bei einem 16jährigen Knaben, der von einem PKW niedergestoßen wurde (Abb. 127 a). Konservative Einrichtung und Oberschenkelgipshülse für 6 Wochen. 3 Monate nach dem Unfall war der Bruch knöchern durchgebaut (Abb. 127 b).

den Epiphysenbruch, bei dem gleichzeitig die Tuberositas tibiae in einem Stück mit ausreißt.

Der reine Epiphysenbruch ist immer gut im Röntgenbild von vorne zu erkennen (Abb. 127). In der Regel bestehen keine größeren Verschiebungen.

Bei den Epiphysenbrüchen mit gleichzeitigem Ausriß der Tuberositas tibiae ist die abgebrochene Epiphyse nach ventral verschoben und kann auch durch den Zug des Streckapparates nach kranial aufgekippt sein (Abb. 128).

Behandlung
Die Einrichtung der Epiphysenbrüche soll in Allgemeinnarkose und unter Sicht des Röntgenbildverstärkers erfolgen. Gelingt es nicht, konservativ eine anatomische Stellung zu erreichen, muß operativ vorgegangen werden. Die Fixation der reponierten Stellung soll mit 2 mm starken Bohrdrähten erfolgen, die gekreuzt eingeführt werden und parallel zur Wachstumsfuge liegen sollen, ohne dieselbe zu berühren.

Bei den durch den Zug des Streckapparates aufgeklappten Epiphysenbrüchen erfolgt die Fixation, wenn der Epiphysenschluß bald zu erwarten ist, am einfachsten mit einer Spongiosaschraube, die die Tuberositas tibiae an den Schienbeinkopf fixiert. Nach der Operation ist eine gespaltene Oberschenkelgipshülse anzulegen, die nach der Nahtentfernung nach 2 Wochen durch eine geschlossene ersetzt wird, mit der das Kind aufstehen und herumgehen kann.

Die Dauer der Ruhigstellung beträgt 6 Wochen. Das Osteosynthesematerial ist, sobald nach der Gipsabnahme die Haut in Ordnung ist, wieder zu entfernen.

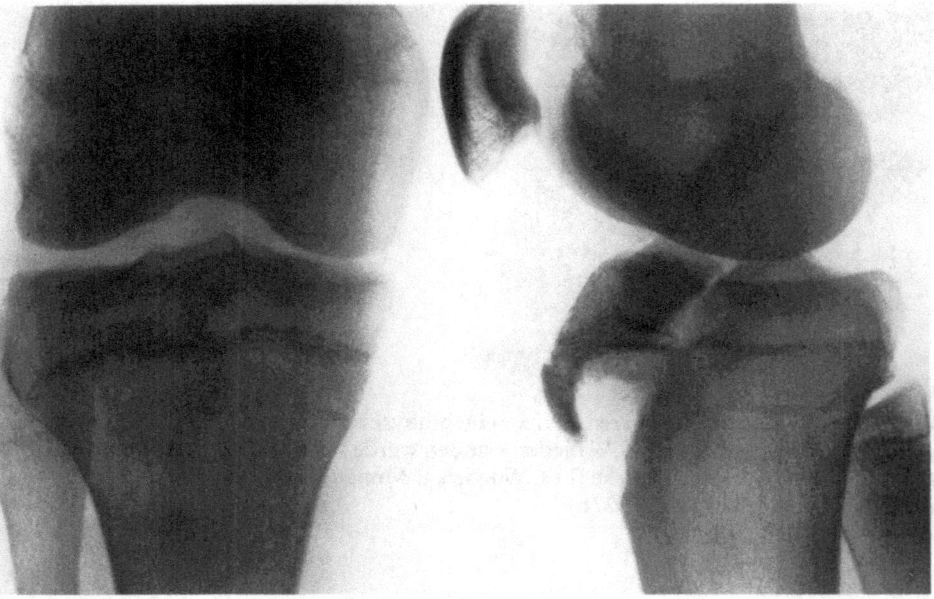

Abb. 128: Bruch der proximalen Schienbeinepiphyse mit Ausriß der Tuberositas tibiae bei einem 15jährigen Knaben, entstanden durch Sturz beim Skifahren. Offene Reposition und Fixation der Tuberositas an das Schienbein mit einer Spongiosaschraube.

2. Epiphysenlösungen am proximalen Schienbeinende

Nach der Art der Verschiebung der proximalen Schienbeinepiphyse in sagittaler Richtung können 2 ganz typische Verletzungsmechanismen unterschieden werden, die auch einer unterschiedlichen Behandlung bedürfen.

1. Die gelöste Epiphyse ist mit einem mehr oder minder großen Keil nach **ventral** abgerutscht, so daß eine Rekurvation zustande kommt.

Behandlung

In Allgemeinnarkose und unter Sicht des Röntgenbildverstärkers übt man zuerst einen Längszug am gestreckten Bein aus. Dann versucht man durch maximale Beugung des Kniegelenkes und durch Druck auf die Wade nach vorne die Fehlstellung zu beseitigen. Eine bestehende Verschiebung der Epiphyse nach außen oder innen ist vorher auszugleichen. Ist eine anatomische Stellung erzielt worden, fixiert man diese mit perkutan eingeführten Bohrdrähten. Meist ist der mit der Epiphyse ausgebrochene Knochenteil von der Metaphyse so groß, daß man dadurch eine genügende Stabilität erreichen kann, wenn man diesen mit den Bohrdrähten an die Metaphyse fixiert. Ist das metaphysäre Fragment jedoch klein, fixiert man die eingerichtete Epiphyse mit 2 Bohrdrähten, die von der Metaphyse her durch die Wachstumszone in die Epiphyse gebohrt werden.

Anschließend wird ein gespaltener Oberschenkelgipsverband angelegt, der nach 1 Woche durch einen geschlossenen zu ersetzen ist. Wegen der Bohrdrähte soll in der Folgezeit keine Belastung des Beines erfolgen. Die Verletzten müssen mit Unterarmstützen entlastend gehen.

Die Dauer der Ruhigstellung im Gipsverband beträgt 5 Wochen. Die Entfernung der Bohrdrähte soll so bald als möglich nach der Gipsverbandentfernung erfolgen.

2. Bei der 2. Form der Epiphysenlösung kommt es zu einem Abrutschen der gelösten Schienbeinepiphyse nach **dorsal**, so daß eine Antekurvation entsteht (Abb. 129).

Die Reposition ist bei dieser Verletzungsform einfach. Das Kniegelenk wird unter Sicht des Röntgenbildverstärkers maximal überstreckt und dadurch die Epiphyse wieder an ihre richtige Stelle gebracht. Besteht, wenn auch selten, noch eine Varus- oder Valgusstellung, so kann diese durch X- oder O-Vermehrung im Kniegelenk ausgeglichen werden. Zeigt die Röntgenkontrolle in beiden Ebenen die Epiphyse an richtiger Stelle, wird ein gespaltener Oberschenkelgipsverband in Streckstellung des Kniegelenkes angelegt. Diese Epiphysenlösungen sind als stabil zu bezeichnen, so daß eine temporäre Fixation mit einer Osteosynthese überflüssig ist. Nach einer Woche wird der gespaltene Gipsverband durch einen geschlossenen ersetzt, mit dem der Verletzte aufstehen und voll belastend herumgehen kann.

Die Dauer der Ruhigstellung im Oberschenkelgipsverband beträgt 5 Wochen.

Aitken, A.: Fractures of the proximal tibial epiphyseal cartilage. J. Bone Jt. Surg. **38 A**, 787-796 (1956)

Böhler, J.: Zur Behandlung der traumatischen Epiphysenlösung am oberen Schienbeinende. Chirurg **22**, 81-83 (1951)

Brinkmann, W.: Epiphysenlösungen und -ausrisse der Schienbeinrauhigkeit und des Schienbeinkopfes. Mschr. Unfallheilk. **69**, 116-124 (1966)

Burkhart, S.: Fractures of the proximal tibial epiphysis. J. Bone Jt. Surg. **61 A**, 996-1002 (1979)

Deliyannis, S.: Avulsion of the tibial tuberosity. Injury **4**, 341-344 (1973)

Dost, K.: Über die traumatische Lösung der proximalen Tibiaepiphyse. Arch. orthop. Unfallchir. **53**, 379-385 (1961)

Mazingarbe, A.: Lésions traumatiques de lépiphyse tibiale superiéure chez l'énfant ou l'adolescent. J. Chir. (Paris) **116**, 497-504 (1979)

Peters, W.: Verletzungen der proximalen Tibiaepiphyse. Zbl. Chir. **97**, 1791-1795 (1972)

Rettig, H.: Das Genu recurvatum als Folge der proximalen Tibiaapophysenverletzung und die resultierende Valgusfehlstellung nach Fraktur im proximalen Tibiabereich. Arch. orthop. Unfallchir. **71**, 339-344 (1971)

Rüter, A.: Fehlwachstum nach Epiphysenverletzungen der unteren Extremität. Aktuelle Traumatol. **5**, 157-161 (1975)

ders.: Korrektureingriffe nach Epiphysenverletzungen im Bereich des Kniegelenkes. Unfallheilkunde **81**, 649-660 (1978)

Seybold, H.: Genu recurvatum nach Apophysenverletzung der Tuberositas tibiae. Z. Orthop. **111**, 314-320 (1973)

Silbermann, W.: Avulsion fracture of the proximal tibial epiphysis. J. Trauma **6**, 592-594 (1966)

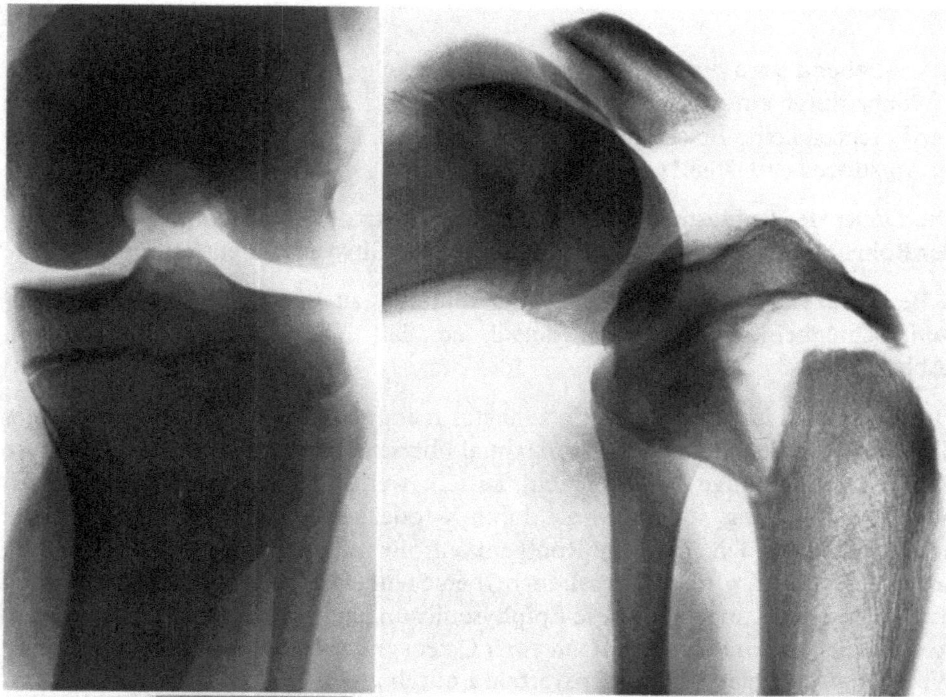

a

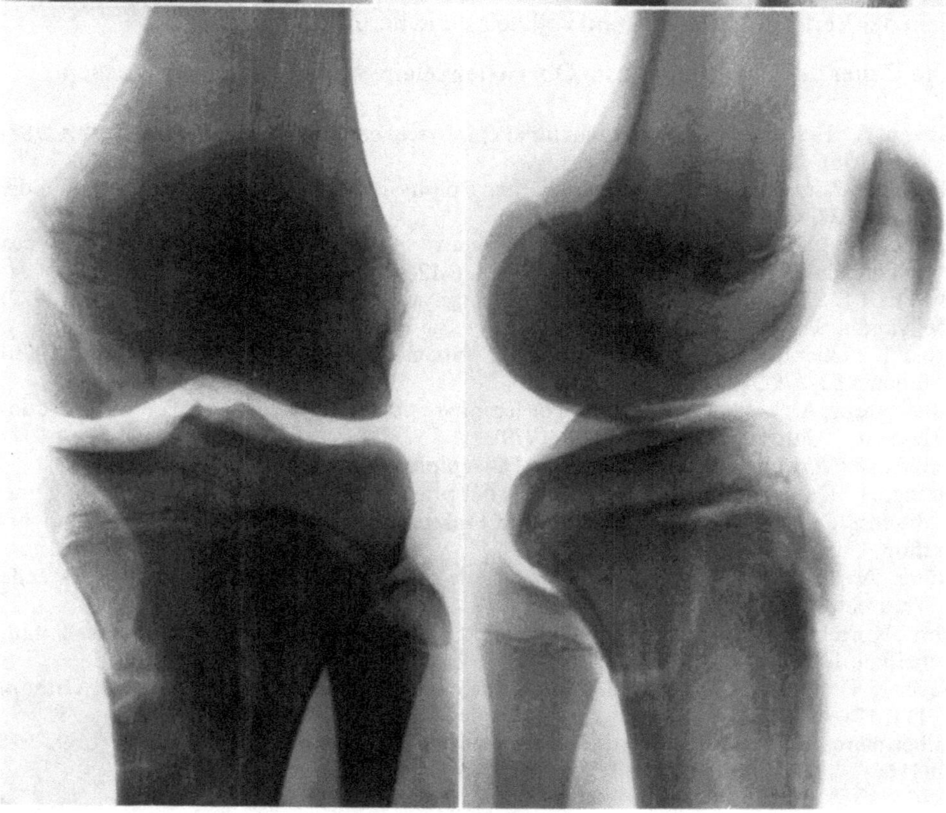

b

Ausrisse und Quetschungen der Tuberositas tibiae

Ausrisse der Epiphyse der Tuberositas tibiae (Abb. 130) sind selten und entstehen bei einem plötzlichen Einknicken im Kniegelenk, während gleichzeitig der M. quadriceps angespannt ist. Besteht eine starke Fehlstellung der ausgerissenen Tuberositas, kann der Verletzte das Bein aktiv nicht von der Unterlage abheben. Es findet sich ein umschriebener Druckschmerz bei starker Schwellung des Kniegelenkes.

Behandlung

Die Behandlung richtet sich nach der Schwere der aufgetretenen Verschiebung oder Kippung der gelösten Epiphyse. Ist diese gering, genügt das Anlegen einer gespaltenen Oberschenkelgipshülse in Streckstellung des Kniegelenkes, die nach dem Abschwellen, d. i. innerhalb der ersten Woche, durch eine geschlossene zu ersetzen ist. Die Dauer der Ruhigstellung beträgt 6 Wochen.

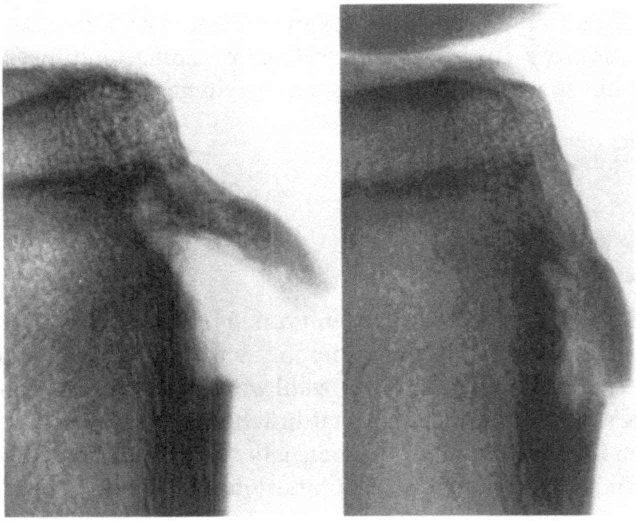

a b

Abb. 130a u. b: Ausriß der Tuberositas tibiae bei einem 17jährigen Knaben, entstanden durch Sturz in ein seichtes Wasserbassin (Abb. 130a). In Lokalanästhesie Reposition der ausgerissenen Tuberositas durch entsprechenden Fingerdruck bei Überstreckung des Kniegelenkes. Oberschenkelgipshülse für 6 Wochen. Bei der Gipsabnahme war die Tuberositas an richtiger Stelle geheilt (Abb. 130b).

◀ Abb. 129a u. b.: Epiphysenlösung am oberen Schienbeinende bei einem 15jährigen Knaben, entstanden durch Sturz beim Hochsprung. Die Epiphyse mit einem Keil aus der Metaphyse ist nach hinten abgerutscht, so daß eine Antekurvation besteht. Im Bild von vorne ist eine deutliche Varusstellung sichtbar (Abb. 129a).
In Allgemeinnarkose wurde das Kniegelenk überstreckt und durch Druck auf die Vorderseite des Kniegelenkes die Antekurvation und gleichzeitig auch die Varusstellung ausgeglichen (Abb. 129b).

Ist eine stärkere Kippung vorhanden und läßt sich die Tuberositas in Allgemeinnarkose bei Überstreckung des Kniegelenkes und entsprechendem Druck nicht in ihr Bett zurückdrücken, muß operativ vorgegangen werden. Wenn der konservative Einrichtungsversuch fehlgeschlagen ist, soll die Operation gleich angeschlossen werden.

Durch einen Längsschnitt über der Tuberositas wird die Bruchstelle freigelegt, die Tuberositas tibiae in ihr altes Bett zurückgelagert und mit einer Spongiosaschraube an das Schienbein fixiert. Nach Naht der Haut wird ein Kompressionsverband angelegt und das Bein im Bett auf einer schiefen Ebene gelagert. 2 Wochen nach der Operation werden die Hautnähte entfernt und eine Oberschenkelgipshülse für weitere 4 Wochen angelegt, mit der der Verletzte aufstehen und herumgehen kann. Die Entfernung der Schraube soll möglichst bald nach der Abnahme des Gipsverbandes erfolgen.

Auch eine starke Quetschung der Tuberositas, z. B. durch Fall aus großer Höhe, in einem Zeitraum besonders großer Wachstumspotenz kann zu einer „posttraumatischen Epiphysiodese" und damit zur Ausbildung eines Genur recurvatum führen. Das Genu recurvatum wird um so stärker ausgeprägt sein, je jünger das Kind zur Zeit des Unfalles ist.

Isolierte Schienbeinschaftbrüche

Während die Anzahl der Unterschenkelschaftbrüche mit zunehmenden Lebensjahren bei Kindern immer häufiger werden, kommen die meisten isolierten Schienbeinschaftbrüche im 8. Lebensjahr vor, um dann an Anzahl wieder abzusinken. Gesamt gesehen überwiegen die isolierten Schienbeinschaftbrüche gegenüber den Unterschenkelschaftbrüchen bei Kindern bis zum 14. Lebensjahr mit 78,8%. Nur 21,2% sind Unterschenkelschaftbrüche. Bei beiden Verletzungsarten sind die Grünholzbrüche mit 7,7% vertreten.

Bei den isolierten Schaftfrakturen finden sich folgende Brucharten:

1. Der subperiostale Bruch des Schienbeines
2. Der Grünholzbruch des Schienbeines und
3. Der Bruch des Schienbeines

1. Subperiostale isolierte Schienbeinschaftbrüche

Subperiostale Brüche bieten, außer daß das Kind hinkt und weinerlich ist, klinisch oft keine weiteren Zeichen für eine Fraktur. Im Röntgenbild sind oft nur zarte Bruchlinien im Schienbein nachweisbar, die leicht übersehen werden können (Abb. 131). Diese Brüche sind daher als stabil anzusehen. Wulstbrüche wie an den oberen Extremitäten sind im Schienbeinbereich nicht anzutreffen.

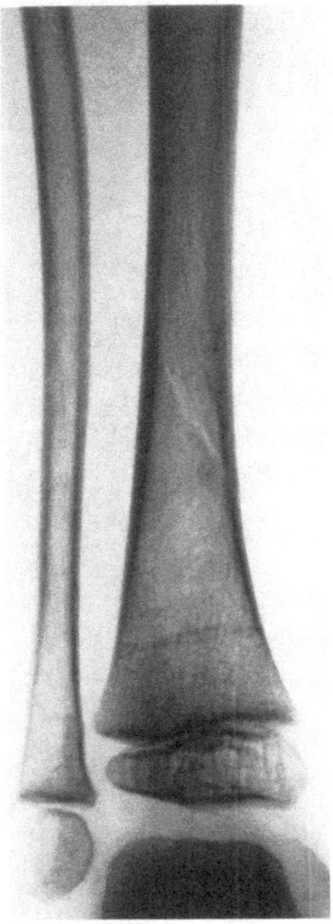

Abb. 131: Isolierter „Schienbeindrehbruch" bei einem 4jährigen Knaben. Im Seitenbild sind diese Brüche, die gerne übersehen werden, nicht zu sehen. Die Kleinkinder können damit oft gehen, sind jedoch weinerlich.

Behandlung
Die Behandlung ist einfach. Man legt einen gespaltenen Oberschenkelgipsverband an, der nach 1 Woche durch einen Gehgipsverband ersetzt wird. Damit können die Kinder aufstehen und herumlaufen. Die Dauer der Ruhigstellung soll 3-4 Wochen betragen.

2. Isolierte Grünholzbrüche des Schienbeinschaftes
Bei den Grünholzbrüchen des Schienbeinschaftes sind eine Kortikalis und das entsprechende Periost intakt.

Behandlung
Besteht eine Fehlstellung, so wird in Allgemeinnarkose der Bruch gerade gestellt und etwas überkorrigiert werden. Bei diesem Einrichtungsmanöver wird die noch

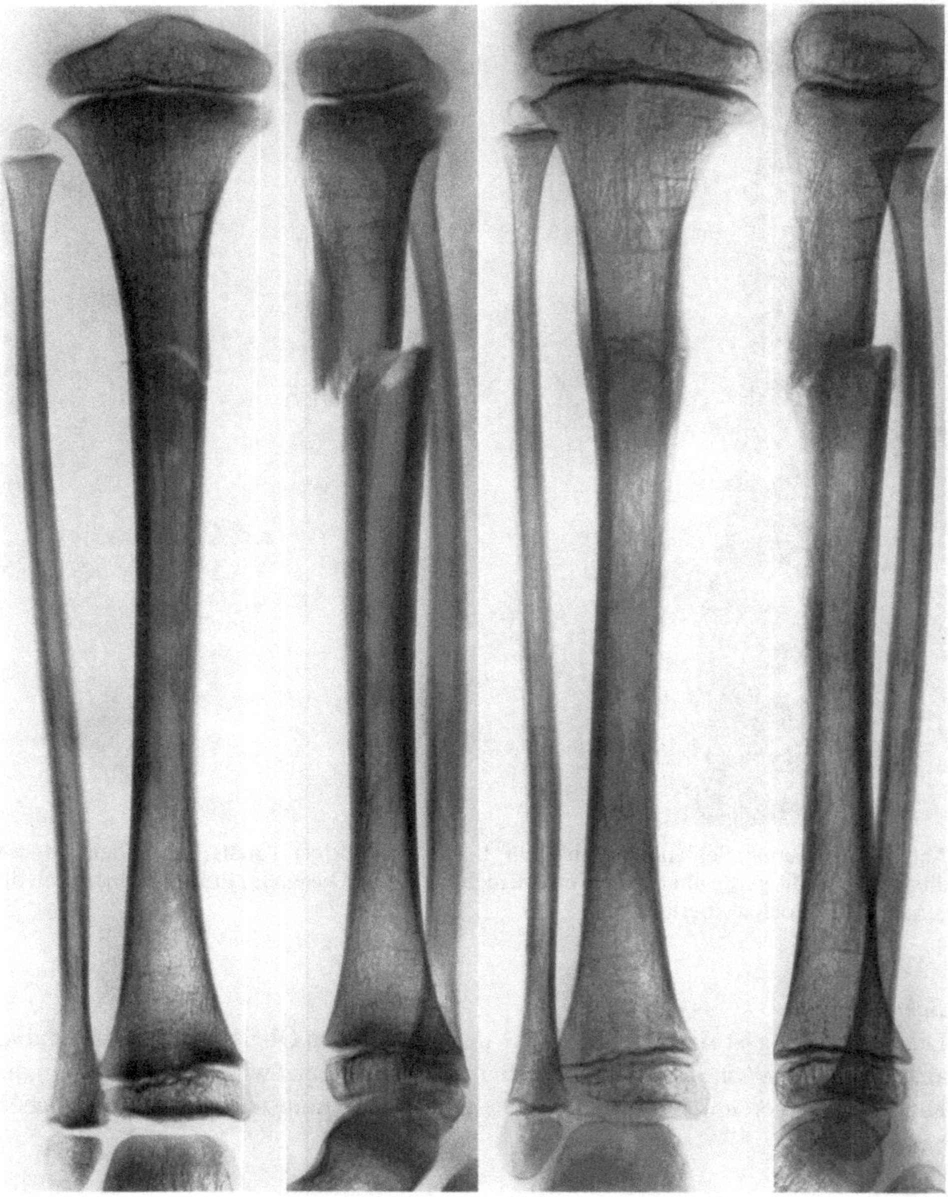

a b

Abb. 132 a u. b: Isolierter Schienbeinbruch an der Grenze proximales-mittleres Drittel bei einem 6jährigen Knaben, der von einem PKW niedergestoßen wurde (Abb. 132 a). Keine Reposition, sondern nur Oberschenkelspaltgipsverband. Nach 1 Woche wurde ein Oberschenkelgehgipsverband angelegt. Die Ruhigstellung betrug insgesamt 6 Wochen. Nach 9 Wochen (Abb. 132 b) achsengerechte Stellung des Bruches in beiden Ebenen bei Verschiebung um doppelte Kortikalisbreite nach hinten. Freie Beweglichkeit der Beingelenke, keine Beschwerden.

intakte Kortikalis durchgebrochen. Macht man dies nicht, kommt es infolge der exzentrischen Zugwirkung der intakten Kortikalis und des Periosts zu einer neuerlichen Achsenfehlstellung!

Nach der Korrektur wird ein gespaltener Oberschenkelgipsverband angelegt. Durch eine Röntgenkontrolle in beiden Ebenen noch in Narkose des Verletzten überzeugt man sich von der guten Stellung des Bruches. 2 Wochen später, früher können die Kinder wegen der Schmerzen das Bein nicht belasten, wird nach einer neuerlichen Röntgenkontrolle, um aufgetretene Fehlstellungen korrigieren zu können, ein Oberschenkelgehgipsverband angelegt. 1 Woche nach belastetem Gehen ist eine Röntgenkontrolle zu machen.

Die Dauer der Ruhigstellung beträgt 4-6 Wochen.

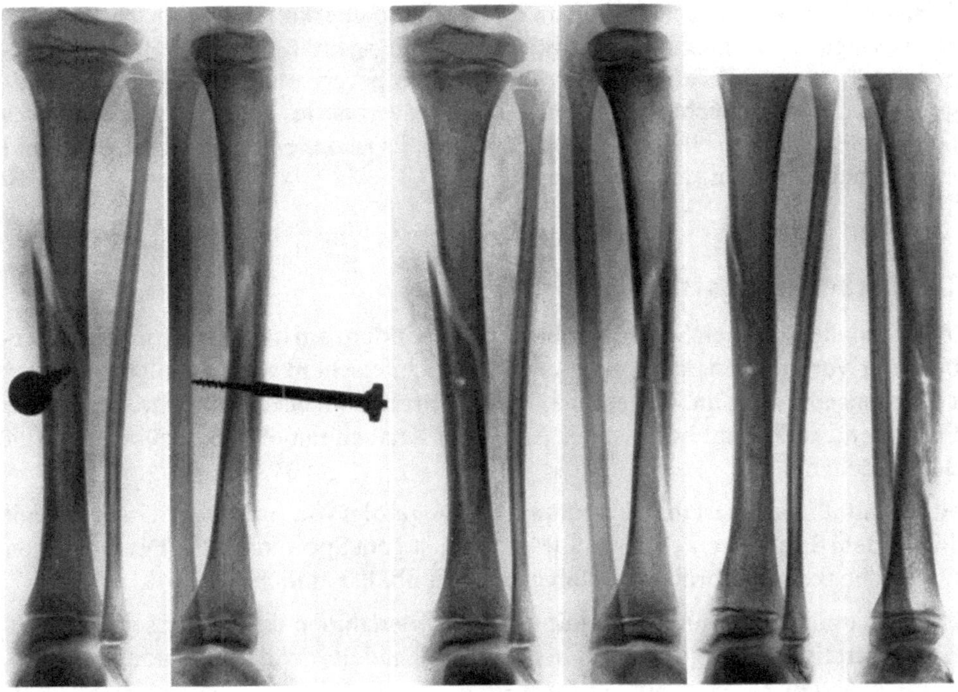

a b c

Abb. 133 a-c: Isolierter Schienbeindrehbruch bei einem 7jährigen Mädchen, entstanden durch Sturz beim Skifahren. Der Bruch wurde ohne vorherige Reposition mit einer perkutan eingeführten Schraube fixiert und ein Oberschenkelgips mit Fenster angelegt (Abb. 133 a). Die Schraube überragte die Hautoberfläche 8 cm. Nach 2 Wochen wurde die Schraube entfernt, der Unterschenkel gerade gebogen und ein Oberschenkelgehgipsverband angelegt (Abb. 133 b). 6 Wochen nach dem Unfall wurde der Gipsverband entfernt. Der Schienbeinbruch ist in achsengerechter Stellung geheilt (Abb. 133 c). Die Verwendung einer solchen Schraube ist bei isolierten Schienbeinbrüchen nicht nur überflüssig, sondern schädlich, da es leicht zur Infektion kommen kann.

3. Isolierte Brüche des Schienbeinschaftes

Ein operatives Vorgehen oder eine Behandlung im Streckverband sind überflüssig. Das nicht gebrochene Wadenbein, das mitunter verbogen sein kann, verhindert das Auftreten von wesentlichen sekundären Verkürzungen, so daß selbst bei offenen Stückbrüchen keine Indikation für eine Osteosynthese besteht.

Behandlung

Die Behandlung ist die gleiche wie bei den subperiostalen Schienbeinbrüchen.

Die Dauer der Ruhigstellung beträgt bei Drehbrüchen 6 Wochen und bei Querbrüchen bis zu 8 Wochen.

Achsenfehlstellungen von mehr als 10° dürfen auch bei Kleinkindern nicht belassen werden, da der Ausgleich durch das weitere Wachstum im Schienbeinschaftbereich gering ist.

Isolierte Schienbeinbrüche sollen im Gipsverband überkorrigiert werden, d. h. mit etwas Valgus und Antekurvation, weil es erfahrungsgemäß sekundär oft zur Verbiegung in Varus und Rekurvation kommt. Ist im Gipsverband eine Fehlstellung aufgetreten, darf diese nicht durch Keilen des Gipsverbandes korrigiert werden, da es bei Kindern **leicht** zu einem Dekubitus kommt. Es ist daher ein neuer Gipsverband in korrigierter Stellung anzulegen.

Unterschenkelschaftbrüche

Während die isolierten Schienbeinbrüche bei Kindern am häufigsten bis zum 8. Lebensjahr vorkommen, steigt die Anzahl der Unterschenkelschaftbrüche bis zum 14. Lebensjahr stetig an. Ungefähr 3,0% der Unterschenkelschaftbrüche sind offene Frakturen. Auffallend hoch ist der Anteil der Knaben mit 69% gegenüber nur 31% der Mädchen.

Hauptunfallursache ist der Skisport mit 69,5%, gefolgt von „anderen" Ursachen mit 16,3%, dem Straßenverkehr mit 10,1% und sonstigem Sport mit 2,8%. Die wenigsten Unterschenkelschaftbrüche entstehen beim Fußball, nämlich nur 1,3%.

Die Behandlung soll und kann mit wenigen Ausnahmen immer konservativ sein. Eine operative Versorgung kann bei schwer Schädelhirnverletzten oder bei polytraumatisierten Kindern notwendig werden, doch ist dies von Fall zu Fall zu entscheiden. Eine weitere Ausnahme besteht bei offenen Knochendefekten des Unterschenkels, wobei am Schienbein eine Distanzplatte angelegt werden soll (Abb. 134).

Als Hauptbruchformen kommen bei Kindern die Quer- und die Drehbrüche vor.

Behandlung

1. Querbrüche (Abb. 135)

Besteht eine Achsenfehlstellung oder eine Seitenverschiebung um mehr als volle Schaftbreite, werden diese am besten so bald als möglich nach dem Unfall, bevor

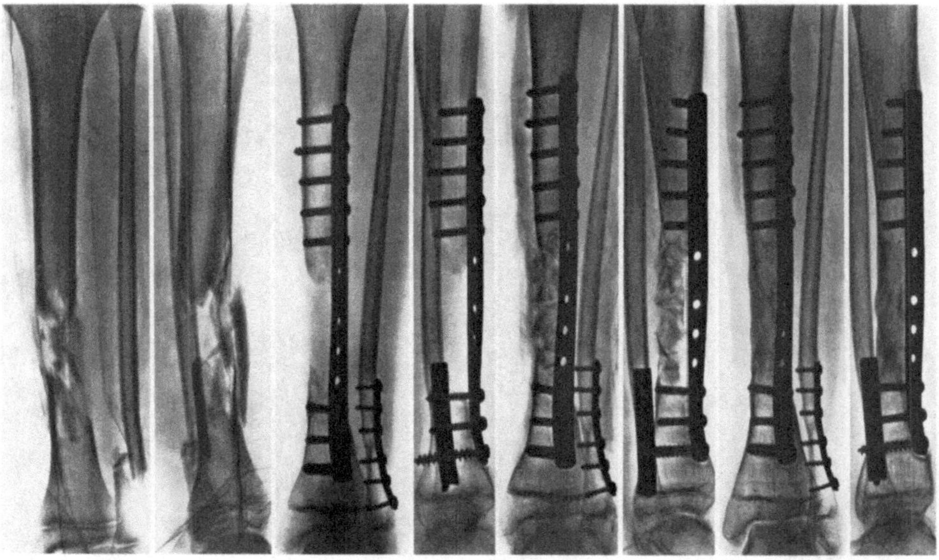

a b c d

Abb. 134a-d: 15jähriger Knabe, der als Mopedfahrer mit einem PKW zusammenstieß. Offener Unterschenkelbruch mit Knochen- und Hautdefekt (Abb. 134a). Die im Bruchbereich noch vorhandenen Knochensplitter waren mit Erde verschmutzt, so daß sie entfernt werden mußten. Zuerst erfolgte die Reposittion des Wadenbeinbruches und die Fixation mit einer Platte. Anschließend wurde eine Distanzplatte am Schienbein angelegt und der Hautdefekt gedeckt (Abb. 134b).

Nach 7 Monaten waren die Hautverhältnisse in Ordnung, so daß zum Auffüllen des Schienbeindefektes eine Spongiosaplastik ausgeführt werden konnte (Abb. 134c). Die Operationswunde heilte p. p. Das Röntgenbild 8 Monate später zeigt die Spongiosaplastik gut eingeheilt. Es beginnt sich wieder eine Spongiosa- und Kortikalisstruktur zu formieren (Abb. 134d).

eine stärkere Schwellung aufgetreten ist, in Allgemeinnarkose des Verletzten korrigiert, bzw. die Bruchenden der Tibia so aufeinandergestellt, daß keine sekundäre Verkürzung mehr auftreten kann.

Offene Querbrüche sind nach exakter Wundausschneidung und Naht wie geschlossene zu behandeln. Eine Stabilisierung durch eine Osteosynthese ist nicht notwendig (Abb. 136).

Zeigt die Röntgenkontrolle nach der Korrektur eine achsengerechte Stellung, wird ein gespaltener Oberschenkelgipsverband angelegt. Eine neuerliche Röntgenkontrolle im Gipsverband ist erforderlich. Am folgenden Tag kann der Oberschenkelteil des Gipsverbandes mit Kalikobinden und nach weiteren 2 Tagen auch der Knie- und Unterschenkelteil zirkulär geschlossen werden. Nach 8-10 Tagen überzeugt man sich durch eine Röntgenkontrolle von der Stellung des Bruches und er-

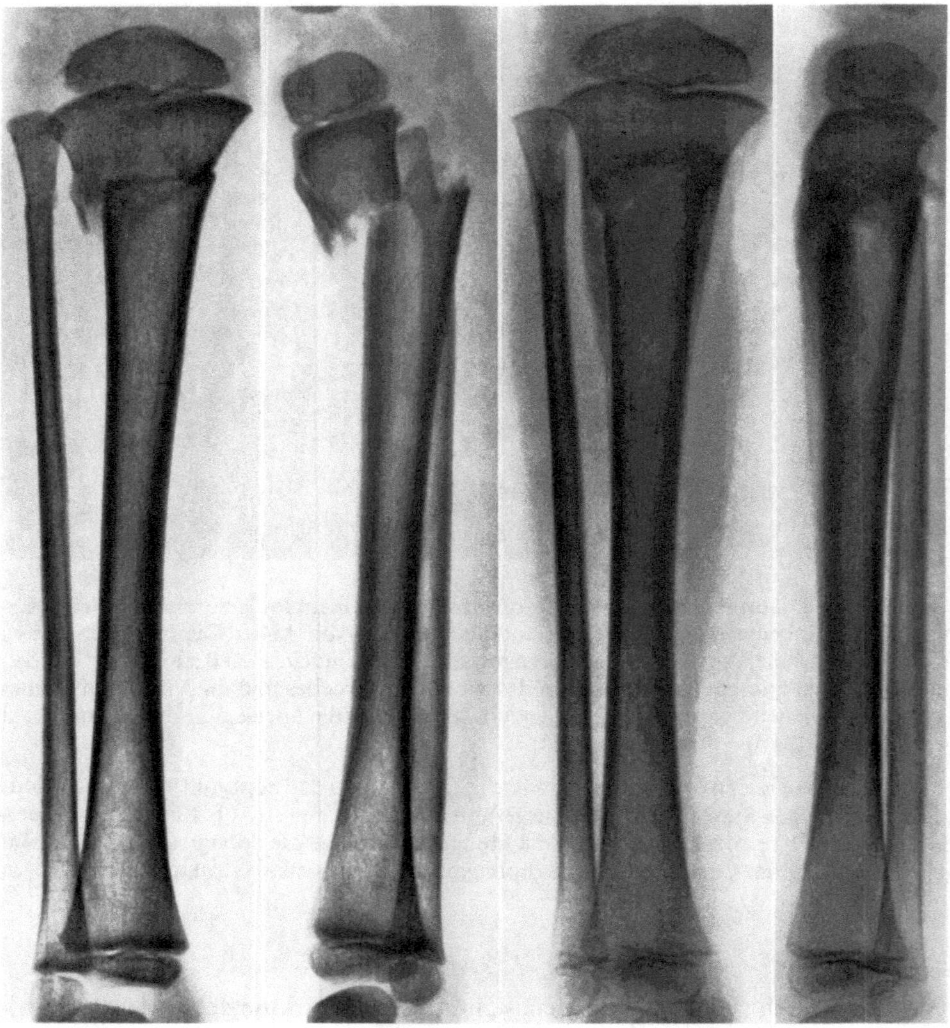

a b

Abb. 135 a u. b: Infrakondylärer Unterschenkelbruch bei einem 4jährigen Knaben, der von einem PKW niedergestoßen wurde (Abb. 135 a). Reposition in Allgemeinnarkose und Oberschenkelspaltgipsverband, der nach 1 Woche durch einen Gehgipsverband ersetzt wurde. Nach 45 Tagen Heilung in achsengerechter Stellung von beiden Seiten mit deutlicher periostaler Kallusbildung (Abb. 135 b).

setzt den gespaltenen Oberschenkelgipsverband durch einen Gehgipsverband. Im Prinzip ist eine volle Belastung sofort möglich und erwünscht. Meist haben die Kinder beim Belasten noch Schmerzen, so daß eine volle Belastung erst ab der 2. Woche möglich ist. 1 und 2 Wochen nach der Belastung sind noch Röntgenkontrollen erforderlich, um auftretende Fehlstellungen korrigieren zu können.

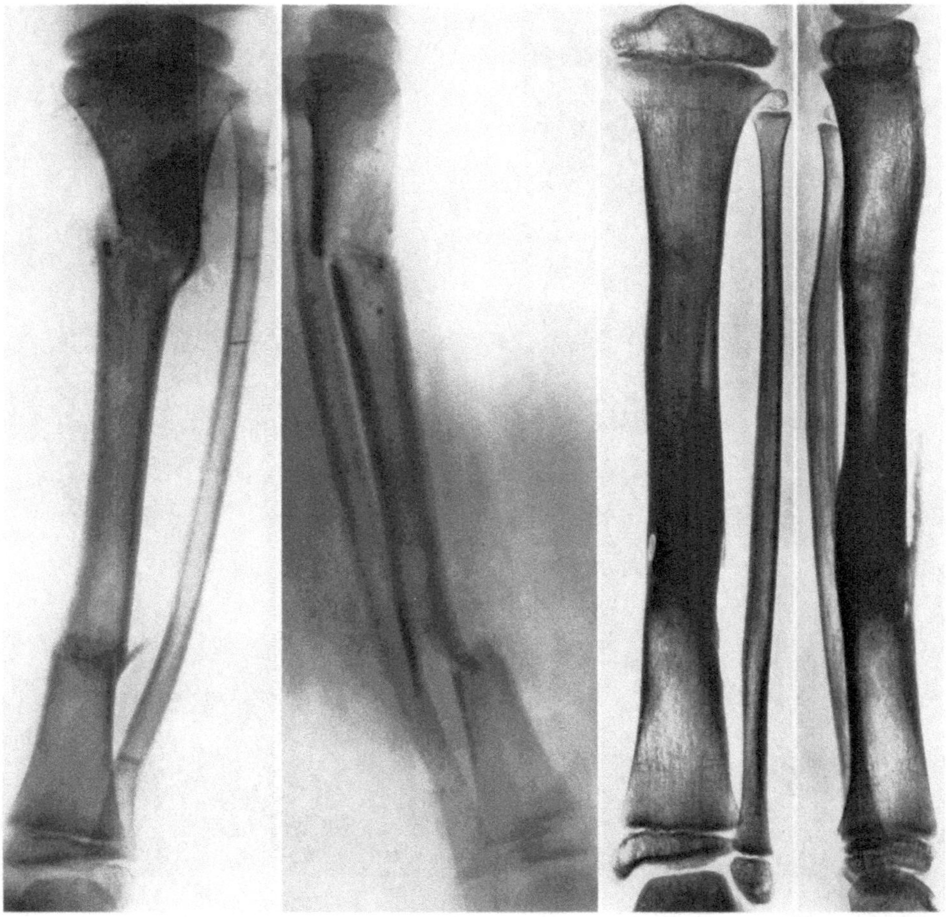

a b

Abb. 136a u. b: Offener Unterschenkelstückbruch bei einem 5jährigen Knaben, der von einem LKW erfasst wurde (Abb. 136a). In Allgemeinnarkose Wundausscheidung, Reposition und Anlegen eines gespaltenen Oberschenkelgipsverbandes. Die Wunden heilten p. p. Oberschenkelgehgipsverband für 8 Wochen. Nach der Gipsabnahme war der Stückbruch mit periostaler Kallusbildung geheilt. Nach 2 Jahren (Abb. 136b) bestanden keine Beschwerden und ein normales Knochenwachstum. Die Beingelenke waren aktiv frei beweglich.

Der Gipsverband darf bei Kindern zur Korrektur einer Achsenfehlstellung **nicht** gekeilt werden. Die Gefahr eines Druckgeschwürs ist zu groß, zumal die Kinder oft kaum Schmerzen angeben.

2. Drehbrüche (Abb. 137 u. 138)
Bei den Drehbrüchen kommt es in der Regel zu einer mehr oder minder starken Verkürzung der Bruchenden. Da es bei Brüchen im Bereich des Unterschenkelschaftes

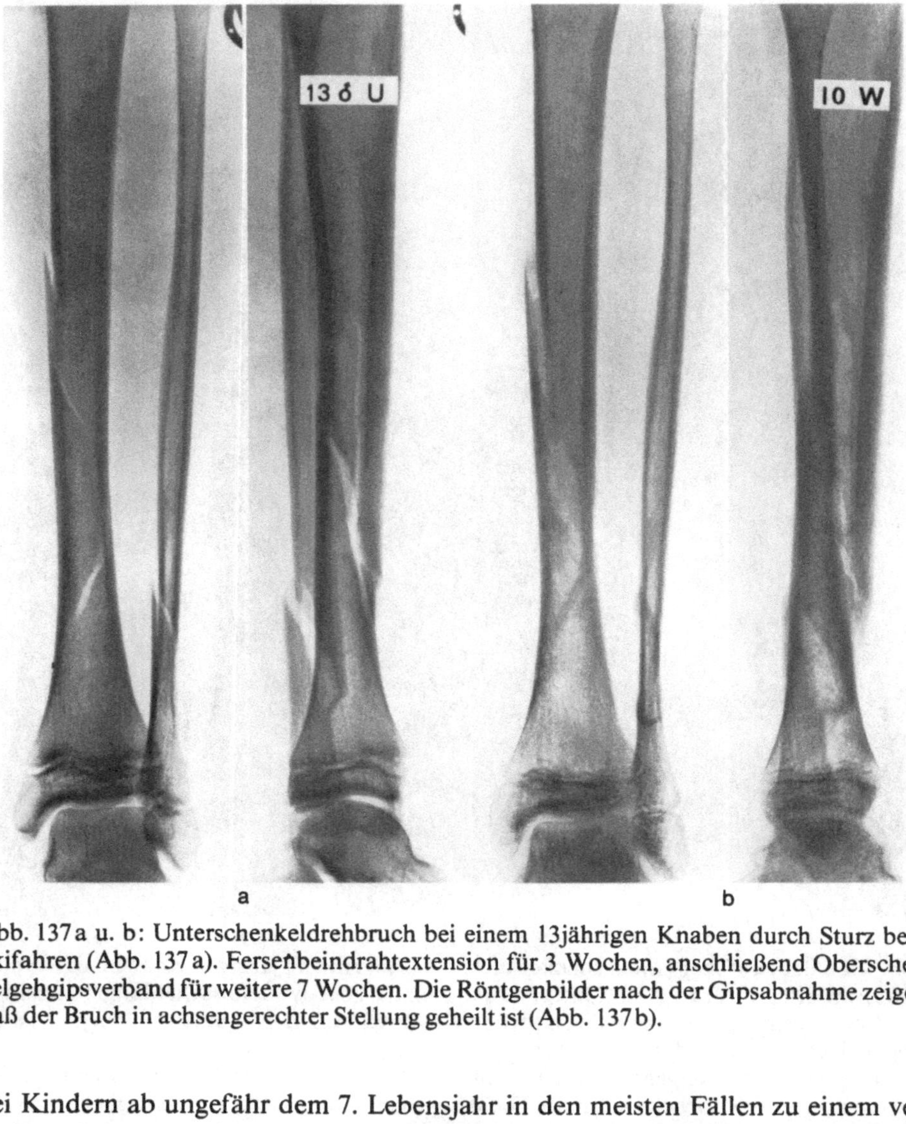

a b

Abb. 137a u. b: Unterschenkeldrehbruch bei einem 13jährigen Knaben durch Sturz beim Skifahren (Abb. 137a). Fersenbeindrahtextension für 3 Wochen, anschließend Oberschenkelgehgipsverband für weitere 7 Wochen. Die Röntgenbilder nach der Gipsabnahme zeigen, daß der Bruch in achsengerechter Stellung geheilt ist (Abb. 137b).

bei Kindern ab ungefähr dem 7. Lebensjahr in den meisten Fällen zu einem vermehrten Längenwachstum von nur 5 mm kommt, soll bei Drehbrüchen ab diesem Lebensjahr ein Streckverband angelegt werden, um eine Ausheilung mit einer stärkeren Verkürzung zu vermeiden. Der Streckverband greift am Fersenbein an. Die Extension wird mit einem 2,5 mm starken, nicht biegsamen Draht ausgeübt, der mit einem drehbaren Bügel verbunden wird. Durch den drehbaren Bügel wird erreicht, daß sich bei Bewegungen der Draht nicht im Knochen und in der Haut dreht. Dadurch werden Infektionen an der Drahtstelle selten. Für die Lagerung eignet sich am besten die Unterschenkelschiene nach Ehalt (Abb. 139). Dabei ist das Fußende des Bettes um 20 cm hochzustellen.

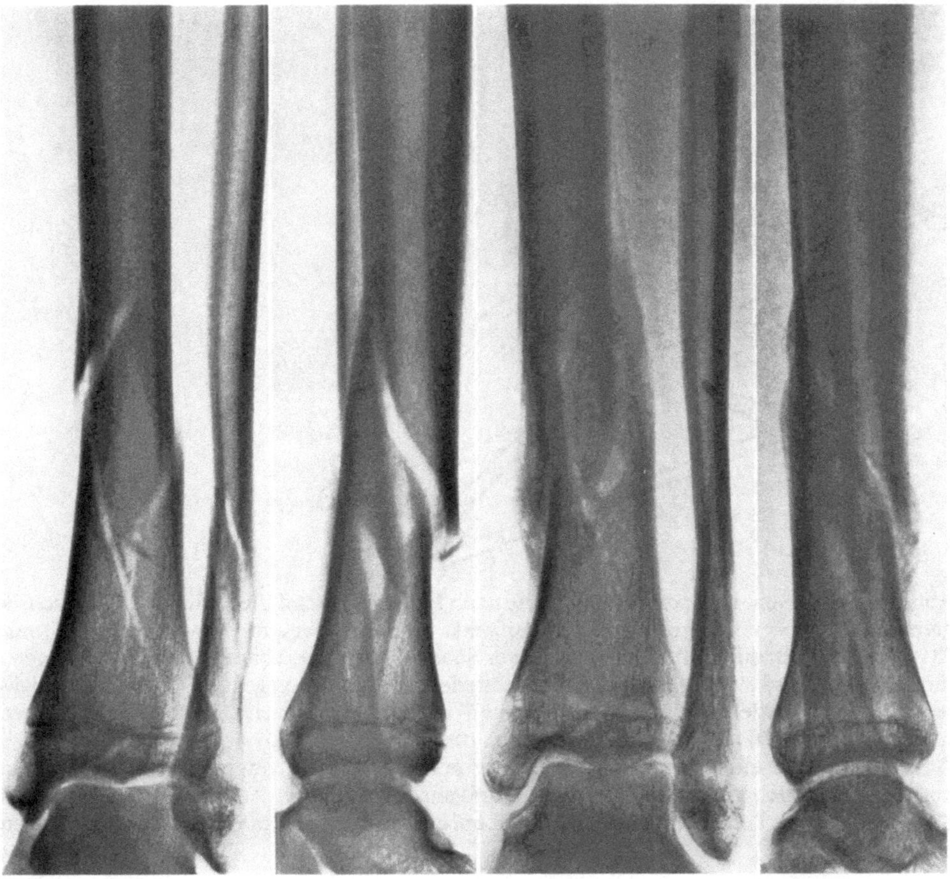

a b

Abb. 138a u. b: Unterschenkeldrehbruch im distalen Drittel bei einem 15jährigen Knaben, entstanden durch Sturz beim Skifahren (Abb. 138a). Fersenbeinnagelextension für 3 Wochen, anschließend Oberschenkelgehgips. Bei der Gipsabnahme 10 Wochen nach dem Unfall ist der Unterschenkelbruch in achsengerechter Stellung von beiden Seiten geheilt (Abb. 138b).

Die Größe des Extensionsgewichtes richtet sich nach dem Körpergewicht des Kindes. Dabei ist immer folgender Grundsatz zu beachten, der von Böhler aufgestellt wurde: Bei Unterschenkelbrüchen Erwachsener darf nicht mit mehr als 3 kp extendiert werden, da es sonst zur Distraktion und damit zur verzögerten Kallusbildung oder Pseudarthrosen kommen kann.

Am Tage nach dem Anlegen der Extension ist eine Röntgenkontrolle zu machen, um sich von der richtigen Größe des Zuggewichtes und von der Achsenstellung des

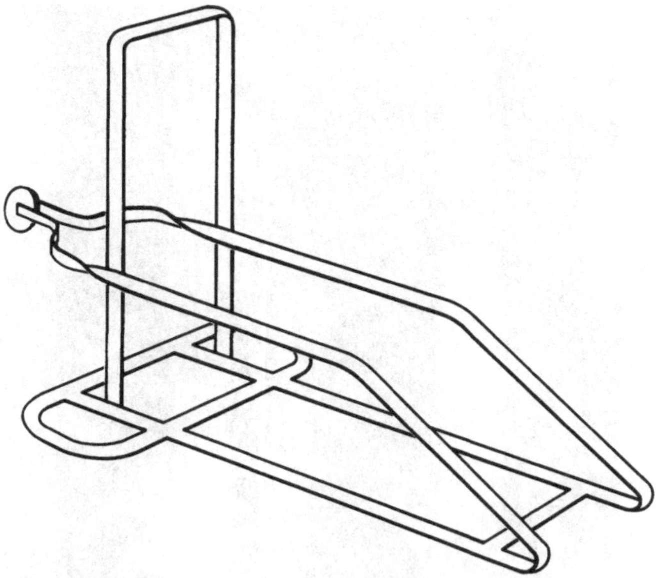

Abb. 139: Unterschenkelextensionsschiene nach Ehalt. Während die Schiene für Erwachsene nach Böhler eine Länge von 107 cm aufweist, ist die Schiene für Kinder insgesamt nur 78 cm lang. Im Bedarfsfall können an dieser Schiene aufschraubbare Rollenvorrichtungen für Seitenzüge und ein Bügel zum Schutz der verletzten Extremität gegen Druck der Bettdekke angebracht werden. Wichtig ist die richtige Wickelung der Schiene, die mit Kalikobinden so erfolgen soll, daß die Wade durchsinken kann.
Der Fuß wird, um eine Spitzfußstellung zu vermeiden und die richtige Rotation zu erzielen, mit einem Schlauchgaze- oder Zinkleimverband am oberen queren Teil der Schiene befestigt. Dabei müssen die Zehen immer sichtbar bleiben, um die Durchblutung einfach kontrollieren zu können.

Bruches zu überzeugen. Gegebenenfalls sind die entsprechenden Korrekturen vorzunehmen. Die nächsten Röntgenkontrollen sind wöchentlich durchzuführen.

Je nach Alter des Kindes kann am Ende der 2. Woche, sicher aber am Ende der 3. Woche, der Streckverband abgenommen und durch einen Oberschenkelgehgipsverband ersetzt werden. 1 Woche nach Belastung ist eine neuerliche Röntgenkontrolle erforderlich. Die Dauer der Ruhigstellung beträgt insgesamt 6-10 Wochen.

Nach der Gipsabnahme ist keine physio-therapeutische Nachbehandlung erforderlich.

Ansorg, P.: Die Behandlung von Mehrfachfrakturen an der unteren Extremität. Beitr. Orthop. u. Traumatol. **25**, 339-349 (1978)
Bennek, J.: Knochenwachstum nach deform verheilten Unterschenkelschaftfrakturen bei Kindern. Zbl. Chir. **91**, 633-639 (1966)
Dunbar, J.: Obscure tibial fracture in infants; the toddler's fracture. Canad. Ass. Radiol. **15**, 136-144 (1964)

Ehalt, W.: Extension und Lagerung bei kindlichen Unterschenkel- und Oberschenkelbrüchen. Chirurg **21**, 386-387 (1950)
Eilenberger, S.: Die Versorgung der Tibiaspiralfraktur im Kindes- und Jugendalter durch Zugschraubenosteosynthese. Chir. Praxis **17**, 107-112 (1973)
Feldkamp, G.: Verlaufsbeobachtung kindlicher Unterschenkelschaftbrüche. Unfallheilkunde **80**, 139-146 (1977)
ders.: Welche Faktoren beeinflussen die Wachstumsphänomene nach kindlichen Schaftbrüchen? Unfallheilkunde **81**, 96-102 (1978)
Kuner, E.: Die isolierte Tibiafraktur im Wachstumsalter. Aktuelle Traumatol. **4**, 299-303 (1974)
Kurz, W.: Zur Epidemiologie und Klinik der geschlossenen diaphysären Unterschenkelfraktur im Kindesalter. Zbl. Chir. **104**, 1402-1409 (1979)
Meier, H.: Behandlung kindlicher Unterschenkelschaftfrakturen. Eine Nachuntersuchung von 176 Fällen. Therapiewoche **30**, 1647-1648 (1980)
Osterwalder, A.: Längenwachstum an der unteren Extremität nach jugendlichen Schaftfrakturen. Unfallheilkunde **82**, 451-457 (1979)
Pérès, C.: Traitement des fractures spiroides isolées du tibia chez l'enfant. Semaine Hôp. Ann. Chir. 1611-1620 (1957)
Ravelli, A.: Zum Röntgenbild der Torsionsfrakturen der Tibia bei Jugendlichen. Fortschr. Röntgenstr. **76**, 374-376 (1952)
Singer, H.: Das übermäßige Wachstum der langen Röhrenknochen im Kindesalter. Münch. med. Wschr. **103**, 1421-1424 (1961)
Stanford, T.: Tibial-shaft fractures in adults and children. J. Amer. med. Ass. **195**, 1111-1114 (1966)
Titze, A.: Der Schienbeinbruch des Kindes, dessen häufigste Sportverletzung. Sportärztl. Praxis 56-63 (1962)
Vinz, H.: Die offene diaphysäre Unterschenkelfraktur im Kindesalter. Zbl. Chir. **105**, 32-38 (1980)

Unterschenkelpseudarthrosen

Bis vor einigen Jahren waren praktisch nur die angeborenen Verbiegungen und Pseudarthrosen des Unterschenkels bekannt. Seitdem auch kindliche Unterschenkelbrüche mit einer Osteosynthese behandelt werden, kommen auch bei Kindern nach der Operation Pseudarthrosen vor, vor allem wenn es zu einer Infektion gekommen ist. Daher sei an dieser Stelle nochmals darauf hingewiesen, daß jeder kindliche geschlossene Unterschenkelbruch konservativ mit einem guten Ergebnis behandelt werden kann und daß eine Osteosynthese nicht nur nicht notwendig, sondern sogar schädlich sein kann.

1. Angeborene Unterschenkelpseudarthrosen

Die Ursache der angeborenen Unterschenkelverbiegung ist bis heute nicht geklärt. Kommt es bei einer angeborenen Verbiegung des Unterschenkels zu einem Bruch, soll man nicht versuchen, diesen durch Ruhigstellung mit einem Gipsverband einer Heilung zuzuführen, da es erfahrungsgemäß trotz monatelanger Ruhigstellung zu keiner knöchernen Heilung kommt. Die Verordnung eines Stützapparates erscheint in der heutigen Zeit nicht mehr angezeigt. Verfahren wie Anfrischen der Pseudarthroseenden, Verschiebespäne, Verwendung von Platten, Einpflanzung des Wadenbeines in die Pseudarthrose und Marknagelung des Schienbeines sind meist nicht von Erfolg begleitet.

Behandlung
Um ein gutes Behandlungsergebnis zu erzielen, hat sich folgendes Operationsverfahren bewährt (Abb. 140):
Zu Beginn der Operation wird das Wadenbein in Höhe der Pseudarthrose subperiostal freigelegt und schräg osteotomiert. Anschließend wird das Schienbein ebenfalls superiostal freigelegt. Die Pseudarthroseenden brauchen nicht angefrischt, sondern nur so weit zugerichtet zu werden, daß sie nach der Wadenbeinosteotomie gut aneinander zu liegen kommen.

Zur Spananlage dürfen nur körpereigene Späne verwendet werden. Sie müssen mindestens 8 mm breit und je nach Größe des Kindes 6-8 cm lang sein, damit sie die Pseudarthrose nach proximal und distal um je 3-4 cm überragen. Die Späne werden am besten vom gesunden Schienbein entnommen und an der Innen- und Außenseite des pseudarthrotischen Schienbeines angelegt. Das Ausmeißeln eines Bettes für die Späne ist zu vermeiden, da diese Stellen später leicht zur Fraktur neigen. Nachdem man sich durch eine Röntgenkontrolle von der richtigen Lage der Späne überzeugt hat, werden sie durch Schrauben an dem Schienbein befestigt. Dabei ist darauf zu achten, daß keine Schraube im Pseudarthrosenbereich zu liegen kommt, sondern nur im gesunden Knochen, um Störungen der Heilung zu vermeiden. Nach Schluß der Wunde wird ein gespaltener Oberschenkelgipsverband angelegt. Bei glatter Wundheilung werden nach 2 Wochen die Hautnähte entfernt und der gespaltene Gipsverband wird durch einen Oberschenkelgehgipsverband ersetzt, mit dem das Kind aufstehen und herumgehen kann.

Die Schrauben sollen 3-4 Monate nach der Operation entfernt werden. Nach der Schraubenentfernung muß gleich wieder ein Oberschenkelgipsverband angelegt werden. Die Dauer der Ruhigstellung beträgt ab Operation 6 Monate.

2. Erworbene Unterschenkelpseudarthrosen
Bei 2247 offenen und geschlossenen Unterschenkelbrüchen bei Kindern, die in 95% der Fälle konservativ behandelt wurden, kam es nur bei 3 Fällen zur Ausbildung einer Pseudarthrose.

Bei den erworbenen Unterschenkelpseudarthrosen ist die gleiche Operationsmethode anzuwenden wie bei den angeborenen. Bestand eine Infektion, soll die Operation nicht vor einem Jahr nach Ausheilung der Infektion erfolgen. Um für die Operation einwandfreie Hautverhältnisse zu schaffen, können als Vorbereitung Hauttransplantationen notwendig sein.

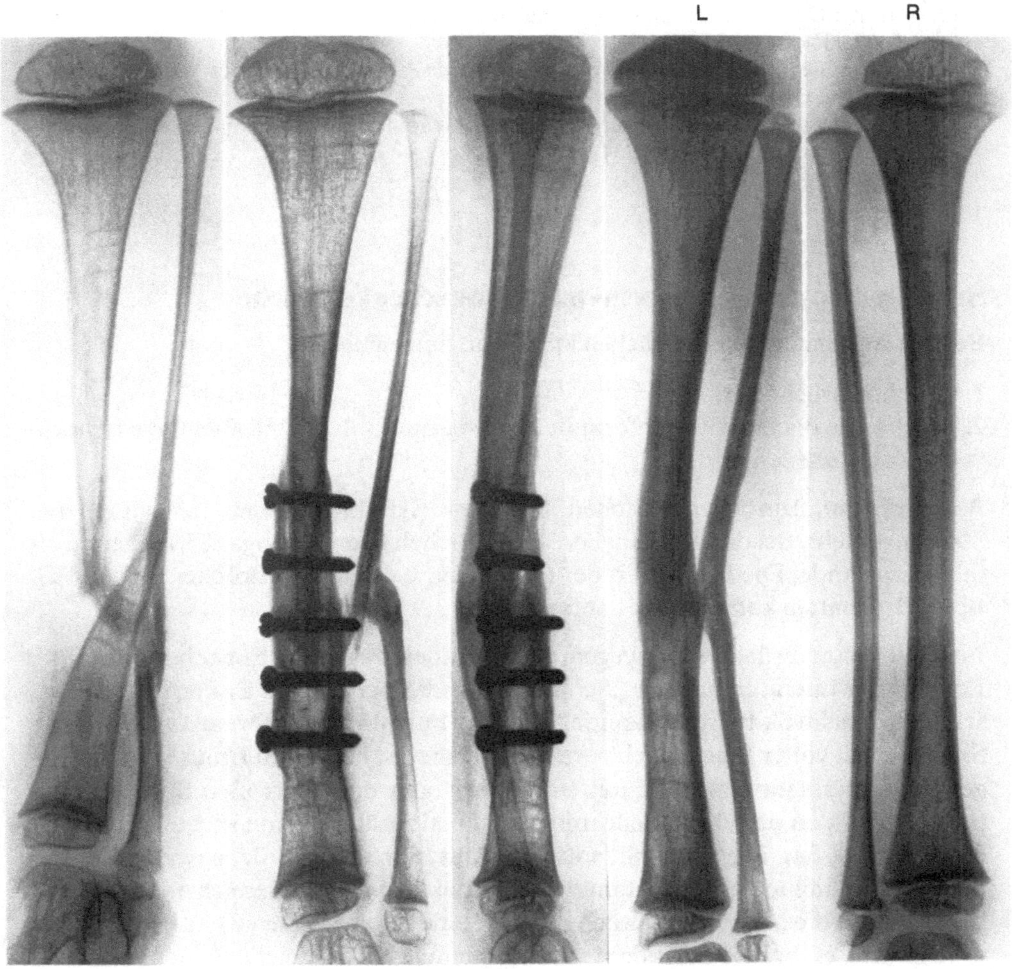

Abb. 140a-c: 6jähriger Knabe, dessen linker Unterschenkel sich nach dem 1. Lebensjahr im Sinne des Varus verbog. Im Alter von 1 ½ Jahren brach er sich den Unterschenkel. Trotz Ruhigstellung mit Gipsverbänden für 5 Monate kam es zur Ausbildung einer Pseudarthrose. Hierauf wurde die Pseudarthrose operativ angefrischt und ein Fremdspan eingesetzt, der mit Drahtschlingen fixiert wurde. Nach der Operation wurde ein Beckenbeingipsverband für 7 Monate angelegt. Da die Pseudarthrose nach der Gipsabnahme nicht geheilt war, wurden die Drahtschlingen entfernt und ein Stützapparat verordnet (Abb. 140a).
Im Alter von 6 Jahren wurden zwei je 7 cm lange Späne, die vom gesunden Schienbein entnommen wurden, an der Innen- und Außenseite der Schienbeinpseudarthrose angelegt, nachdem das Wadenbein schräg osteotomiert worden war. Die beiden Späne wurden mit 5 Schrauben am Schienbein fixiert. Die Ruhigstellung erfolgte mit einem Oberschenkelgipsverband. 3 Monate nach der Operation (Abb. 140b) wurden die Schrauben entfernt und ein Oberschenkelgipsverband für weitere 3 Monate angelegt. Nach der Gipsabnahme war die Pseudarthrose knöchern geheilt (Abb. 140c).

Andersen, K.: Operative treatment of congenital pseudarthrosis of the tibia. Acta orthop. Scand. **45**, 935-944 (1974)
Büttner, A.: Die angeborenen Verbiegungen und Pseudarthrosen des Unterschenkels. Ergebn. Chir. Orthop. **36**, 165-222 (1953)
Jonasch, E.: Die angeborenen Verbiegungen und Pseudarthrosen des Unterschenkels. Arch. orthop. Unfallchir. **56**, 56-62 (1964)

Supramalleoläre Schienbein- und Unterschenkelbrüche

Bei den supramalleolären Brüchen kann man unterscheiden:

1. Grünholzbrüche und
2. Brüche, die nach der Bruchform in Biegungsquerbrüche und Biegungsdrehbrüche zu unterteilen sind.

Bei den Grünholzbrüchen entstehen 78,4% beim Skifahren und nur 0,6% durch den Straßenverkehr. Bei den supramalleolären Brüchen kommen sogar 85,1% beim Skifahren zustande. Die Häufigkeit der Grünholzbrüche zu den Brüchen ist wie 1 :3. Beide Brucharten kommen am häufigsten im 13. Lebensjahr vor.

Ein Teil dieser Brüche wird wegen der besonderen Art der Entstehung und der Form in der Literatur auch als „Schuhrandbruch" bezeichnet. Er kommt fast ausschließlich beim Skifahren zustande, wenn der Fuß plötzlich gebremst wird und der Skifahrer mit voller Wucht nach vorne fällt. Daher ist bei diesen Brüchen in der Regel eine Rekurvationsstellung mit einer mehr oder minder großen Spongiosaimpressionszone an der Ventralseite und manchmal zusätzlich eine leichte Valgusstellung nachweisbar. Die supramalleoläre Lokalisation dieser Brüche ist dadurch bedingt, daß während des Wachstums die Kompakta in diesem Bereich noch sehr zart ist. Während die „Schuhrandbrüche" durch eine indirekte Gewalteinwirkung entstehen, gibt es bei Kleinkindern die sogenannte „Radspeichenverletzung", die durch direkte Gewalteinwirkung zustande kommt, wenn das am Rad mitgenommene Kind mit seinem Fuß in die Speichen des Vorderrades gerät (Abb. 141).

1. Supramalleoläre Grünholzbrüche

Behandlung

Besteht keine Achsenknickung, so legt man einen gespaltenen Oberschenkelgipsverband an, der nach 8-10 Tagen durch einen Oberschenkelgehgips ersetzt wird. Da in der Regel die ventrale Kortikalis gebrochen ist, muß der Gipsverband in leichter Spitzfußstellung angelegt werden. Nach 1 Woche Belastung sind unbedingt Röntgenkontrollen in beiden Ebenen erforderlich, um sekundäre Verschiebungen zu erfassen und ausgleichen zu können.

Die Dauer der Ruhigstellung beträgt je nach Alter des Kindes 4-6 Wochen.

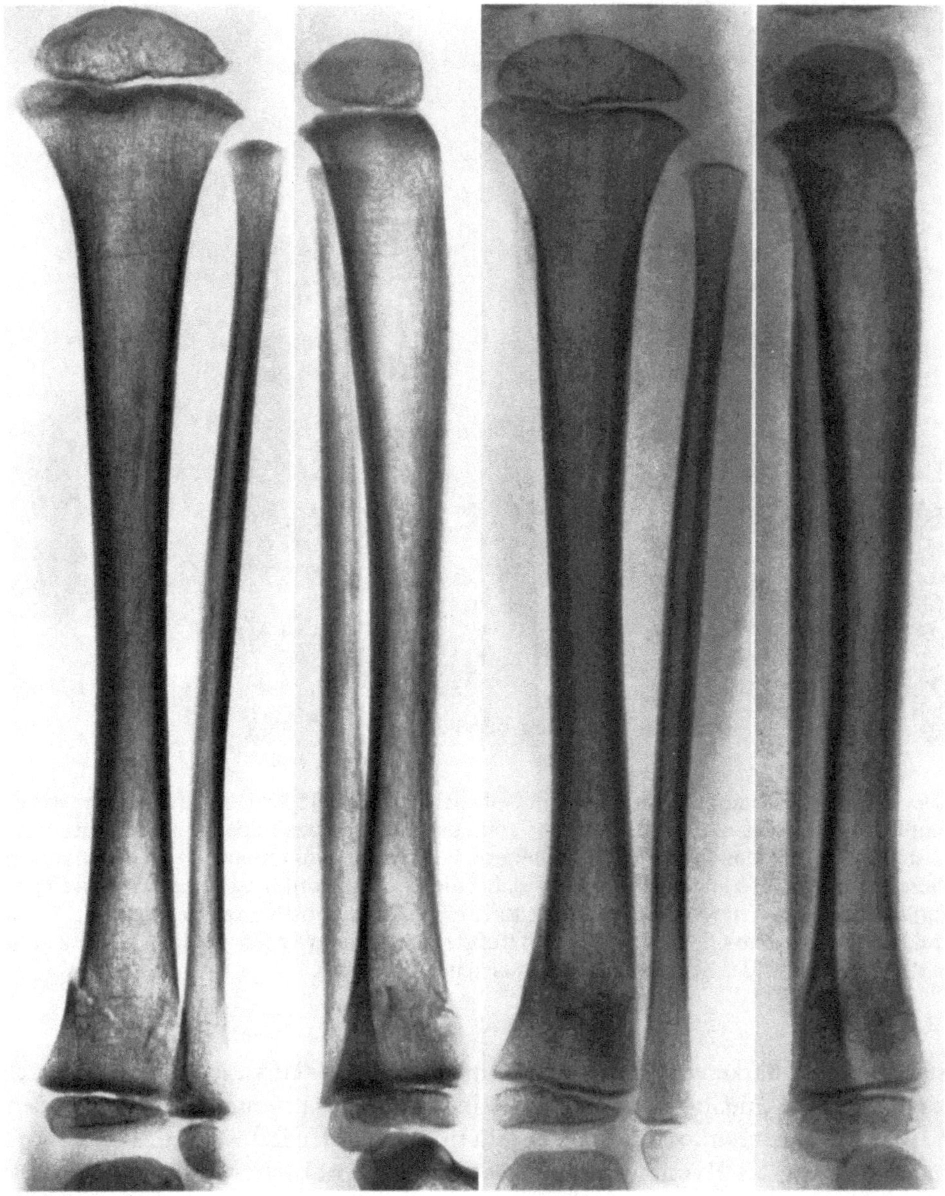

a b

Abb. 141 a u. b: Supramalleolärer Schienbeinbruch bei einem 4jährigen Mädchen, das mit dem Fuß in die Speichen des Vorderrades geriet (Abb. 141 a). Ruhigstellung mit einem Unterschenkelgipsverband für 4 Wochen (Abb. 141 b).

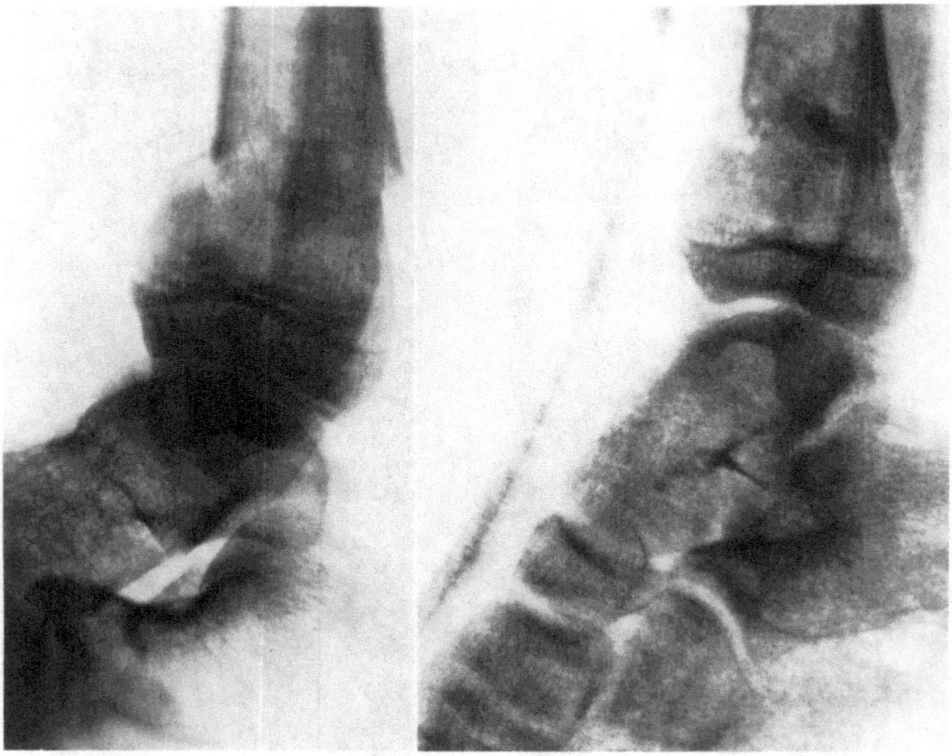

a b

Abb. 142 a u. b: Supramalleolärer Schienbeinbruch bei einem 15jährigen Knaben, der von einem PKW niedergestoßen wurde. An der Ventralseite des Schienbeines ist eine Trümmerzone sichtbar. Trotzdem wurde ein gespaltener Oberschenkelgipsverband in S-O-Stellung im oberen Sprunggelenk angelegt (Abb. 142 a). Bei dieser Gipsanordnung kommt es im weiteren Verlauf durch die Trümmerzone bedingt zu einer Rekurvationsstellung des Bruches. Diese Frakturen müssen im Gipsverband in Spitzfußstellung fixiert werden, um die Trümmerzone an der Ventralseite des Schienbeines zu entlasten (Abb. 142 b).

Ist jedoch eine stärkere Achsenknickung im Sinne der Rekurvation durch Einbruch der ventralen Schienbeinkortikalis mit einer Spongiosatrümmerzone vorhanden, muß in Allgemeinnarkose diese Fehlstellung exakt korrigiert werden. Zur Reposition eignet sich als Hypomochlion am besten ein gepolsterter Holzkeil, über den durch entsprechenden Druck die Fehlstellungen korrigiert werden. Durch eine Röntgenkontrolle überzeugt man sich von der guten Stellung. Anschließend wird ein Oberschenkelspaltgips in Spitzfußstellung angelegt (Abb. 142). Eine neuerliche Röntgenkontrolle ist in beiden Ebenen erforderlich. Nach 8-10 Tagen wird der gespaltene Oberschenkelgipsverband durch einen geschlossenen ersetzt. Bei einer ausgedehnten Trümmerzone an der Ventralseite soll die Belastung nicht vor Ende der 4. Woche erlaubt werden.

Die Dauer der Ruhigstellung richtet sich ebenfalls nach dem Ausmaß der ventralen Trümmerzone und kann je nach Alter des Kindes bis zu 8 Wochen betragen. Röntgenkontrollen sind nach der 1. und 2. Woche nach Anlage des geschlossenen Oberschenkelgipsverbandes und 1 Woche nach der Belastung unbedingt erforderlich.

Die Spitzfußstellung im Gipsverband hinterläßt bei Kindern keinen Dauerschaden. Legt man den Gipsverband in Mittelstellung des oberen Sprunggelenkes an, kommt es nach jeder idealen Einrichtung wieder durch die Spongiosatrümmerzone zum Auftreten einer Rekurvationsstellung des Unterschenkels. Einige Autoren schreiben, daß bei diesen Brüchen die Reposition einfach, die Retention beim Kind jedoch problematisch sei. Gerade dies trifft bei Beherrschung einer exakten Technik des ungepolsterten Gipsverbandes **nicht** zu. Dazu kommt natürlich noch die sorgfältige Überwachung.

2. Supramalleoläre Brüche

a) Biegungs-Querbrüche

Im Gegensatz zu den Grünholzbrüchen können bei den supramalleolären Unterschenkel-Querbrüchen neben Achsenknickungen noch zusätzliche Verschiebungen bis volle Schaftbreite auftreten (Abb. 143).

Behandlung

Achsenknickungen werden über den gepolsterten Keil und gleichzeitig vorhandene Verschiebungen durch entsprechenden Zug und Druck ausgeglichen. Die Reposition muß exakt durchgeführt werden, da sich bei Kindern im supramalleolären Bereich Achsenfehlstellungen im Laufe des weiteren Wachstums nicht und Seitenverschiebungen nur in mäßigen Grenzen ausgleichen. Bei der konservativen Behandlung kommt es bei diesen Brüchen nie zu Wachstumsstörungen.

Die weitere Behandlung ist die gleiche wie bei den Grünholzbrüchen mit stärkeren Achsenknickungen und größerer Spongiosatrümmerzone.

b) Biegungs-Drehbrüche

Die supramalleolären Biegungs-Drehbrüche kommen in der Regel nur bei älteren Kindern vor.

Behandlung

Da diese Bruchform zur Verkürzung neigt, können sie primär nicht im Gipsverband behandelt werden. Sie müssen daher zuerst 3 Wochen im Streckverband behandelt werden, wobei der Extensionsdraht im Fersenbein genau in Verlängerung der Unterschenkelachse und streng parallel zur Tibiagelenksfläche angelegt werden muß. Dies geschieht am besten unter Sicht des Röntgenbildverstärkers. Nach 3 Wochen wird die Extension abgenommen und ein Oberschenkelgipsverband angelegt. Je nach der Größe der vorhandenen Trümmerzone darf die Belastung erlaubt werden.

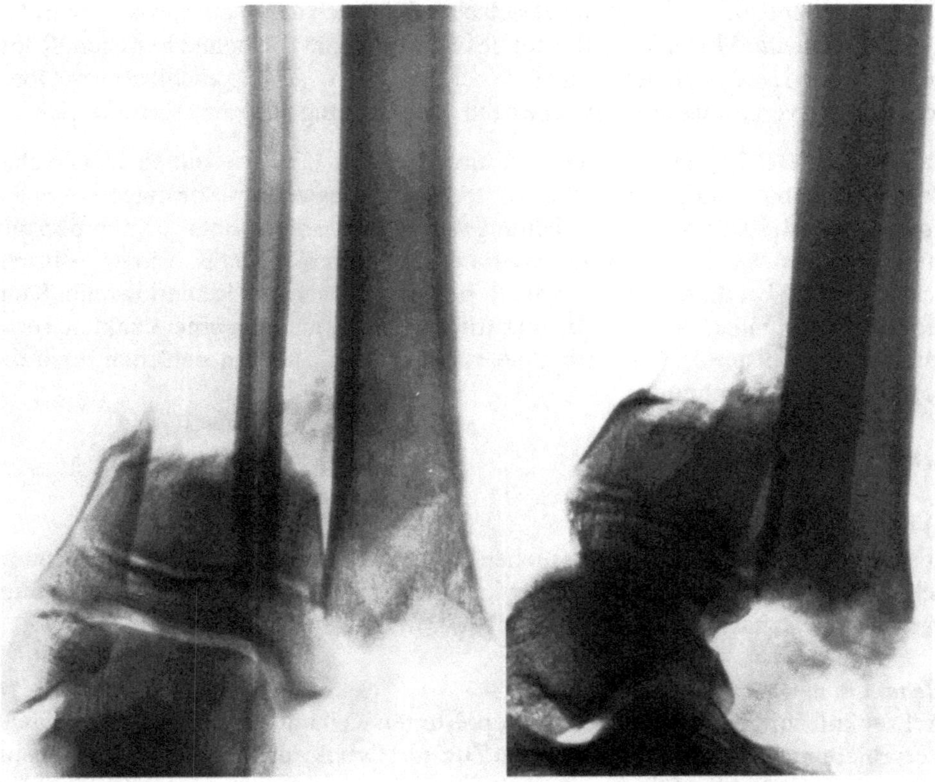

Abb. 143: Offener supramalleolärer Unterschenkelbruch bei einem 14jährigen Knaben, der von einem PKW angefahren wurde. Verschiebung um volle Schaftbreite nach außen und vorne. Keine Gefäß- oder Nervenverletzung. In Allgemeinnarkose Wundausschneidung und Reposition. Die Wunde heilte p. p. Nach 2 Wochen Nahtentfernung und Oberschenkelgehgipsverband. Nach 8 Wochen war der Bruch in achsengerechter Stellung von beiden Seiten mit guter Kallusbildung geheilt.

Die Dauer der Ruhigstellung kann bis zu 10 Wochen betragen. Für ein operatives Vorgehen bei den supramalleolären Unterschenkelbrüchen in Form einer perkutanen Bohrdrahtfixation oder einer Transfixation im Unterschenkelgips gibt es keine zwingende Indikation. Vor allem bei der Transfixation kommt es häufig zur Infektion, nach Ender in fast 16%.

Drewes, J.: Brüche im Bereich des Unterschenkels bei Kindern infolge von Fahrradspeichenverletzungen. Chirurg **36**, 464-468 (1965)

Korisek, G.: Zur supramalleolären Schienbein- und Unterschenkelfraktur bei Kindern und Jugendlichen. Unfallheilkunde **80**, 369-373 (1977)

Renné, J.: Die kindliche supramalleoläre Unterschenkelfraktur – der „Schuhrandbruch". Aktuelle Traumatol. **5**, 147-152 (1975)

Weller, S.: Die supramalleoläre Tibiafraktur bei Kindern und Jugendlichen. Mschr. Unfallheilk. **71**, 201-206 (1968)

Verletzungen der distalen Scheinbeinepiphyse

Die Verletzungen der distalen Schienbeinepiphyse treten ab dem 11. Lebensjahr gehäuft auf und entstehen zu 40% beim Sport! Während bei den Epiphysenlösungen in der Regel keine Wachstumsstörungen auftreten, sind die Epiphysenfrakturen und vor allem die Quetschverletzungen in dieser Hinsicht gefährdet. Beck weist darauf hin, daß die häufigsten Ursachen für Wachstumsstörungen im Bereich der distalen Scheinbeinepiphyse die Verkennung der Schwere der Verletzung, die ungenügende Einrichtung oder der Verlust der guten Stellung im Gipsverband sind.

1. Lösungen der distalen Schienbeinepiphyse

Epiphysenlösungen (Abb. 144) sollen so bald als möglich eingerichtet werden, da es in wenigen Stunden zu einer starken Schwellung kommt, die die Einrichtung erschwert.

Behandlung

Epiphysenlösungen mit oder ohne Ausbruch eines Keiles von der Metaphyse werden am besten in Allgemeinnarkose je nach der primären Verschiebung in Bauch- oder Rückenlage des Verletzten reponiert. Zur Einrichtung ist gewöhnlich ein größerer Kraftaufwand notwendig. Als Hilfsmittel bedient man sich eines gut gepolsterten Holzkeiles. Nach genauem Studium der Röntgenbilder richtet man – unter Umständen zuerst durch entsprechenden Zug – durch Druck über einen Keil die Epiphysenlösung ein. Dabei fühlt man das Einschnappen der Epiphyse an richtiger Stelle.

Durch eine Röntgenkontrolle in beiden Ebenen überzeugt man sich von der richtigen Stellung der Epiphyse. Anschließend wird ein gespaltener Unterschenkelgipsverband angelegt. Eine weitere Röntgenkontrolle im Gipsverband ist erforderlich. Nach 1 Woche wird der gespaltene Unterschenkelgipsverband durch einen Gehgipsverband ersetzt. Die Dauer der Ruhigstellung beträgt 6 Wochen.

2. Brüche der distalen Schienbeinepiphyse

Bei den Brüchen der distalen Schienbeinepiphyse mit oder ohne gleichzeitigem Ausbruch eines Keiles von der Metaphyse lassen sich 3 Lokalisationen nachweisen:

a) Abbruch des inneren Knöchels ohne Impression der Epiphyse
b) Bruch der Epiphyse im mittleren Drittel und
c) Bruch der Epiphyse im lateralen Drittel. Diese Brüche kommen meist bei älteren Kindern vor.

Behandlung

Die Brüche der Epiphyse am unteren Schienbeinende müssen anatomisch eingerichtet werden, um im Verlauf des weiteren Wachstums Fehlstellungen möglichst gering zu halten. Wenn die konservative Einrichtung nicht gelingt, ist operativ vor-

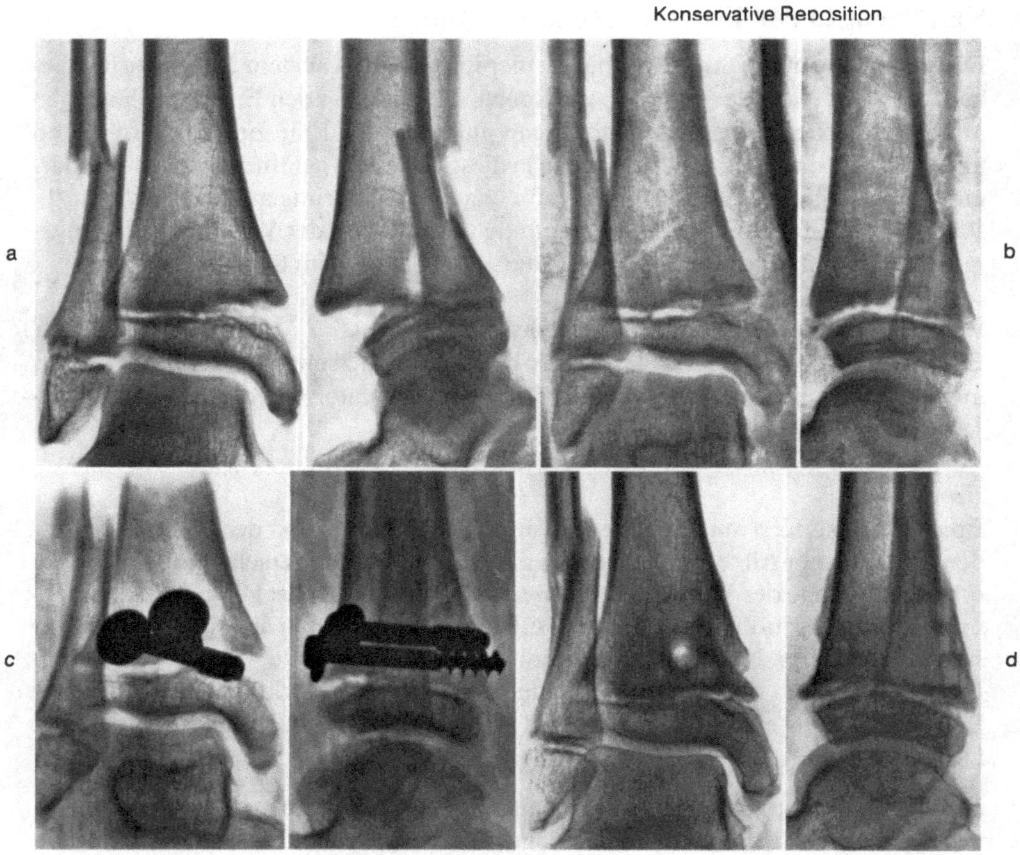

Abb. 144a-e: 11jähriger Knabe, der beim Fußballspielen mit einem Gegner zusammenstieß und sich eine Epiphysenlösung am unteren Schienbeinende mit Ausbruch eines metaphysären Keils zuzog. Das Wadenbein ist supramalleolär gebrochen (Abb. 144a). Bei der konservativen Reposition konnte keine anatomische Stellung erzielt werden. Die Epiphyse blieb um 2 mm zur Dorsalseite verschoben (Abb. 144b).
Bei der Operation zeigte es sich, daß an der Ventralseite auf 7 mm Breite Periost eingeschlagen war. Reposition und Fixation des metaphysären Keiles mit 2 Spongiosazugschrauben (Abb. 144c). 80 Tage nach der Operation ist die distale Tibiametaphyse unregelmäßig begrenzt (Abb. 144d). 1 Jahr später sind beide Schienbeine gleich lang, die distale Tibiametaphyse ist verplumpt (Abb. 144e).
Die Periostinterposition von so geringem Ausmaß hätte bei einem 11jährigen wahrscheinlich zu keiner Wachstumsstörung geführt.

zugehen. Die Fixation des eingerichteten Epiphysenbruches kann mit Bohrdrähten oder Schrauben erfolgen, ohne daß die Wachstumsfuge berührt wird (Abb. 145).

Bei den Abbrüchen des medialen Knöchels besteht manchmal auch eine Varusstellung des äußeren Knöchels, eine Fehlstellung, die oft nicht erkannt wird. Es liegt dann ein bimalleolärer Supinationsbruch vor. Der äußere Knöchel steht normaler

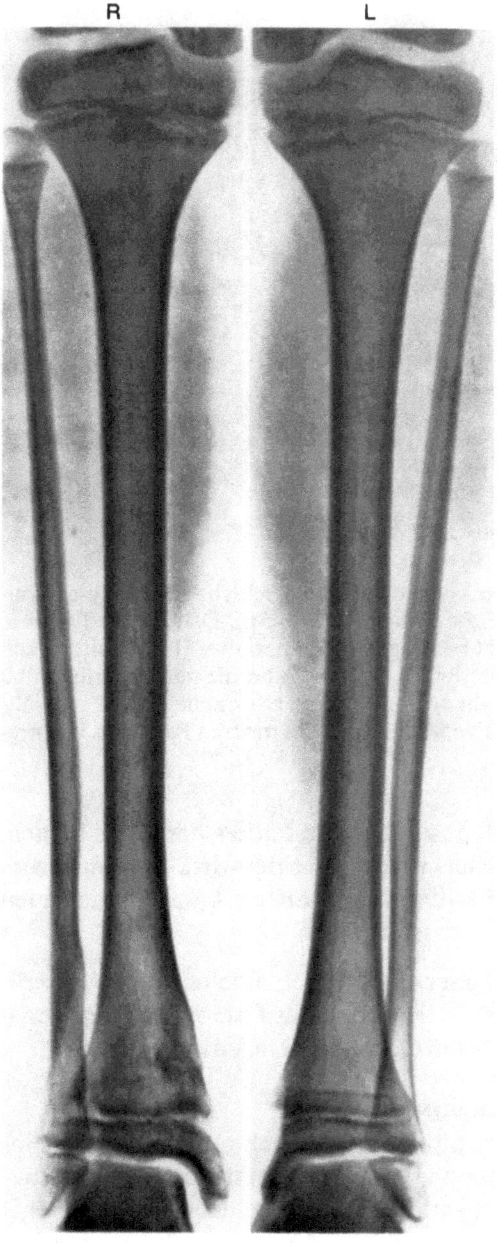

e

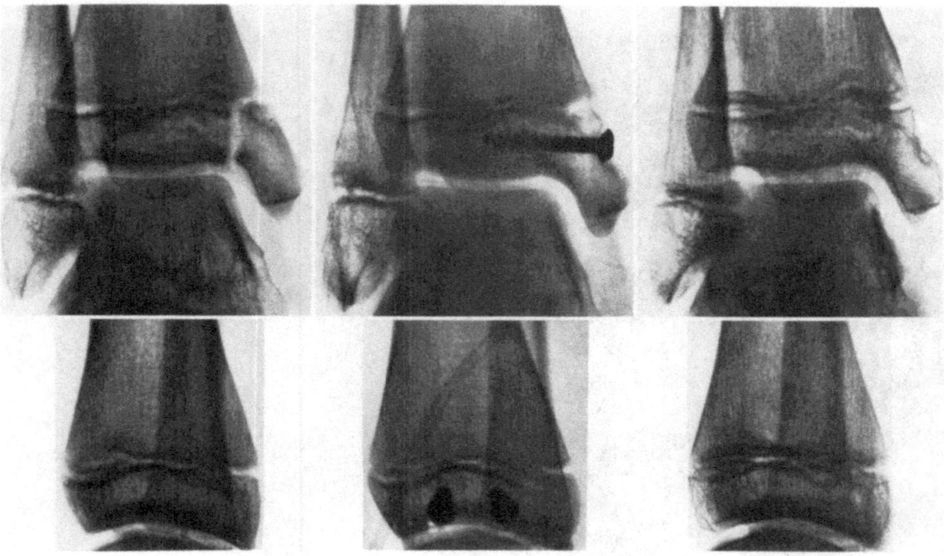

Abb. 145 a-c: Längsbruch durch den medialen Anteil der distalen Schienbeinepiphyse bei einem 14jährigen Knaben, entstanden beim Fußballspiel (Abb. 145 a). Da sich die Diastase zwischen den Bruchstücken konservativ nicht beseitigen ließ, operative Einrichtung. Nach Entfernung des Periostinterponates wurde der Bruch reponiert und die gute Stellung mit 2 Spongiosaschrauben fixiert (Abb. 145 b). 1 Jahr später bestanden normale Gelenksverhältnisse und eine unauffällige Wachstumsfuge. Die Medialseite des inneren Knöchels ist unregelmäßig begrenzt (Abb. 145 c)

Weise in lateraler Konkavität. Bei der Reposition ist besonders darauf zu achten, daß die Varusstellung des äußeren Knöchels wieder beseitigt wird. Geschieht dies nicht, kommt es zu einer vermehrten Belastung des medialen Anteils der distalen Schienbeinepiphyse und damit zu Wachstumsstörungen.

Die Dauer der Ruhigstellung konservativ oder operativ behandelter Epiphysenbrüche beträgt im Unterschenkelgipsverband 6 Wochen. Das Osteosynthesematerial ist nach der Gipsabnahme, sobald die Haut in Ordnung ist, wieder zu entfernen.

3. Quetschungen der distalen Schienbeinepiphyse

Die Quetschzone der distalen Schienbeinepiphyse findet sich meist im Bereich ihres medialen Anteiles, oft in Kombination mit einem bimalleolären Supinationsbruch. Die Prognose dieser Quetschverletzungen ist schlecht. In der Regel kommt es in diesem Bereich zu einem frühzeitigen Epiphysenschluß, zu einer Varusdeformität und zur Ausbildung eines traumatischen Klumpfußes.

Behandlung

Man kann in Allgemeinnarkose und unter Sicht des Röntgenbildverstärkers durch maximale Pronation des Fußes im oberen Sprunggelenk **versuchen**, den zusammen-

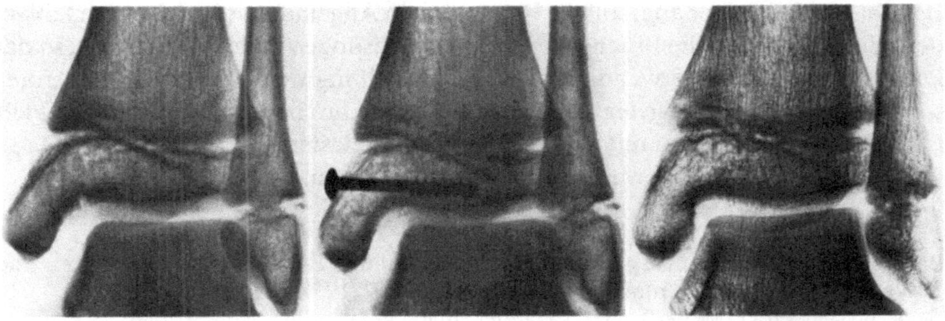

Abb. 146a-c: Nicht indizierte Operation bei einem Bruch im medialen Anteil der unteren Schienbeinepiphyse ohne Verschiebung bei einem 13jährigen Knaben (Abb. 146a). Wegen der Gefahr einer Verödung der Epiphysenfuge medial wurde die Indikation zur operativen Versorgung gestellt (Abb. 146b)! 7 Monate nach der Operation waren die Beingelenke aktiv frei beweglich. Im Röntgenbild findet sich bereits eine Verplumpung des inneren Knöchels (Abb. 146c). Der Bruch wäre einfacher und besser mit einem Gipsverband zu behandeln gewesen.

gepreßten medialen Anteil der Epiphyse wieder zu entfalten. Die Ruhigstellung soll auf alle Fälle mit einem Unterschenkelgipsverband in Pronation erfolgen. Eine Belastung ist nicht erlaubt. Die Dauer der Ruhigstellung beträgt 12 Wochen. Wenn es trotzdem zu der typischen Wachstumsstörung an der Medialseite der Epiphyse gekommen ist (Abb. 146), kann man nach Hohmann versuchen, durch einen entlastenden Schienenhülsenapparat das Weiterschreiten der Fehlstellung nicht nur aufzuhalten, sondern sogar zu beseitigen.

Ist es trotzdem zu einer Deformität gekommen, soll die Korrektur durch eine Osteotomie des Schien- und Wadenbeines erfolgen. Rezidive sind nicht selten. Dabei ist es sinnvoller, neuerdings zu korrigieren, als die Schienbeinepiphyse zu veröden und dadurch eine mehr oder minder starke Verkürzung des Unterschenkels in Kauf zu nehmen.

Verletzungen des äußeren Knöchels

Im Bereich des äußeren Knöchels finden sich bei Kindern zu 77% Epiphysenlösungen des distalen Wadenbeines und nur in 23% Brüche. Die wenigsten Verletzungen im Bereich des äußeren Knöchels entstehen durch den Straßenverkehr mit 0,7%. 28,7% kommen durch den Sport und 70,6% durch „andere Ursachen“ zustande.

Behandlung
Brüche, Verrenkungsbrüche und Epiphysenlösungen des äußeren Knöchels sollen konservativ behandelt werden.

Besteht eine Verschiebung, soll die Reposition in Allgemeinnarkose erfolgen. Nach dem Einrichten sind die Brüche und Epiphysenlösungen in der Regel stabil, so daß keine Osteosynthese notwendig ist. Zur Ruhigstellung wird ein gespaltener Unterschenkelgipsverband angelegt, der nach 1 Woche durch einen Unterschenkelgehgipsverband ersetzt wird, mit dem das Kind voll belastend gehen kann. Die Dauer der Ruhigstellung im Gipsverband beträgt 5-6 Wochen.

Bartl, R.: Die traumatische Epiphysenlösung am distalen Ende des Schienbeines und des Wadenbeines. Mschr. Unfallheilk. Bei-H. **54**, 228-257 (1957)

Beck, E.: Zur Prognose der Epiphysenverletzungen am distalen Schienbeinende. Arch. orthop. Unfallchir. **65**, 47-64 (1969)

Duran, H.: Epiphysenverletzungen am distalen Unterschenkel. Z. Orthop. **115**, 850-858 (1977)

Grosch, H.: Zur Röntgendiagnostik der Fahrradspeichenverletzung im Kindesalter. Beitr. Orthop. **21**, 489-494 (1974)

Jaster, D.: Posttraumatischer Fehlwuchs der distalen Tibiaepiphyse. Beitr. Orthop. **20**, 424-430 (1973)

Langenskiöld, A.: Traumatic premature closure of the distal tibial epiphyseal plate. Acta orthop. Scand. **38**, 520-531 (1967)

Morscher, E.: Posttraumatische Zapfenepiphyse. Arch. orthop. Unfallchir. **61**, 128-136 (1967)

Suessenbach, F.: Epiphysenverletzungen am distalen Unterschenkel. Bern, Stuttgart, Wien: Huber (1970)

Weber, B.: Die Osteosynthese epiphysennaher Frakturen einschließlich der Korrektureingriffe: Die Osteosynthesen im Sprunggelenksbereich. Aktuelle Traumatol. **4**, 109-112 (1974)

Wehner, W.: Beiträge zur Osteosynthese am kindlichen Knöchel. Beitr. Orthop. u. Traumatol. **24**, 37-42 (1977)

Welz, K.: Prognose und Behandlung bei Epiphysenverletzungen des distalen Unterschenkels. Beitr. Orthop. **21**, 420-424 (1974)

Achillessehnenverletzungen

Achillessehnenverletzungen bei Kindern sind selten. Dabei sind ungefähr 40% Durchtrennungen der Sehne in offener Wunde.

Behandlung

Bei den scharfen Durchtrennungen werden die Sehnenstümpfe nach Wundausschneidung mit 5-0 Nähten fixiert. Darüber erfolgt die sorgfältige Naht des Peritenons und anschließend die Naht der Haut. Zur Ruhigstellung wird ein gespaltener Unterschenkelgipsverband in Spitzfußstellung für 2 Wochen angelegt. Dann erfolgt die Entfernung der Hautnähte, ein vorsichtiges Redressement der Spitzfußstellung auf 100° und die Anlage eines Unterschenkelgehgipsverbandes, mit dem das Kind voll belastend gehen kann. Die Dauer der Ruhigstellung beträgt insgesamt 6 Wochen.

Bei den gedeckten Achillessehnenrissen sind unbedingt Röntgenaufnahmen des Sprunggelenkes zu machen, um gleichzeitige Knochenverletzungen, die gar nicht so selten sind, nicht zu übersehen. Die Behandlung ist die gleiche wie bei der offenen Durchtrennung der Sehne, nur soll nicht eine direkte Naht der Sehne, sondern eine die beiden Stumpfenden durchflechtende Naht gemacht werden.

Subluxatio tali supinatoria

Die Subluxatio tali supinatoria wird erst ab dem 7. Lebensjahr beobachtet, dann häufiger ab dem 12. Lebensjahr. 25% dieser Verletzungen entstehen beim Sport.

Die Schwere der Bandverletzungen kann nur durch eine in Narkose in Supination des oberen Sprunggelenkes gehaltene Röntgenaufnahme festgestellt werden. Die gleiche Aufnahme ist auch von der nicht verletzten Seite zu machen, da die Supinationsmöglichkeit im oberen Sprunggelenk individuell verschieden ist.

Die Differenz der Aufklappbarkeit wird in Winkelgraden angegeben. Besteht röntgenologisch eine stärkere Aufklappbarkeit im Sinne der Supination, so sind zusätzlich Röntgenaufnahmen in Ventral- und Dorsalverschiebung des Fußes im oberen Sprunggelenk notwendig, um auch zusätzlich vorhandene Verletzungen der Sprunggelenkskapsel feststellen zu können.

Diese gehaltenen Röntgenaufnahmen sollen innerhalb der ersten 24 Stunden nach der Verletzung durchgeführt werden.

Behandlung
Ist eine Bandverletzung festgestellt, so ist nach 24 Stunden ein geschlossener Unterschenkelgipsverband anzulegen. Durch eine Röntgenkontrolle überzeugt man sich, daß das Sprungbein richtig in der Knöchelgabel steht.

Die Dauer der Ruhigstellung im Gipsverband richtet sich nach der Größe der Aufklappbarkeit. Sie beträgt bei
10° 4-6 Wochen
10°-20° 6-8 Wochen
20°-40° 8-10 Wochen und bei über 40° 10-12 Wochen.
Ein operatives Vorgehen bei der Subluxatio tali supinatoria bei Kindern ist nicht angezeigt.

Fuß

Sprungbeinbrüche

Bei 62348 Knochenbrüchen und Epiphysenverletzungen bei Kindern fanden sich nur 22 Brüche (0,03%) und 6 Verrenkungsbrüche des Sprungbeines. Die Sprungbeinbrüche entstehen meist durch Sturz aus großer Höhe.

Bei den Sprungbeinabrißbrüchen ist in differentialdiagnostischer Hinsicht an akzessorische Knochen, wie z. B. an das Os talo-tibiale oder an das Os supratalare, zu denken.

Behandlung

Die Behandlung eines Sprungbeinbruches bei Kindern soll konservativ sein. Bei den Brüchen ohne wesentliche Verschiebung, dies ist meist der Fall, wird ein Unterschenkelgipsverband für 16 Wochen angelegt, mit dem das Kind entlastend gehen kann.

Besteht eine stärkere Verschiebung oder ein Verrenkungsbruch des Talus, soll in Allgemeinnarkose und unter Sicht des Röntgenbildverstärkers die konservative Einrichtung erfolgen. Ist der Sprungbeinbruch nach der Einrichtung instabil, so fixiert man die gute Stellung mit perkutan eingeführten Bohrdrähten. Die Ruhigstellung erfolgt mit einem Unterschenkelgipsverband, der gespalten werden muß. Nach 1 Woche wird ein geschlossener Unterschenkelgipsverband angelegt.

Sprungbeinnekrosen nach Brüchen und Verrenkungsbrüchen konnten bei unseren Fällen nicht beobachtet werden.

Allgöwer, M.: Luxation und Luxationsfrakturen des Talus. Z. Unfallmed. **52**, 56-64 (1959)
Bircher, J.: Frakturen und Luxationen des Talus. Helvet. chir. acta **32**, 289-298 (1965)
Erlacher, G.: Frakturen und Luxationen des Talus, Probleme der Therapie und Ergebnisse. Z. Orthop. **113**, 691-693 (1975)
Schlüter, A.: Zwei Fälle von Talus secundarius im jugendlichen Alter. Arch. orthop. Unfallchir. **45**, 624-628 (1953)
Schulitz, K.: Die Bedeutung der Vaskularisation für die Talusnekrose nach Frakturen. Z. Orthop. **113**, 699-701 (1975)
Spak, I.: Fractures of the talus in children. Acta chir. Scand. **107**, 553-566 (1954)
Stephens, N.: Fracture-dislocation of the talus in childhood. Brit. J. Surg. **43**, 600-604 (1956)
Zifko, B.: Spätergebnisse und Prognose von Talusfrakturen und Talusluxationen. Unfallheilkunde **83**, 133-141 (1980)

Fersenbeinbrüche

Fersenbeinbrüche bei Kindern entstehen wie bei den Erwachsenen meist durch Sturz aus der Höhe, sind aber seltener. Die Höhe für einen Fersenbeinbruch beim Kind liegt bei mindestens 2,5 m. In diesem Lebensalter sind nicht nur alle Bänder, sondern auch im übertragenen Sinn die Trabekel der Spongiosa des Fersenbeins sehr elastisch, so daß sie zum größten Teil nach ihrem Zusammenpressen beim Unfall nachher wieder ihre ursprüngliche Form annehmen. Daher sind bei Kindern meist keine größeren Fehlstellungen zu finden. Eine Ausnahme bilden nur die Fälle, bei denen gleichzeitig ein Bruch des Sprungbeines besteht.

Die Fersenbeinbrüche können in der seitlichen Röntgenaufnahme oft kaum zu sehen sein. In der axialen Aufnahme ist der Bruch leichter zu diagnostizieren, zumal, wenn noch zusätzlich eine mehr oder minder stark ausgeprägte Varusstellung gegenüber der Vergleichsseite besteht.

Weiter ist darauf hinzuweisen, daß oft normale Kalkaneusapophysen als Abrißfraktur gedeutet werden.

Behandlung

Die Behandlung der Fersenbeinbrüche bietet keine Schwierigkeiten. Sie kann immer konservativ sein. Ein gut anmodellierter Unterschenkelgipsverband, je nach Alter des Kindes für 4-6 Wochen, angelegt, genügt. Eine Belastung kann ohne Schaden erfolgen, sobald das Kind beim Auftreten keine Schmerzen mehr hat.

Die Brüche heilen bei Kindern folgenlos aus. Die posttraumatische Arthrose der Subtalargelenke, wie sie bei den Erwachsenen vorkommt, wird bei Kindern nicht beobachtet. Manchmal kommt es als Folge des Bruches zu einem vermehrten Breitenwachstum des Fersenbeines von einigen wenigen Millimetern gegenüber der unverletzten Seite. Dies läßt sich in der axialen Röntgenaufnahme nachweisen.

Ein operatives Vorgehen und eine Fixation mit einer Spongiosaschraube, wie dies Marti auf Grund von seinen 3 beobachteten Fällen angibt, ist abzulehnen.

Hainböck, R.: Fersenbeinfrakturen im Kindesalter. H. Unfallheilk. **134**, 169-170 (1979)
Jonasch, E.: Fersenbeinbrüche bei Kindern. H. Unfallheilk. **134**, 170 (1979)
Marti, R.: in Weber-Brunner-Freuler
Matteri, R.: Fracture of the calcaneus in young children. J. Bone Jt. Surg. **55 A**, 1091-1094 (1973)
Schedl, R.: Beitrag zur kindlichen Fersenbeinfraktur. Aktuelle Traumatol. **9**, 247-250 (1979)
Thomas, H.: Calcaneal fracture in childhood. Brit. J. Surg. **56**, 664-666 (1969)

Verletzungen der Mittelfußknochen

75% der Knochenverletzungen im Bereich der Mittelfußknochen sind Brüche, 21% Epiphysenlösungen und 4% Grünholzbrüche. 20% dieser Verletzungen entstehen beim Sport, aber nur 6% beim Fußball. Die Erkennung der Brüche im Bereich des Schaftes der Mittelfußknochen bietet keine Schwierigkeiten. An der Basis des 5. Mittelfußknochens kann die Differentialdiagnose zwischen Abbruch und Apophyse Schwierigkeiten bereiten, zumal die Apophysen nicht seitengleich ausgebildet sein müssen. Veränderungen am Köpfchen des 2. Mittelfußknochen im Sinne eines Köhler II können Anlaß zur Diagnose einer Epiphysenverletzung oder deren Spätfolge geben.

Behandlung

1. Grünholzbrüche der Mittelfußknochen (Abb. 147)

Die Behandlung bietet bei den Grünholzbrüchen keine Schwierigkeiten. Nach dem Abschwellen, d. i. nach 2 Tagen, legt man einen Unterschenkelgehgipsverband für 3 Wochen an.

2. Brüche der Mittelfußknochen

Entgegen den bisherigen Anschauungen in der Literatur, daß bei den Mittelfußknochenbrüchen die gleichzeitigen Frakturen mehrerer Mittelfußknochen häufiger sind als die isolierten, fanden wir in 83% Brüche nur **eines** Mittelfußknochens und nur in 17% Serienfrakturen.

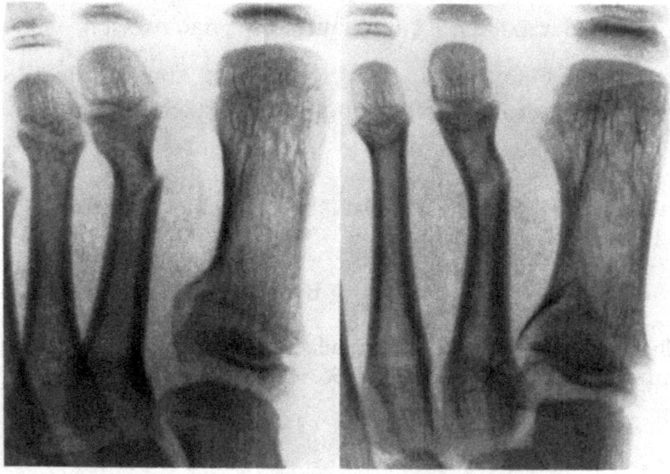

Abb. 147: Grünholzfraktur des 2. Mittelfußknochens mit Abwinkelung von 20° zur Fibulaseite bei einem 9jährigen Knaben nach Treppensturz.

a) Basisbrüche
Die Brüche an der Basis der Mittelfußknochen zeigen in der Regel keine oder keine wesentliche Verschiebung. Es genügt, wie bei den Grünholzbrüchen nach dem Abschwellen das Anlegen eines Unterschenkelgehgipsverbandes für 3-4 Wochen.

b) Schaftbrüche
Besteht bei einem Schaftbruch eine Achsenknickung von mehr als 15°, soll diese unter Sicht des Röntgenbildverstärkers in Lokalanästhesie oder in Allgemeinnarkose korrigiert werden. Am einfachsten geschieht dies, wenn man an der entsprechenden Zehe einen „Mädchenfänger" anbringt und diesen an einer Querstange befestigt. Oberhalb des Sprunggelenkes wird über ein Polster ein 50 cm langer Gurt aufgelegt und ein Dauerzug mit 3-4 kg ausgeübt. Nach einigen Minuten gelingt die Reposition durch entsprechenden Druck und Gegendruck mit den Fingern leicht, wenn sich der Bruch nicht vorher durch den Zug allein eingerichtet hat. Anschließend wird ein gespaltener Unterschenkelgipsverband angelegt, der nach einer Woche durch einen Gehgipsverband zu ersetzen ist.

Die Dauer der Ruhigstellung beträgt 4-5 Wochen.

Unter keinen Umständen sollen – außer bei Kindern, die kurz vor Schluß der Wachstumsfuge stehen – zur Fixation der guten Stellung Längsbohrdrähte verwendet werden, die durch die Wachstumsfuge gebohrt werden. Dadurch kommt es immer zu einem vorzeitigen Fugenschluß und somit zur Verkürzung des entsprechendes Strahles (Abb. 148).

3. Epiphysenlösungen der Mittelfußknochen
Besteht eine stärkere Verschiebung der Epiphyse, soll diese reponiert werden. Die Behandung ist die gleiche wie bei den Schaftbrüchen. Auch bei den Epiphysenlösungen sind Osteosynthesen nicht angezeigt.

4. Verrenkungsbrüche der Mittelfußknochen
Verrenkungsbrüche der Mittelfußknochen sind bei Kindern selten. Meist sind dabei mehrere Mittelfußknochen betroffen.

Behandlung
Die Einrichtung erfolgt wie bei den Schaftbrüchen der Mittelfußknochen durch Zug mit den „Mädchenfängern". Sind die Verrenkungsbrüche nach der Einrichtung unstabil, können unter Sicht des Röntgenbildverstärkers Bohrdrähte verwendet werden. Diese werden perkutan in Richtung Fußwurzel eingebohrt, ohne die Epiphysenfugen im Köpfchenbereich zu berühren. Anschließend wird ein gespaltener Unterschenkelgipsverband angelegt, der nach 1 Woche durch einen geschlossenen ersetzt wird. Die Dauer der Ruhigstellung beträgt 4-6 Wochen, ohne daß das Bein belastet werden darf. Die Bohrdrähte sind nach der Gipsabnahme, sobald die Haut in Ordnung ist, wieder zu entfernen. Erst dann ist eine Belastung erlaubt.

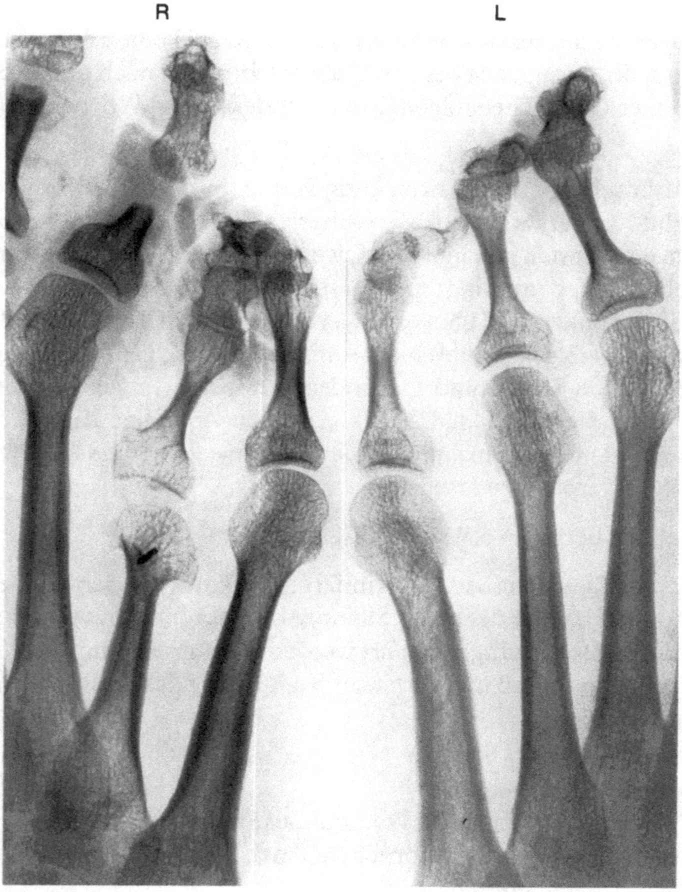

Abb. 148: Zustand nach Verletzung der Wachstumszone des 4. Mittelfußknochens durch einen metallischen Fremdkörper in der Kindheit. Der 4. Mittelfußknochen ist um 25 mm kürzer als der 3. und um 8 mm kürzer als der 5. Mittelfußknochen.

Jonasch, E.: Brachymetatarsie als Folge eines Fremdkörpers in der Wachstumsperiode. Fortschr. Röntgenstr. **89**, 378-379 (1958)

ders.: Zur Behandlung der Verrenkungen der Mittelfußknochen. Z. Orthop. **95**, 369-373 (1962)

Köster, D.: Die Ossifikation des Vorfußes und der Zehen und ihre Beziehung zu Vorfußerkrankungen Jugendlicher. Z. Orthop. **104**, 333-351 (1968)

Popp, O.: Schleichende Metatarsalfrakturen bei Kindern. Z. Orthop. **84**, 55-61 (1953)

Schaerli, A.: Osteosynthese kindlicher Hand- und Fußfrakturen nach dem Zuggurtungsprinzip. Unfallchirurgie **6**, 24-27 (1980)

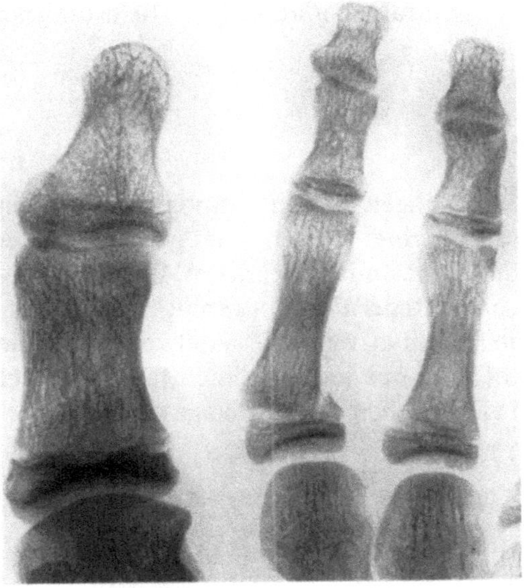

Abb. 149: Epiphysenlösung des Grundgliedes der 2. Zehe mit Ausbruch eines Keiles von der Metaphyse. Die Reposition erfolgte in Lokalanästhesie.

Epiphysenlösungen und Brüche der Zehen

36% der Brüche und Epiphysenlösungen der Großzehe entstehen beim Sport, bei den dreigliedrigen Zehen sogar 47%.

1. Großzehe

Behandlung

Bestehen bei Brüchen keine Verschiebung und nach dem Abschwellen beim Gehen keine besonderen Schmerzen, braucht kein Gipsverband angelegt zu werden. Es genügt das Tragen von Schuhen mit einer dicken Sohle, die beim Gehen ein zu starkes Abrollen des Fußes verhindert. Bei stärkeren Beschwerden legt man einen Unterschenkelgehgipsverband für 3-4 Wochen an.

Brüche und Epiphysenlösungen mit stärkerer Verschiebung sollen in Lokalanästhesie reponiert werden. Anschließend legt man einen Großzehengipsverband an. Zeigt die Röntgenkontrolle eine gute Stellung, wird der Gipsverband gespalten. Am folgenden Tag wird zusätzlich ein Unterschenkelgehgipsverband gegeben, mit dem volle Belastung erlaubt wird. Nach 1 Woche überzeugt man sich durch eine Röntgenkontrolle von der guten Stellung des Bruches oder der Epiphysenlösung. Die Dauer der Ruhigstellung beträgt 4 Wochen.

Bei offenen Brüchen älterer Kinder, die nach dem Einrichten unstabil sind, kann man einen Längsbohrdraht einführen. Eine Belastung ist dann erst nach Heilung des Bruches und nach der Entfernung des Bohrdrahtes erlaubt, da bei Belastung bei liegendem Draht oft eine Infektion auftritt.

2. Dreigliedrige Zehen (Abb. 149)

Behandlung

Stark verschobene Brüche und Epiphysenlösungen an den Grundgliedern sollen bei älteren Kindern in Lokalanästhesie eingerichtet werden. Dies geschieht unter Längszug an der entsprechenden Zehe und Druck mit den Fingern. Eine anschließende Ruhigstellung im Gipsverband ist in der Regel nicht notwendig, außer bei offenen Frakturen und Epiphysenlösungen. Es genügt, wenn die verletzte Zehe an die benachbarte mit Heftpflaster für 3 Wochen fixiert wird. Um eine Mazeration der Haut zu vermeiden, muß zwischen den beiden Zehen eine Gazelage eingelegt werden.

Register

FSC
www.fsc.org
MIX
Papier | Fördert gute Waldnutzung
FSC® C083411

Kolibri 360 GmbH
Ferdinand-Jühlke-Straße 7
99095 Erfurt, Deutschland
produktsicherheit@kolibri360.de